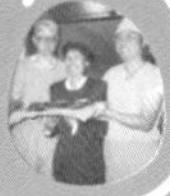

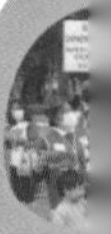

豐生骨髓起

——慈濟骨髓幹細胞中心30年——

慈濟骨髓幹細胞中心 ◎編著

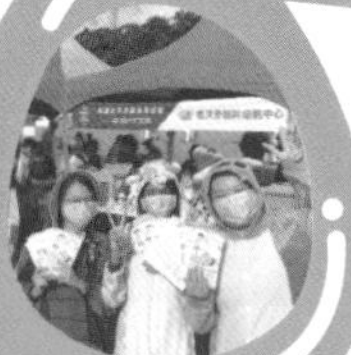

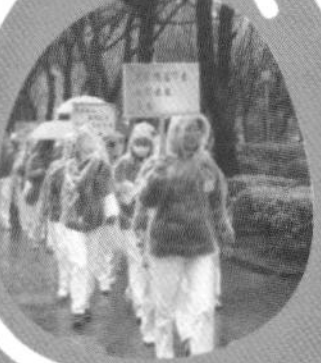

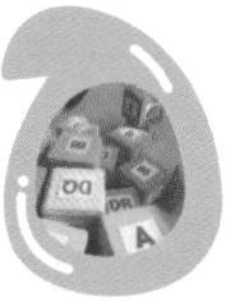

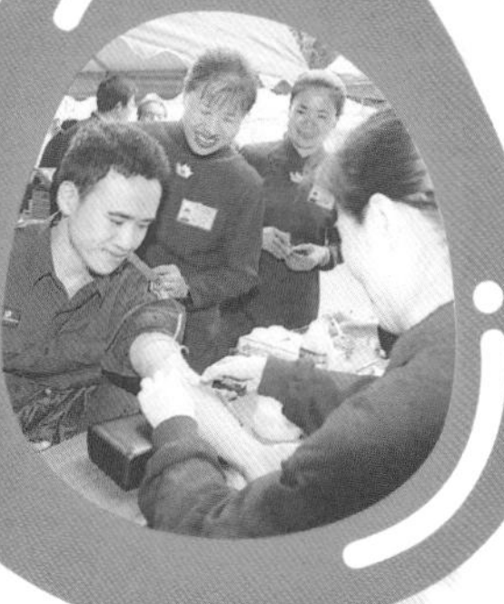

H2O 原水文化

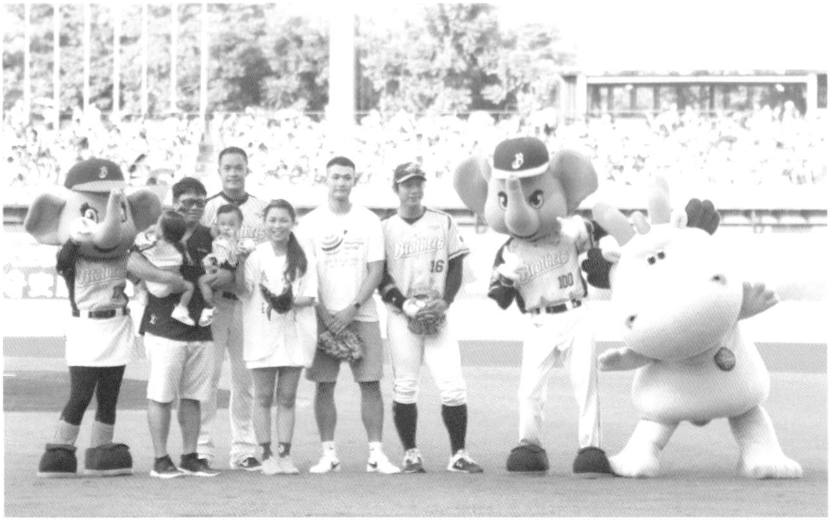

二〇二〇年七月十一日臺中洲際棒球場兄弟象隊邀請受贈者李亞倪（穿背心）及李捷宇（中）開球，也藉此鼓舞所有血液疾病病友，堅持與等待就能看到希望。移植成功後的李亞倪還生了兩個小寶寶，先生帶著孩子共同出席。圖／兄弟象隊提供

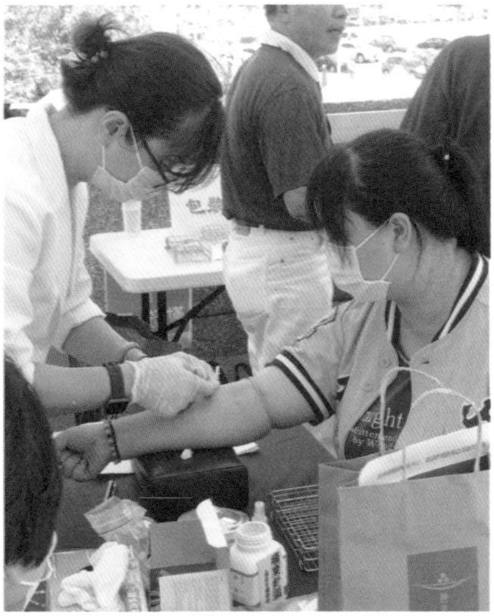

球場外，球迷接受抽血登記為資料庫的一線救命生機。攝影／李威德

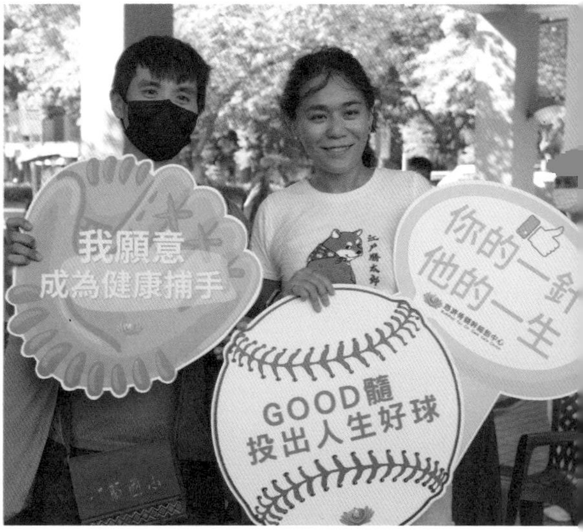

二〇二三年是何昀軒（右）迎來嶄新生命的第十年，喜愛棒球的她，七月十六日下午獲味全龍之邀在臺北市天母棒球場球賽擔任開球打擊嘉賓。攝影／李政明

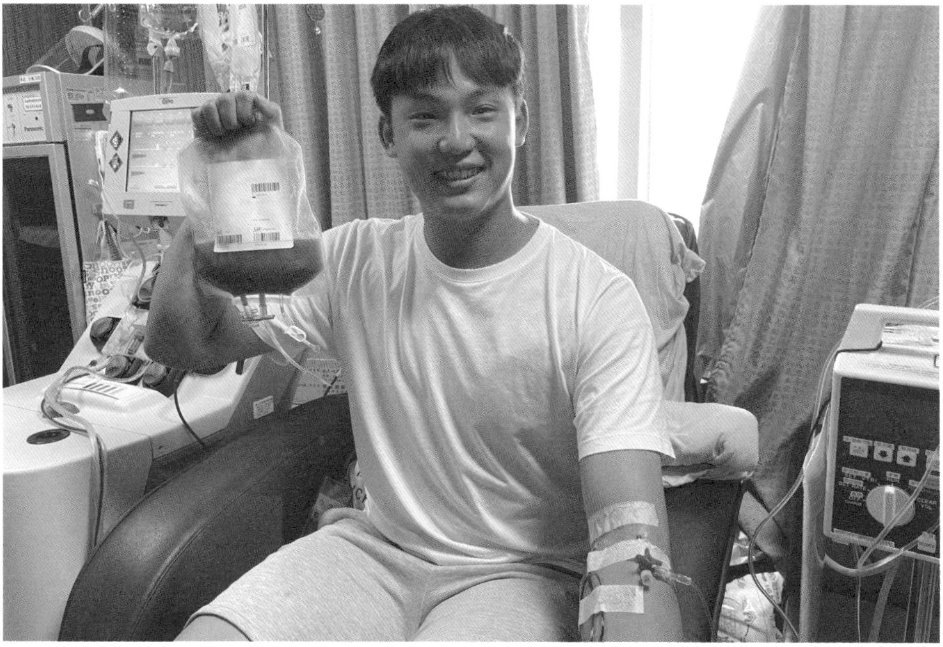

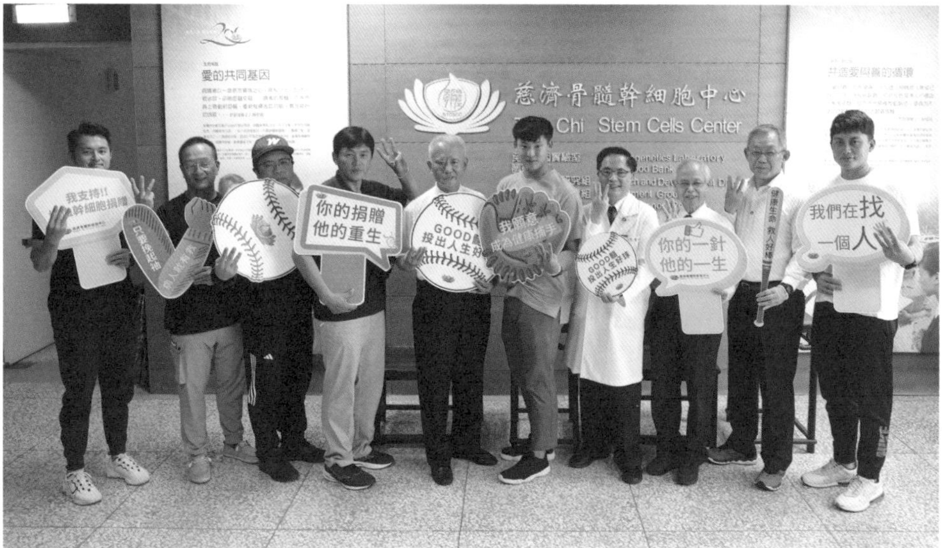

二〇二〇年春天，職棒味全龍隊職員在開訓時參加慈濟造血幹細胞捐贈驗血活動推動公益，三年後，味全龍江忠垣成為「生命拯救者」首發。二〇二三年五月十九日由創辦人魏應充、董事長徐文芳、領隊丁仲緯、總教練葉君璋等一行人陪同，與球員劉基鴻參訪慈濟骨髓幹細胞中心，並希望號召更多的年輕人加入志願捐贈者行列。上圖攝影／馬順德、下圖攝影／江家瑜

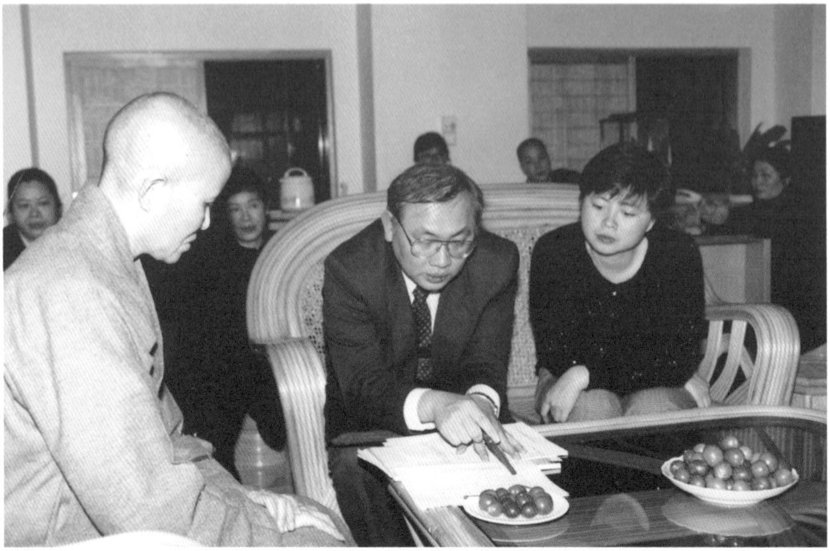

一九九三年一月二十日臺大血液腫瘤專家陳耀昌教授帶著留美博士、罹患白血病的溫文玲小姐到花蓮面見證嚴法師，希望由慈濟建立骨髓資料庫，讓華裔血癌患者有骨髓配對移植的痊癒生機。攝影／黃錦益

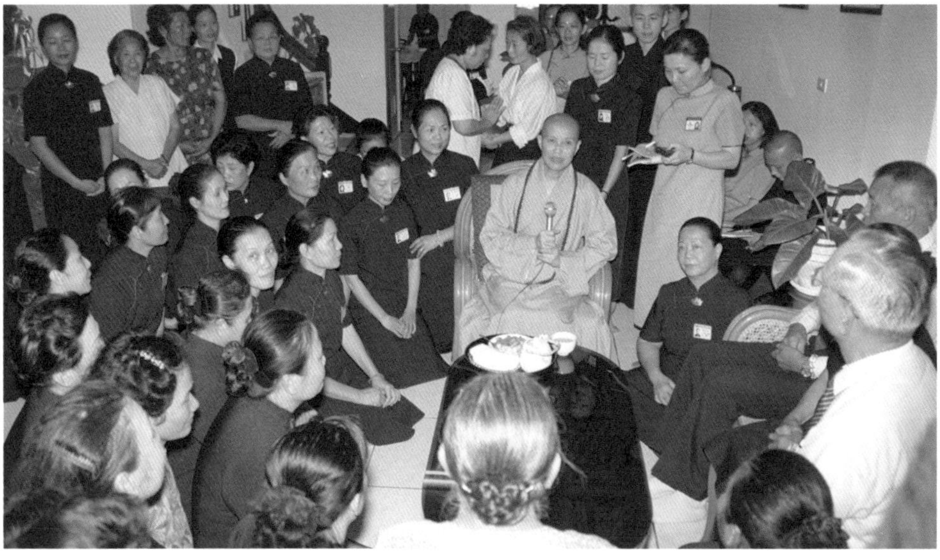

一九九三年十月十二日，許多慈濟人聚在臺東王添丁校長家，上人隨緣開示：「響應骨髓捐贈的行動，慈濟人既有愛心、也要有勇氣，應把握這殊勝因緣，熱切支持。」慈濟人立即以行動響應骨髓捐贈驗血登記。攝影／黃錦益

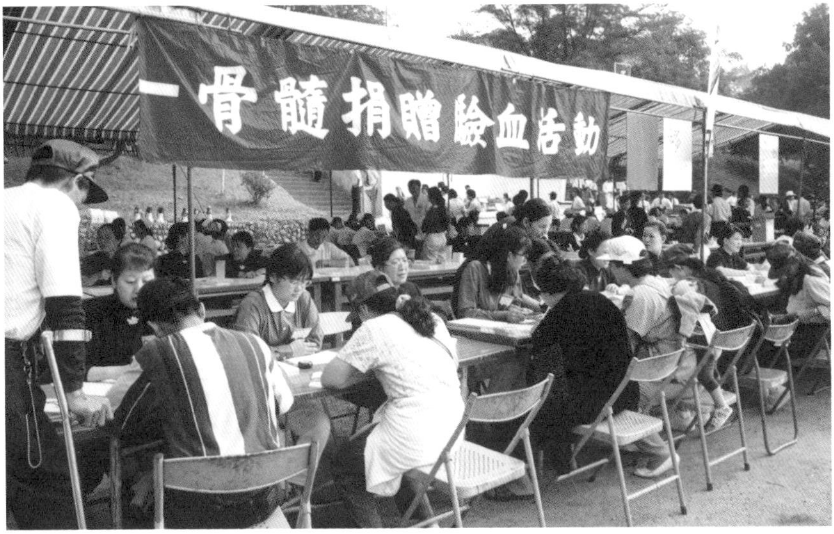

「慈濟基金會骨髓捐贈資料中心」（現「慈濟骨髓幹細胞中心」）於一九九三年十月二十日正式成立。十月二十四日隨即於彰化八卦山舉辦第一場大型捐贈驗血活動。攝影／黃錦益

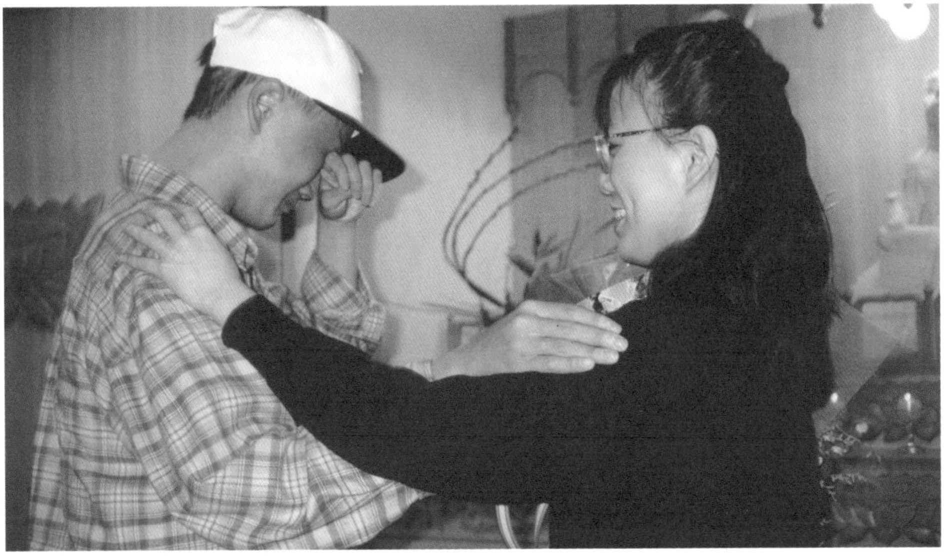

一九九四年五月七日臺灣首例非親屬造血幹細胞移植成功者魏小弟與捐贈者葉美菁小姐相見歡。攝影／楊碧珠

「相見歡」需於移植康復後，沒有血緣的捐受贈者終能相見，受贈者家人向捐者感恩，捐者慶幸受贈者健康。

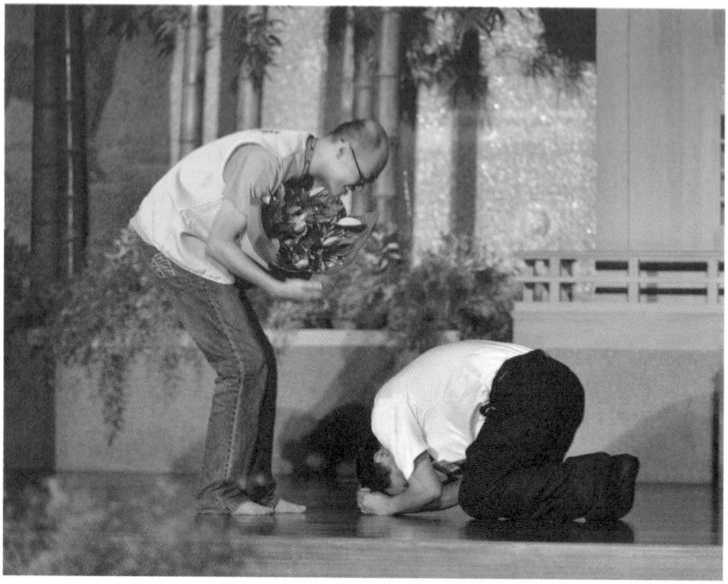

來自越南的黃清俊（Huynh Thanh Tuan）醫師見到救命恩人李允鑫，跪地叩謝，心情激動久久無法起身。攝影／王賢煌

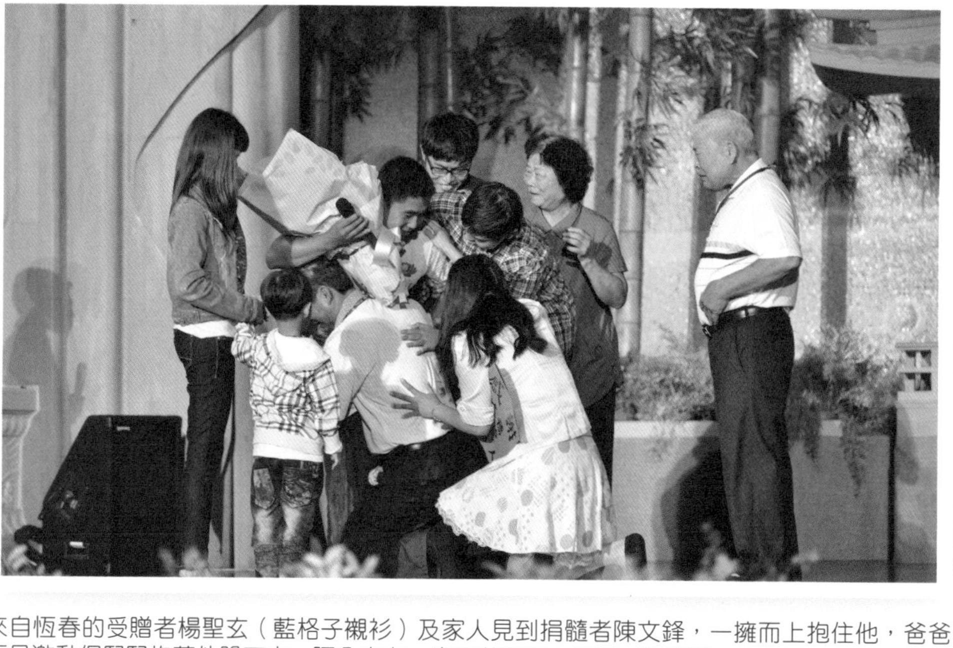

來自恆春的受贈者楊聖玄（藍格子襯衫）及家人見到捐髓者陳文鋒，一擁而上抱住他，爸爸更是激動得緊緊抱著他跪下來，阿公也在一旁忍著眼淚。攝影／王賢煌

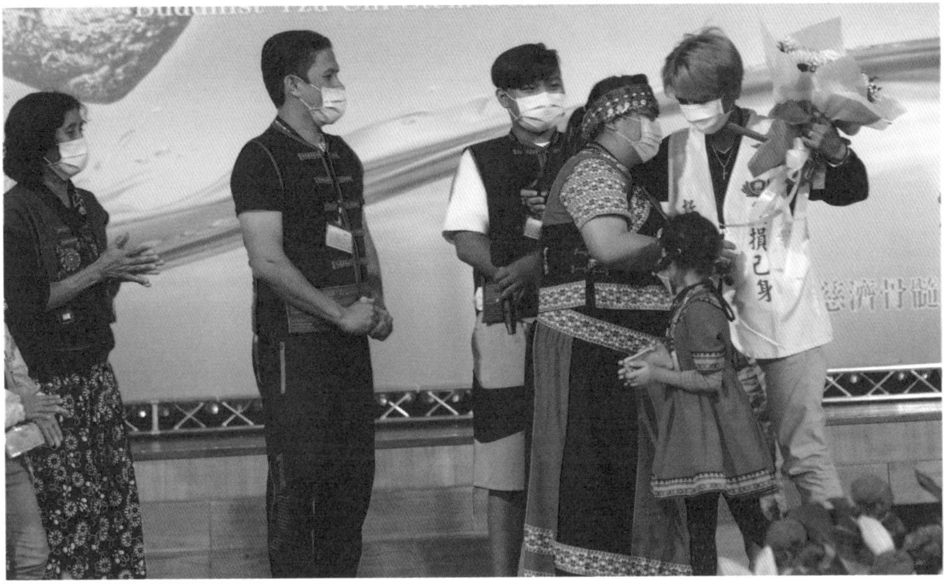

受贈者程佑安（前方小朋友）一家人著排灣部落族服，捐贈者巴麗娟（右）是魯凱族原住民。攝影／鐘耀賢

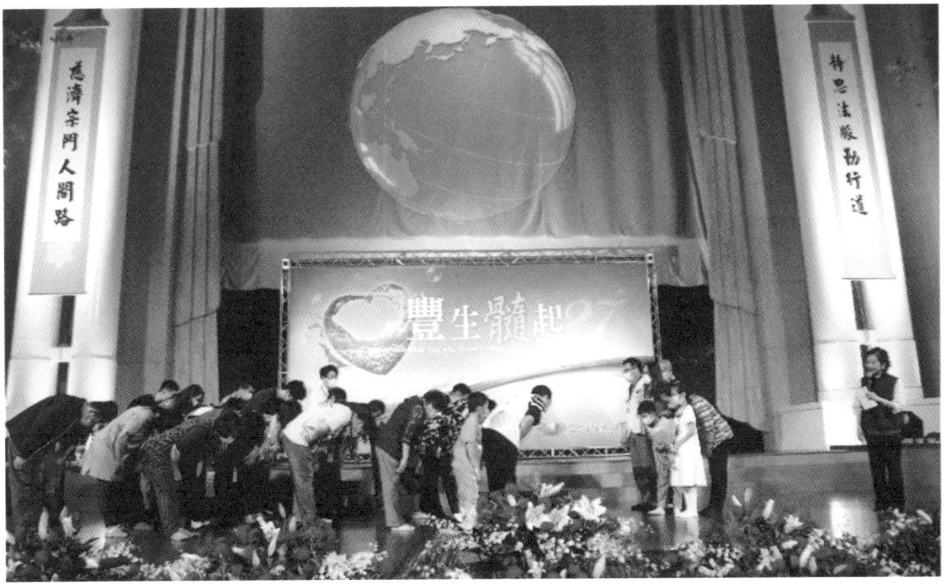

二〇二〇年十月三十一日二十七周年慶相見歡，受贈者張清源全家四代同堂及親友共三十四人從南投包一輛遊覽車南下高雄靜思堂，向捐贈者周贊祐鞠躬感謝救命之恩。攝影／鐘耀賢

自二〇一九年底到二〇二二年新冠肺炎（COVID-19）疫情期間，慈濟骨髓幹細胞中心與志工團隊在符合防疫規定的前提下，完成新加坡來臺取髓返國救人的任務。

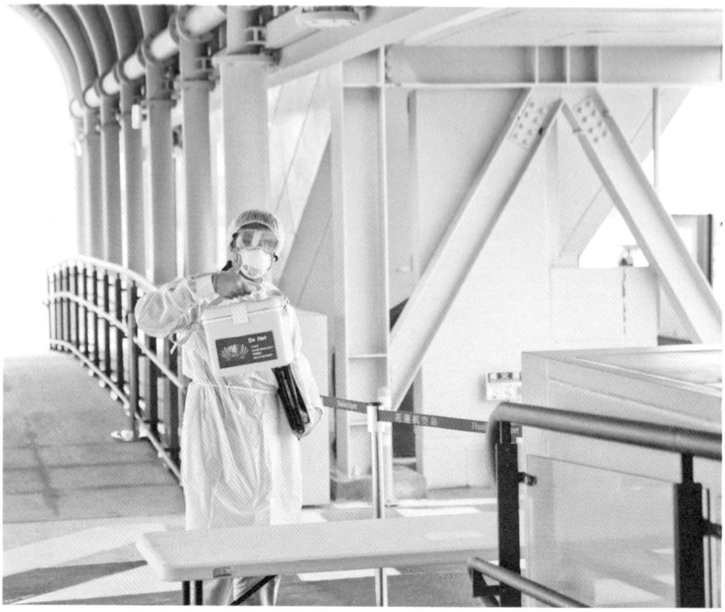

新加坡取髓人員檢核造血幹細胞無誤，手指比讚。攝影／黃思齊

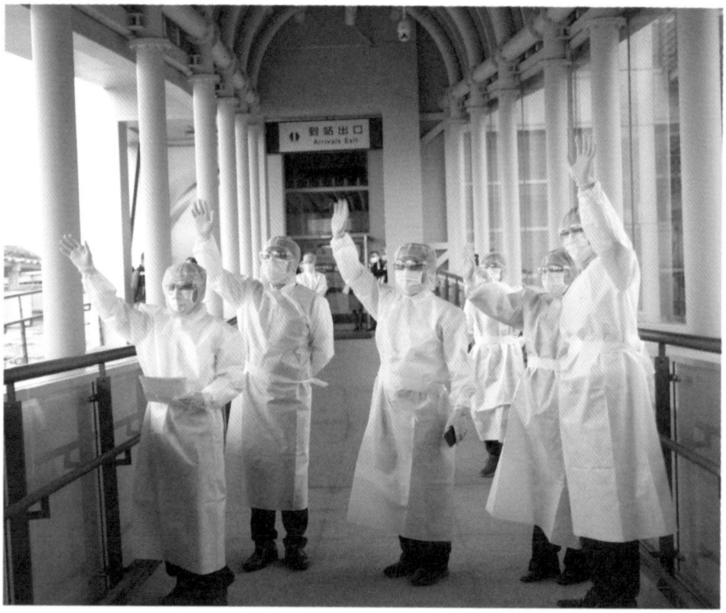

慈濟骨髓幹細胞中心由林欣榮院長領隊協助，揮手送別。攝影／黃思齊

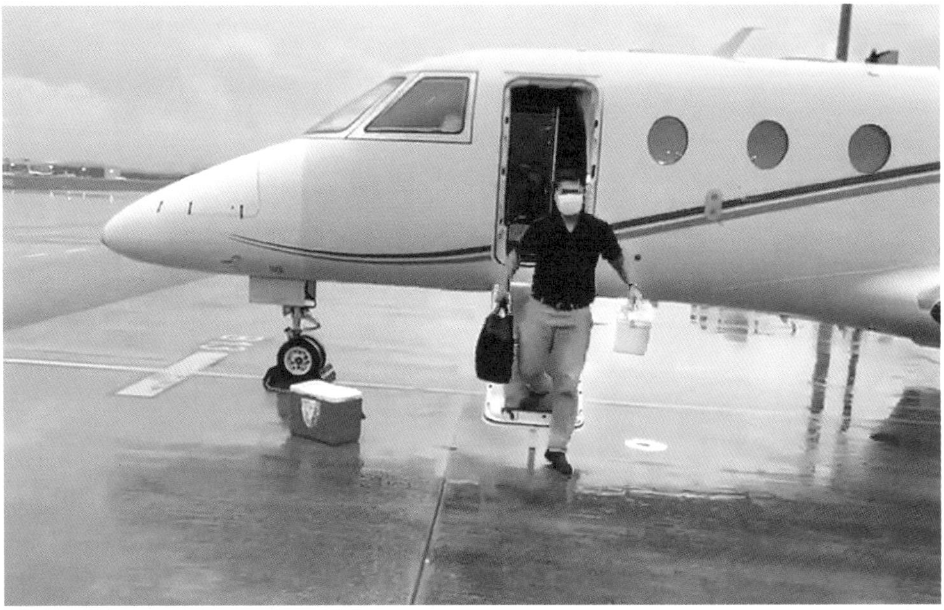

取髓人員返抵新加坡機場。

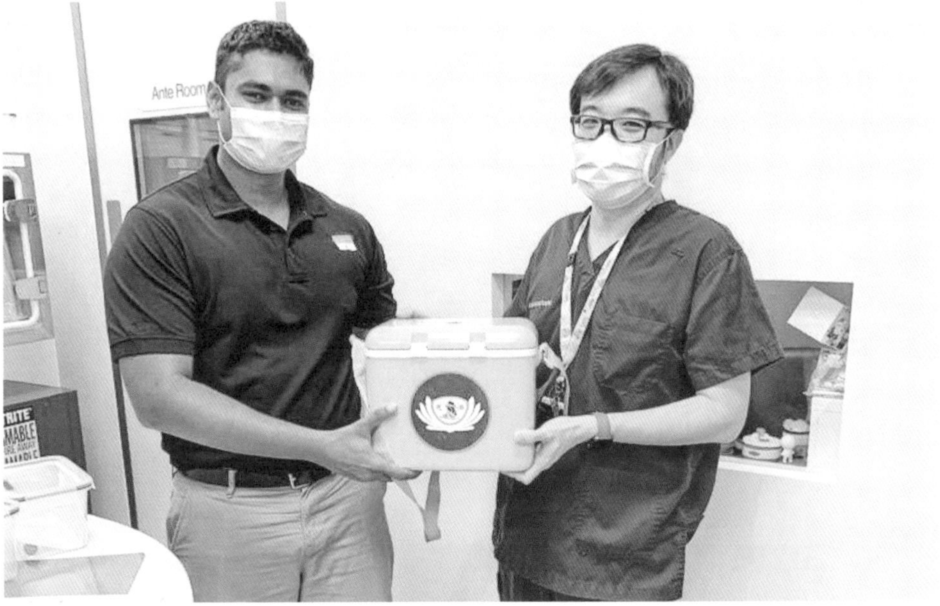

順利送交移植醫院。

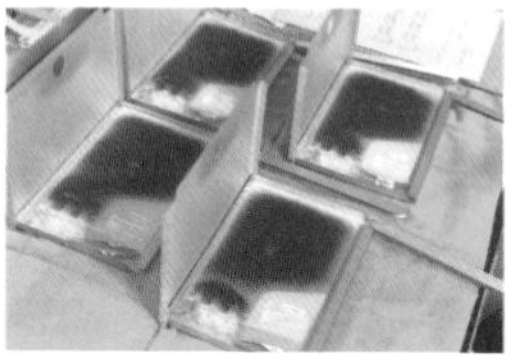

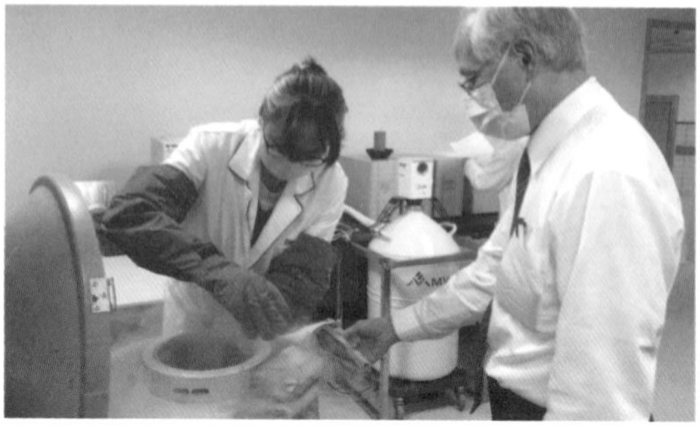

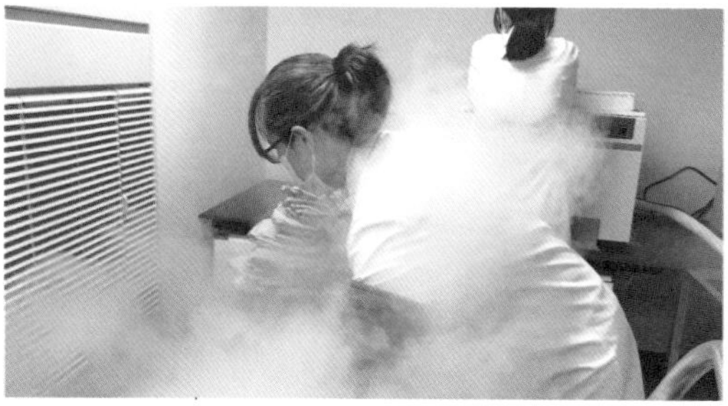

新冠疫情期間，以冷凍方式寄送造血幹細胞或淋巴球到美國、新加坡、香港、韓國、澳洲、大陸、加拿大、德國、法國等多個國家地區救人。右上為中心楊國梁主任。攝影／劉蓁蓁

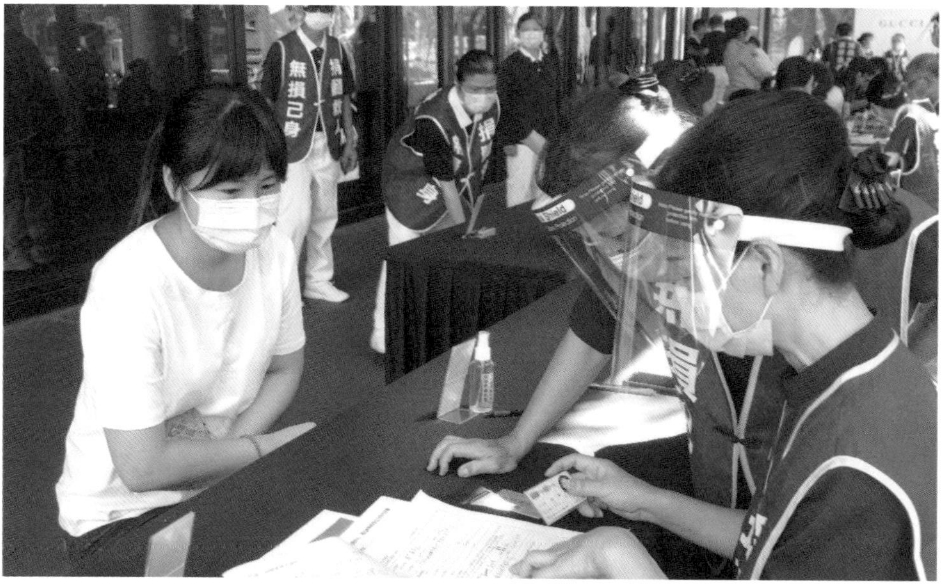

疫情舒緩期間，捐贈驗血活動不能停，志工戴上護目鏡、確實消毒、保持距離，辛勤招募血樣。攝影／黃秀琴

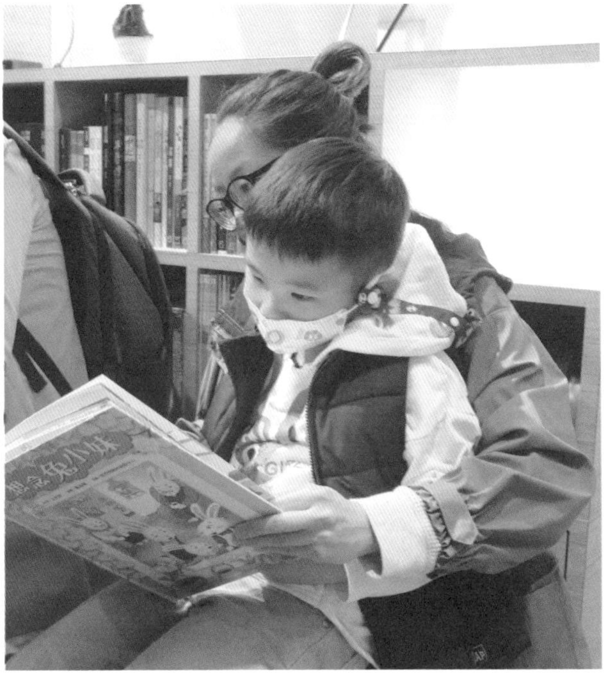

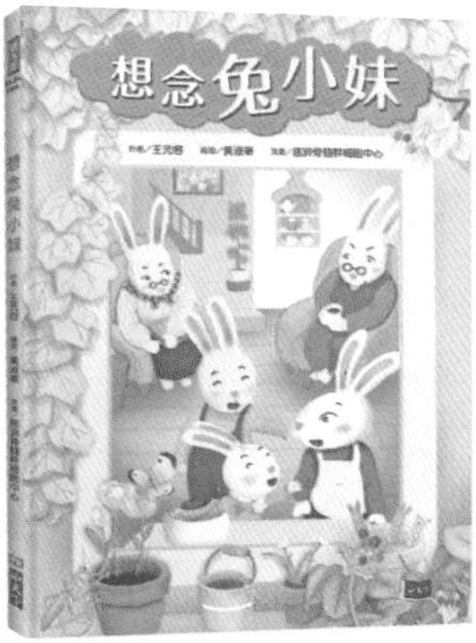

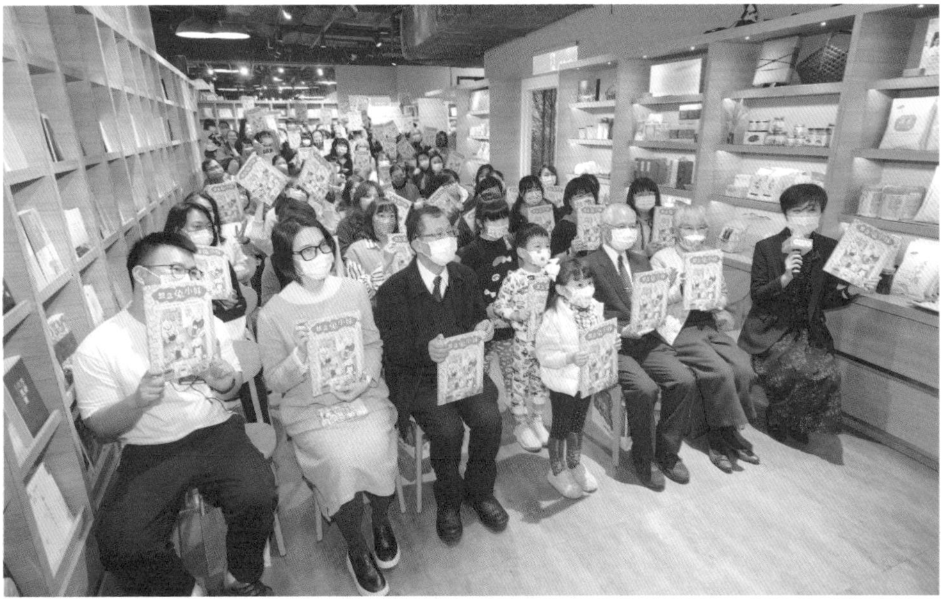

慈濟骨髓幹細胞中心策畫、小天下出版、花蓮扶輪社「國際扶輪全球獎助金計畫」共同教育支持的《想念兔小妹》繪本，希望從兒童建立起正確捐贈助人利他概念。攝影／蔡政勳

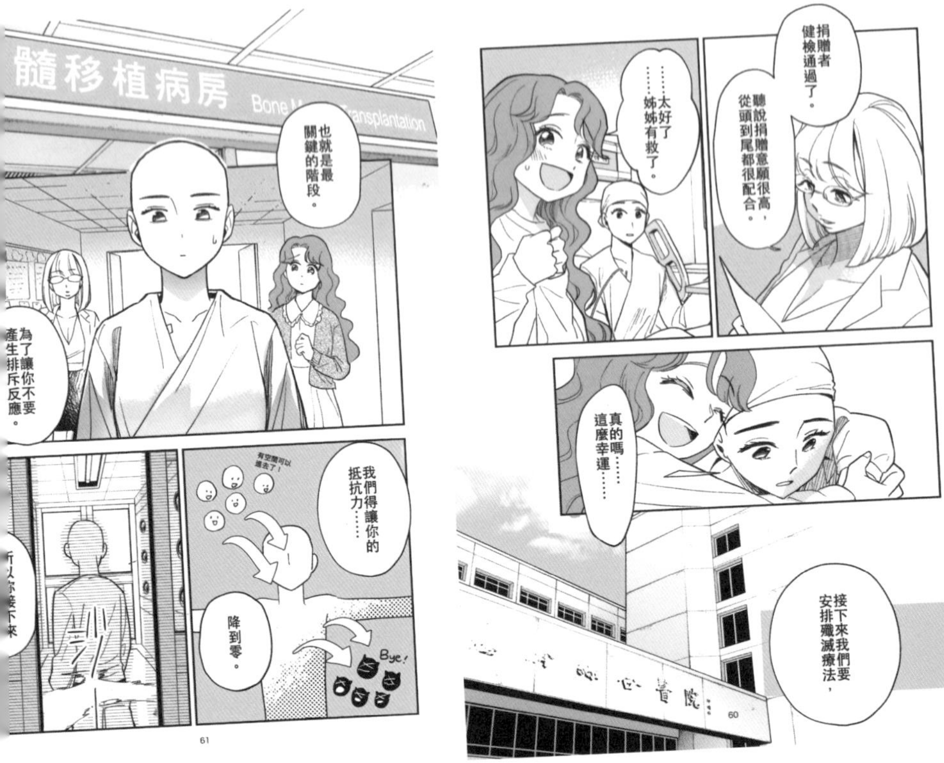

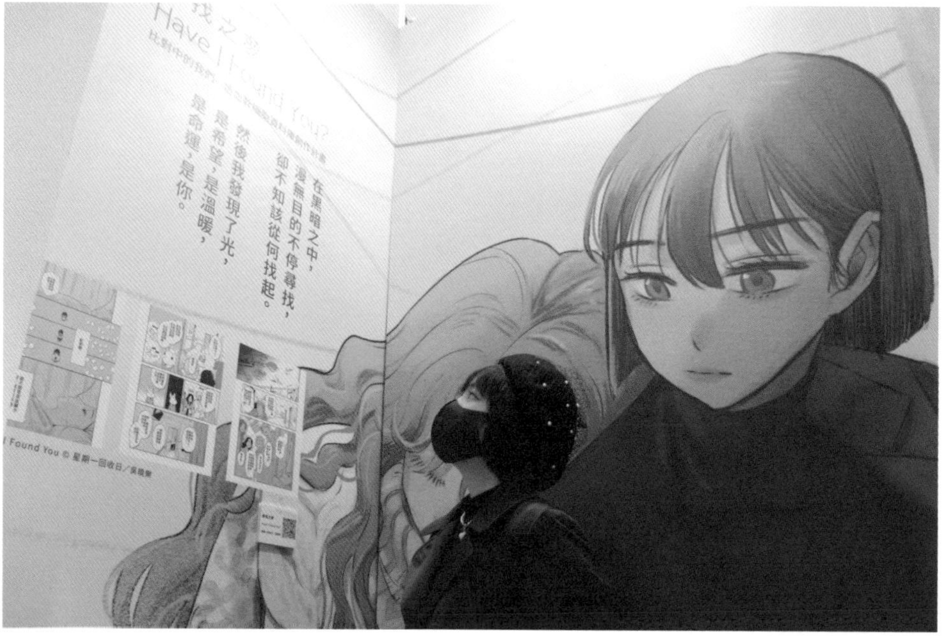

為幫助血液疾病患者，西北扶輪社偕同高雄七個扶輪社共同出資邀請臺南藝術大學副教授羅禾淋與作家吳曉樂、漫畫家星期一回收日跨領域共同創作漫畫《Have I Found You ？》。圖為二〇二三年二月臺北國際書展展場一景。攝影／顏福江

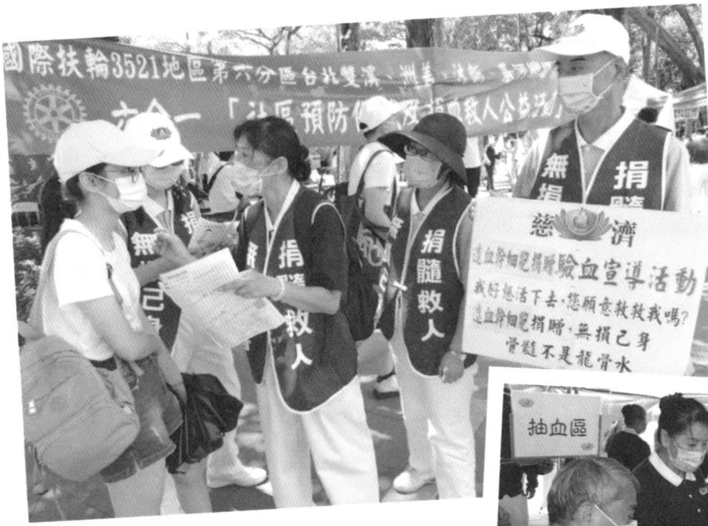
慈濟
造血幹細胞捐贈驗血宣導活動
我好想活下去，您願意救救我嗎?
造血幹細胞捐贈，無損己身
骨髓不是龍骨水
捐髓救人

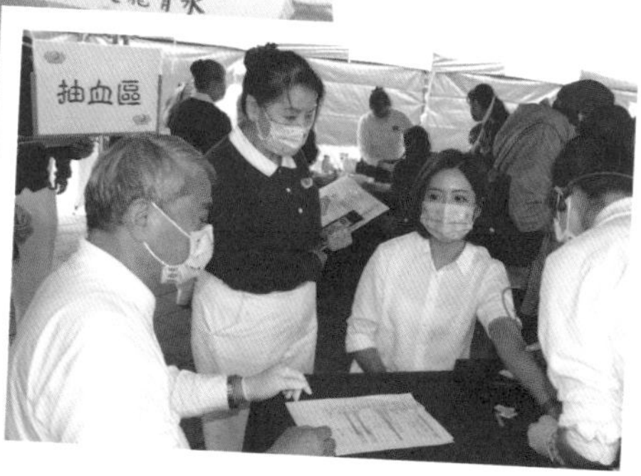

全臺扶輪社如國際扶輪 3521 等地區協助舉辦驗血建檔活動，尤其歡迎年輕人，為逐漸老化的造血幹細胞資料庫注入新血。攝影／顏福江

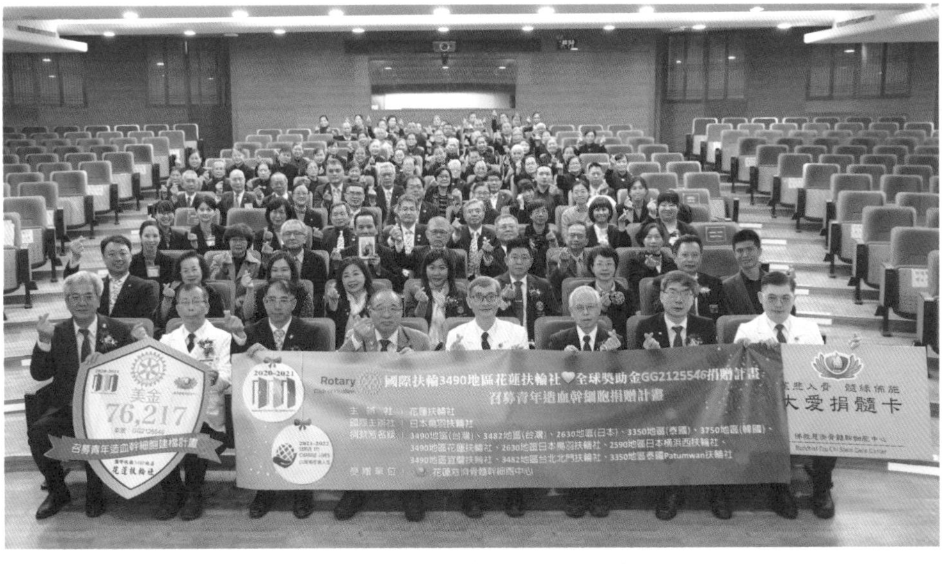
美金
76,217
召募青年造血幹細胞建檔計畫
國際扶輪3490地區花蓮扶輪社♥全球獎助金GG2125546捐贈計畫
召募青年造血幹細胞捐贈計畫
大愛捐髓卡

在花蓮扶輪社努力下，通過「召募十萬青年造血幹細胞建檔」全球獎助金案，由國際扶輪 3490 地區與花蓮、宜蘭、臺北北門等扶輪社以及日本各友社聯合捐款挹注慈濟骨髓幹細胞中心。攝影／鍾懷諠

廣邀年輕熱血，救人不落人後

走入校園及中小型企業進行小型驗血活動，善用各種遊戲道具、COSPLAY、創意桌遊等活動，廣邀年輕族群加入驗血建檔的救人行列。

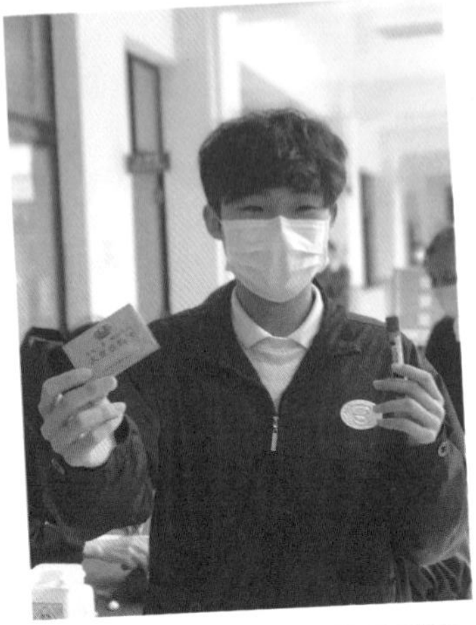

攝影／劉蓁蓁

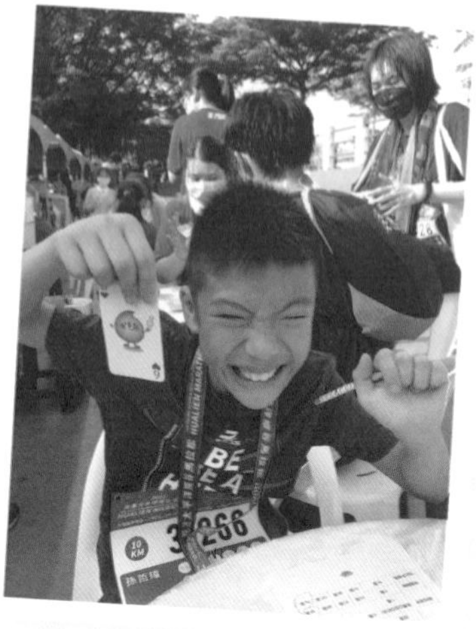

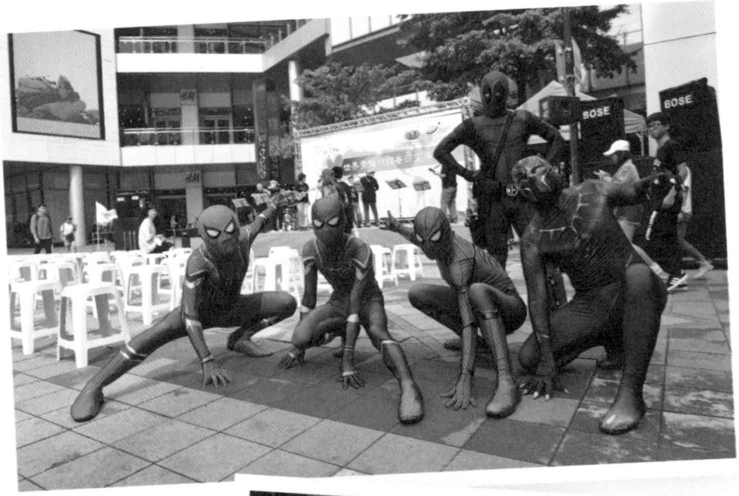

攝影／蔡麗瑜

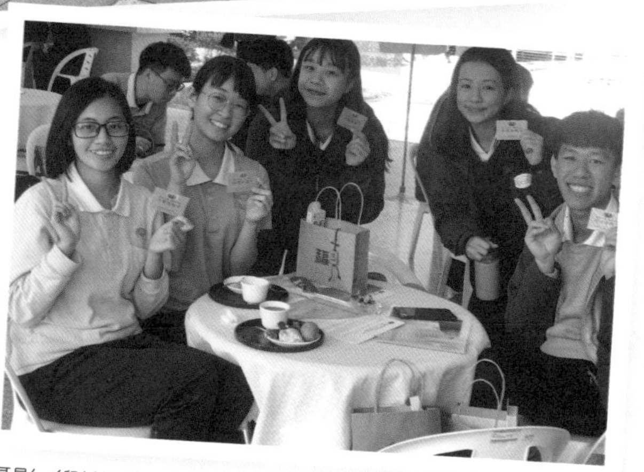

攝影／劉蓁蓁

救命的事，我願意做

慈濟骨髓幹細胞中心與捐贈關懷小組志工因應時代趨勢調整宣導推廣方式，從早期的身揹海報架、發傳單，到近年的桌遊、實際展示、單車環島，地點從海邊到公園、到大馬路邊、車站、宮廟、球場，在大太陽下、在風雨中……救人一命的熱情，恆持不退。

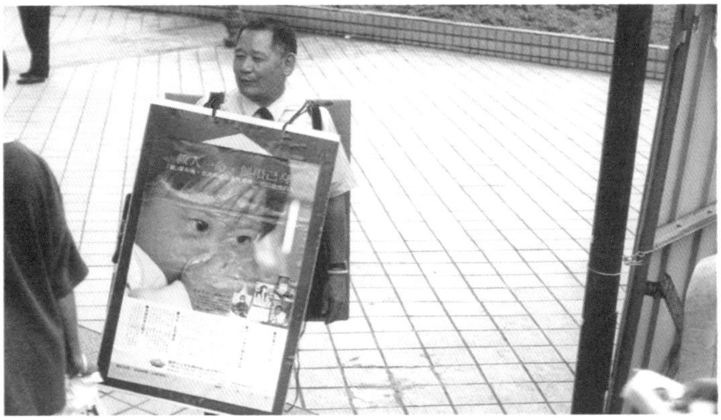

一九九五年七月 · 攝影／李松霖

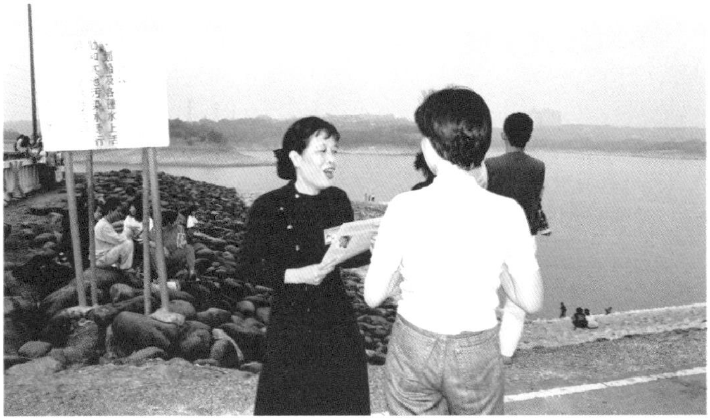

一九九六年三月 · 圖／林愛娥提供

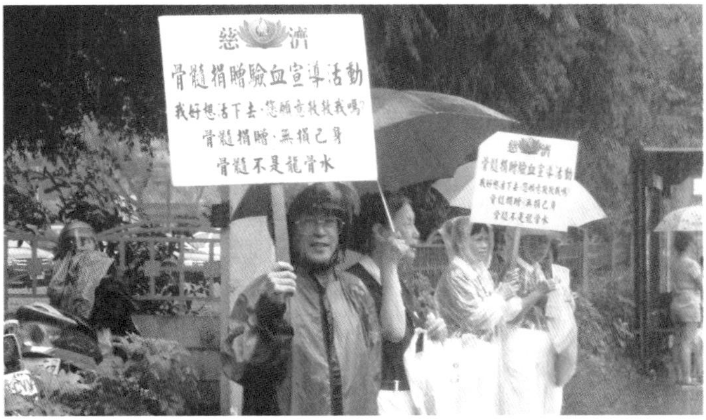
慈濟
骨髓捐贈驗血宣導活動
我好想活下去，您願意救救我嗎?
骨髓捐贈，無損己身
骨髓不是龍骨水

二〇一六年五月 · 攝影／蕭惠玲

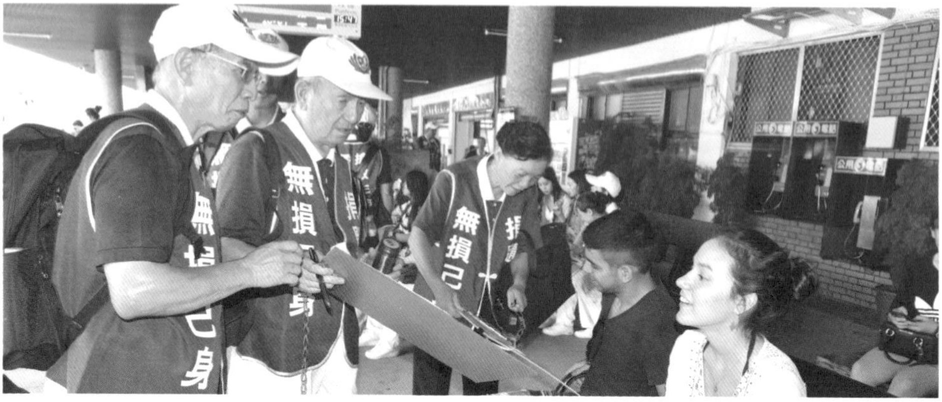

二〇一七年九月 ・ 攝影／賴振豐

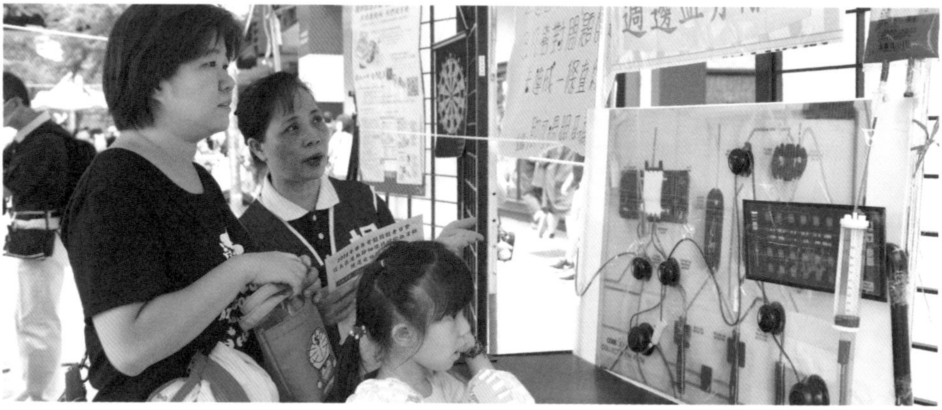

二〇一八年九月 ・ 攝影／蔡麗瑜

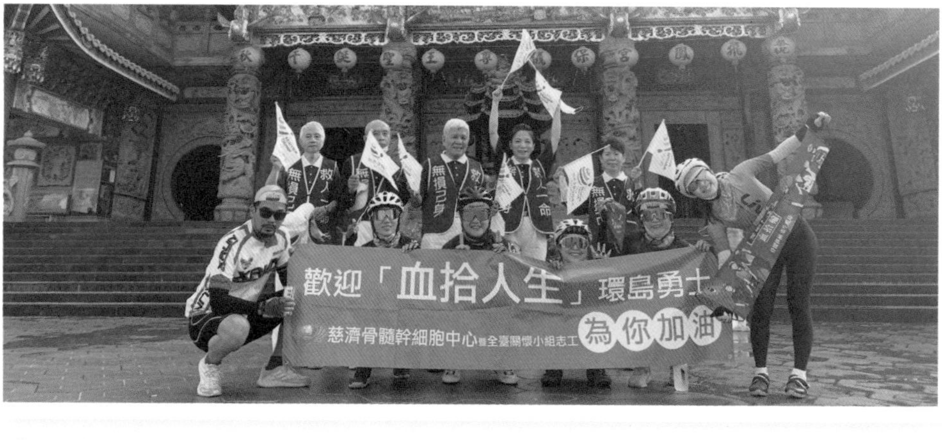

二〇二二年十一月 ・ 攝影／劉蓁蓁

PART 1 唯有真心，創造奇蹟

PART 2

疫無反顧，愛在髓緣

PART 3

莫忘那人，髓緣拓荒

PART 4

跨界招募，心髓相連

PART 5

念念追髓，志心堅定

【專文推薦1】

髓緣有愛 生生不息

釋證嚴（佛教慈濟基金會創辦人）

血濃於水，愛更濃於血。只要有愛，就有助人的力量！

近來我常提起，人人都要盤點自我生命的價值。回顧過往，某個瞬間發起的一念心，雖然是剎那間的想法，但確認方向是對的，就可以開始往前走。如果再稍微停頓思考一下，瞻前顧後可能就會失去已經對準的方向，所以對的事情，做就對了。

三十年前（一九九三年元月），臺大醫院陳耀昌教授陪伴血癌病人溫文玲小姐及曾經做過骨髓移植的病友，相偕來到花蓮本會。陳教授告訴我，要在臺灣呼籲「骨髓捐贈」非常困難，負擔也很重，要走很長的路。

慈濟曾經幫助過臺大醫院第一個骨髓移植的個案，案主是很有為的青年人。雖然治療花費大約要一百萬元，但想到這麼大好的生命，能得到幫助，就有一線希望。我去看這位病人，恢復得很不錯，但他配對到的是兄弟姐妹捐贈的骨髓。當時，臺灣人還無法了解「骨髓捐贈，無損己身」，因此很畏懼。醫學界開會討論的結果，一致希望慈濟能出面呼籲「骨髓捐贈」，建構臺灣的骨髓資料庫。衛生署也表達希望慈濟幫忙，各大醫院都願意配合。

捐髓對人體會不會有傷害？我問得很清楚，專家說就像捐血般，骨髓能再生。我再問一輩子能捐幾次？他們說只要不是每個月捐，可以不只捐一次。只是抽血檢驗的經費負擔很重，每一筆約要一萬元，費用的負擔是一大問題。尤其要有兩萬人以上，才能成立資料庫，這由任何機構來做都很困難，若能由慈濟出面呼籲，或許就有轉機。

不過，要開拓一項志業，突破這些困境，所投入的經費和力量，都比預期的龐大。有些關心我的人，警告我不可以做；因為建立骨髓資料庫，不是一件簡單的事。要配對到很不容易，就算配對上了，也不一定會答應捐髓。但我認為，生命不是用金錢數字所能比擬；生命是無價的，所以還是決定要做。

佛陀教育我們，要尊重生命，還要付出愛。大自然界蠢動含靈都有生命，何況是萬物之靈的人類呢？無數血液疾病患者在等待治療，若醫療上無法突破，大好生命就走到盡頭。若能呼籲海內外慈濟人一起推動，應能突破醫療上的一大難關，提昇臺灣的醫學技術與救人機率，因此就很大膽的承接這項工作。

同年十月十二日外出行腳，第一站來到臺東，志工聽到師父有一個心願「想成立骨髓資料庫」，就開始啟動。一路從臺東而後屏東、高雄，接著由南往北，各地慈濟人一呼百應！慈濟人有一個觀念，只要是師父說的，絕對相信；因為師父不會為了救一個人，而犧牲另一個人的健康。

十月二十四日，慈濟人在彰化八卦山義賣園遊會，開始第一場骨髓捐贈驗血活動。從此各地慈濟志工接續舉辦，就這樣不辭辛勞、不畏晴雨，持續勸募建檔三十年。現在回過頭來看，我自認「很大膽」，但也很佩服自己。當時社會大眾只知道血癌很難治癒，還不清楚什麼是「骨髓捐贈與移植」。仗著醫學專家的智慧，加上慈濟人的努力，一點一滴累積愛的力量，終於把骨髓資料庫建立起來了。

兩千多年前，佛陀在《無量義經．德行品》說道：「於法內外無所吝，頭目髓腦悉施人。」不論血液或是骨髓、肺、肝、心、腎、眼角膜、骨骼等，一切都可以布施。骨髓與器官的捐贈、移植，印證佛法所說的境界，是可行、可說、可做的踏實道理，也是慈悲行善的最高境界。這是行菩薩道的大乘佛法；非親非友，愛入骨髓，這種清水之愛，如湧泉長流。

感恩慈濟人用信心成就，但病人配對到之後，要如何圓滿捐贈？也要依靠慈濟志工鍥而不捨的聯繫。曾有志工好不容易找到捐贈者搬家後的地址，卻吃了「閉門羹」。他們不放棄地守候在門外，耐心勸說。有時會因家屬不理解而被罵，也有志工被家屬用掃把趕出來；其中冷暖辛酸難以言盡，但志工將挫折視為修忍辱行的道場。感恩這群人間菩薩為了救人，總是意淨心誠，堅定道心。

在人世間要做對的事，不只是負擔沉重，路途也很坎坷。慈濟走過半世紀，每一項志業，都是出自於一念「不忍」之心，艱難建立；只要看到有人因此得救，就很歡喜。過去一切一切的辛苦，也有價值了。總之，凡是該做的事，堅持去做就對了，這就是慈濟人共同的方向。

期盼各界有緣者，透過此書得以領略，臺灣的骨髓捐贈是多少人愛的付出。是志工們用愛鋪路，以真誠實意搭起橋梁，教導人間共造愛與善的循環。「髓緣之愛」的生命工程，慈濟會一直延續下去。感恩捐贈者與家屬，感恩志工與醫療團隊與骨髓中心同仁，集合眾人之力，完成捐髓救人的任務。即使在新冠疫情期間，依然沒有停歇，堅持完成救人的任務。感恩的事情說不完，感恩人人都是菩薩；共同用心為生命，編織起希望的世界。

無量從一生 創造生命希望

林俊龍（佛教慈濟醫療法人執行長）

與慈濟骨髓幹細胞中心的緣分，從一九九三年成立時就開始，一轉眼，中心已成立三十年。資料庫的登記數，從零開始，到現在已超過四十六萬筆，真的是「無量從一生」！

回首來時路，必須感謝臺北醫學大學前校長閻雲教授，以及保羅．寺崎教授（Dr. Paul Ichiro Terasaki），他們都是當年推動骨髓捐贈的助力。

一九九三那年我還在美國執業，負責設立慈濟在海外的第一家義診所，位於南加州洛杉磯郡阿罕布拉市的「慈濟義診中心」，當時閻雲教授在加州的希望城國家癌症中心（City of Hope National Medical Center）工作，他的專長是血液腫瘤科，如果當地慈濟志工遇到弱勢居民或來到義診中心的是罹患癌症的病人，我們就會轉給希望城請閻雲治療。

一九九三年底到一九九四年，慈濟骨髓資料庫運作初期，沒有自己的基因實驗室，無法自行檢驗，每位志願者的十西西血樣必須空運到美國做檢驗，閻雲及加州大學洛杉磯分校（UCLA）的寺崎教授熟識，說明慈濟以私人機構之力籌辦國家級骨髓庫的大愛，讓寺崎教授的實驗室不僅願意接案，每一筆血樣也只收取一半的檢驗費。也非常感謝初期華航及長榮航空免運協助空運驗血標本至美國檢驗的義舉。

閻雲教授是享譽國際的癌症專家，在我一九九五年回臺灣服務之後，感謝他接手美國慈濟義診中心，他在美國時就推動亞裔人種的骨髓配對，也幫助慈濟骨髓資料庫的成立。

除了感念當初敦促中心成立的所有專家、學者與醫界前輩之外，還要特別感謝在臺灣各地區協助捐贈的醫師們，不管是慈濟人醫會成員或是合作診所的醫師；他們長期投入驗血活動的事前宣導、捐贈中的白血球生長激素施打或是捐贈後的健康追蹤等等任務，無不圓滿盡心。

而最重要的，慈濟骨髓幹細胞中心相較於其他國際骨髓資料庫，配對成功後有頗高的捐贈比率，特別要感謝所有的慈濟骨髓捐贈暨關懷小組的志工團隊；為了成就每一場驗血活動，為了幫助陌生的血液疾病患者，他們不辭勞苦、不畏晴雨嚴寒，走上街頭，走入公司行號與校園，只為能多招募一些志願者；志工不但在配對後協助捐贈者，更在捐贈過程中全程陪伴，還持續多年陪伴捐者做捐後追蹤；志工也走入各移植醫院，關懷受贈者與家屬，遇到經濟困難的家庭，還幫忙申請慈濟的慈善補助。

走過 COVID-19 新冠肺炎疫情這三年多的考驗，不管是邊境管制、隔離政策等等，慈濟骨髓幹細胞中心想盡辦法讓髓緣之愛不中斷，讓垂危生命保持希望；感恩在臺灣境內的捐贈者堅定不退縮，感恩捐者家人的支持與陪伴，更感恩陪捐志工勇猛前行、使命必達，讓臺灣的血液疾病患者能及時獲得寶貴的造血幹細胞，接受移植。

此外，慈濟骨髓幹細胞中心積極爭取與社會各界合辦驗血活動，不能辦大型活動，就在防疫規範許可下辦小型活動或是各別驗血登記，包括：各區扶輪社、軍方單位、中小型企業、中華職棒合作於臺灣各地球場舉辦驗血活動等等。

慈濟骨髓幹細胞中心成立三十年來，見證六千多位捐贈者，以百分之百的愛心，自假無償付出，只為搶救一條條寶貴的生命。對於捐贈者的挺身而出，家人們的捨得支持，我們在此致上最高的敬意。

但隨著資料庫建檔志願者屆齡老化，預估十年後有效配對筆數將短少一半，在此呼籲滿十八歲以上的年輕世代挽袖捐血建檔，「你的一針，可能救了他的一生」！造血幹細胞捐贈的愛，如清水，創造生命延續的奇蹟。

感恩、精進邁向新30 締造生命奇蹟創紀錄

林欣榮（花蓮慈濟醫學中心院長）

在華人世界，談到骨髓、周邊血捐贈，很快的就會聯想到慈濟骨髓幹細胞中心。自一九九三年十月創立至今邁入而立之年，感恩有證嚴上人宣導造血幹細胞捐贈理念，慈濟志工積極參與推動勸募建檔活動，平均每年約有十萬人次的志工人力在社區奔走服務。若以志工的努力是為了促使病人有造血幹細胞移植的概念來看，每一例捐贈故事的背後有近五百人次志工的投入，才能得以圓滿。

三十年來，我們感恩志工每月在各地舉辦驗血活動，宣導造血幹細胞捐贈的正確觀念，一筆一筆的募集鮮血與愛，資料庫志願捐贈者已累計超過四十六萬筆，提供給全球各醫院執行非親屬造血幹細胞移植，配對捐贈案例截至今年六月底累計六千五百例；而在七月間，臺灣醫界慶祝骨髓移植萬例故事，其中有超過三千例即緣自慈濟。

慈濟志工對捐贈者持續的關懷與陪伴，更是無微不至；往往為了讓捐贈者保持最佳的身心狀況，幫助受贈的病人爭取最大的生存機會，志工全程陪伴關懷捐贈者。捐贈者的大愛，

搶救生命的同時，也為病人的家庭帶來希望，在慈濟骨髓幹細胞中心，約有五成多的跨國捐贈，受惠的病人遍布五大洲三十一個國家地區。這不僅見證搶救生命的志業是跨越種族、國界，同時也讓世界看見臺灣。花蓮慈濟醫院也因此榮獲第三屆國際醫療典範獎團體獎。

過去十年來，慈濟骨髓幹細胞中心不僅接連榮獲SNQ國家品質標章的肯定，運用資訊結合志工網絡獨步全球的模式，使配對到移植時效全球第一，建檔比率與供髓國家數居亞洲第一，進而獲得國家生技醫療品質獎銀獎殊榮。

即使在COVID-19新冠肺炎疫情席捲全球期間，受世界各國邊境管制影響，但只要有病人需要，配對成功，中心也會全力突破雙方防疫措施限制，圓滿搶救生命的艱難任務。為了即時搶救等待移植的血液疾病患者，中心以過去冷凍臍帶血的技術，透過液態氮低溫冷凍技術，並加以衛星定位保護，成功完成跨國運送救命的造血幹細胞任務。自二〇二〇年五月至二〇二二年十二月，總計運送三十六件冷凍造血幹細胞、五件冷凍淋巴球出口至海外，包含美國、澳洲、加拿大、德國、法國、義大利、越南、韓國、新加坡及中國等十個國家地區，其中以新加坡十六例造血幹細胞、一例冷凍淋巴球占最多，美國十例次之。

免疫基因實驗室的配型檢驗技術已自血清學的檢測方法發展至分子生物學核苷酸定序〔DNA Sequencing〕檢測法，與全球先進的免疫基因配型檢驗實驗室並駕齊驅。二〇一八年起，使用「次世代定序」〔Next Generation Sequencing〕技術，大大提高病人與志願捐贈者之基因配型檢測的解析度和準確性。

另一方面，花蓮慈院自成立幹細胞與精準醫療研發中心之後，在再生醫學及細胞療法領域的創新研發及臨床運用上，也更上一層。我們不僅已完成自體脂肪幹細胞治療腦中風第一期、第二期臨床實驗。近來，也已完成人類臍帶血單核細胞靜脈注射治療急性缺血性腦中風第一期臨床實驗。

在細胞療法臨床運用上，花蓮慈院團隊除現行的內生性幹細胞療法（G-CSF）之外，也配合衛生福利部於二〇一八年九月公告「特定醫療技術檢查檢驗醫療儀器施行或使用管理辦法修正草案」成立細胞治療中心，針對癌症四期、腦中風、脊髓損傷、退化性關節炎、軟骨組織填充等相關適應症的病人，就近即可在慈濟醫院獲得高品質的醫療照護。包括以自體骨髓間質幹細胞幫助脊髓損傷癱瘓超過五年的年輕人站起來，朝新人生邁步；完成東部首例、全臺灣第九例的 CAR-T 免疫細胞療法，這是結合「基因療法」、「細胞療法」、「免疫療法」三大高科技醫療特性，基因嵌合 T 細胞治療（Chimeric Antigen Receptor T-cell, CAR-T）是近代癌症治療的最大突破之一，也是許多復發癌症病友的重生希望；讓我們的病人不必再遠道前往日本等鄰近國家尋求治療。

三十年來，我們不僅在慈濟骨髓幹細胞中心看見志願捐贈者與關懷志工的愛與無私，也看到醫療團隊在幫助癌症病人上的用心與精進；我們全力推動中西醫合療，結合現代醫學與中醫學，以「癌症病人的最後希望在花蓮慈院」為目標；更以追隨慈濟慈善的腳步，為全球各地有需要的病人帶來希望。

有許多奇蹟是憑借著科技進步而產生，例如二位陌生人之間，竟然能進行骨髓或造血幹細胞的捐贈或移植，就是醫學科技進步而創造的生命奇蹟。

骨髓捐贈與移植始於一九五四年，但治癒率不高，直到一九七〇年代免疫學的進步，加上消炎藥及支持療法的輔助，成功率才慢慢增加，成為治療血癌等疾病的一線曙光。

世界各地的骨髓資料庫泰半由政府單位承辦經營；但臺灣的骨髓資料庫卻是由民間團體籌辦。三十年前，證嚴法師在醫界與社會大眾的請託下，呼籲慈濟志工開始推動勸募建檔，迄今，已有一萬多位慈濟志工投入，為三十一個國家地區，近六千五百多位血液疾病患者，打開了重生的希望之窗。

PART 1

唯有真心，創造奇蹟

我們在找一個人，可能只有一萬分之一的機會，
可以救活生命正在消失中的他或她；
一絲善念，一抹真心，讓一萬分之一變成百分之一百，
生命的燭光重新燃起，
愛的奇蹟，發生在兩個不相識的生命交會之後……

基因眞奇妙　雙胞胎髓遇雙胞胎

「怎麼這麼巧！我先生也是雙胞胎的弟弟！」捐贈者游竣宇的妻子邱雅萍聽到受贈者樊根岑的故事，發現有許多的巧合，激動不已。捐受者兩人同年齡，同樣是一個小男孩的爸爸，體格相仿，都是瘦高身形，而且，最大的巧合是——兩個人都是雙胞胎的弟弟身分！

運動健將兼新手奶爸　基因最符合反而有辨認困難

造血幹細胞的受贈者樊根岑是一位職業軍人，才體力飽滿的參加馬拉松完成賽事，兒子滿月，可說是人逢喜事精神爽，誰知不久後開始咳個不停，而且怎麼樣都治不好。

本來以為是小感冒，他卻變成了血癌患者！醫師確診為急性骨髓白血病，晴天霹靂的消息讓他無法接受。樊根岑說：「搜尋到白血病的相關資訊都是非常悲觀，讓我很絕望。我的生活飲食正常，常做運動，無法接受生病的事實。」他更擔心，萬一無法陪伴剛滿月的孩子長大……

醫師告知，唯有造血幹細胞移植才有活下去的機會。樊根岑跟哥哥的是同卵雙胞胎，基因配型符合，按理說應該是最佳的移植選擇，但醫師說明，若是用哥哥的造血幹細胞移植到樊根岑的身上，因為基因相同，身體的免疫系統反而無法辨識出「這不是我身上的幹細胞」，萬一又產生癌細胞，不會有免疫反應，就可能導致血癌復發，所以不適合用哥哥的造血幹細胞。

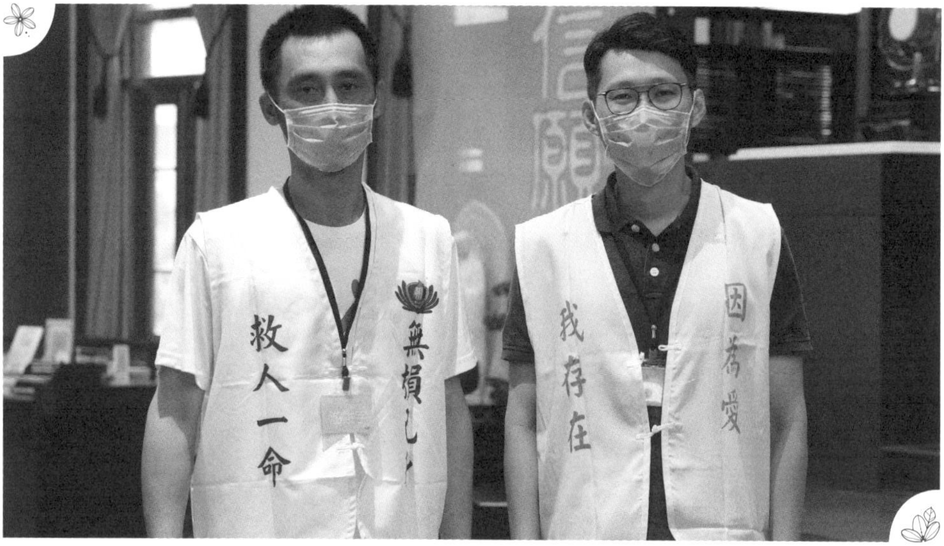

捐贈者游竣宇與受贈者樊根岑都是雙胞胎中的弟弟，且身形相仿。攝影／蘇峻民

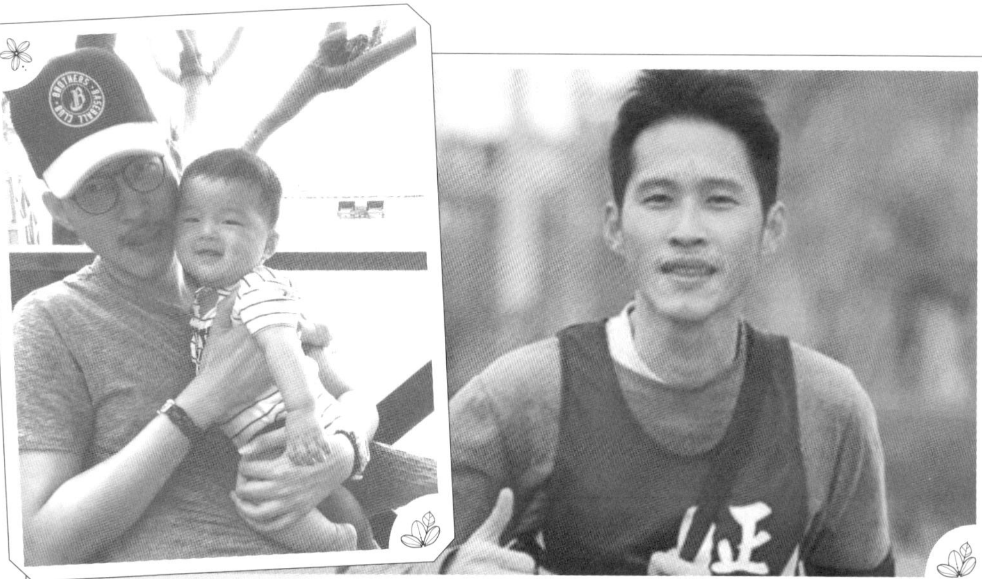

原本是運動健康、職業軍人，樊根岑很難接受自己成為血癌病人，而且他的孩子才剛滿月。圖／樊根岑提供

同為雙胞胎弟弟的陌生人
「做就對了」的心態救人一命

在親屬間找不到配型符合的人，主治醫師為樊根岑申請慈濟骨髓幹細胞中心的造血幹細胞配對。

樊根岑一邊接受化療，一邊等待好消息。不久，在慈濟骨髓資料庫配對到一位配型符合的捐贈者游竣宇。

游竣宇在機場工作，擔任大夜班服務員，當初會在資料庫驗血建檔，是因為一位航警局的警員是慈濟志工，聊天時分享了骨髓資料庫建檔可以救人的訊息。他上網查了資料後，就登記參加建檔。

當接到志工來電通知配對成功，希望他同意捐贈的訊息時，游竣宇沒想到會這麼幸運配對到，只記得配對機率很低。但

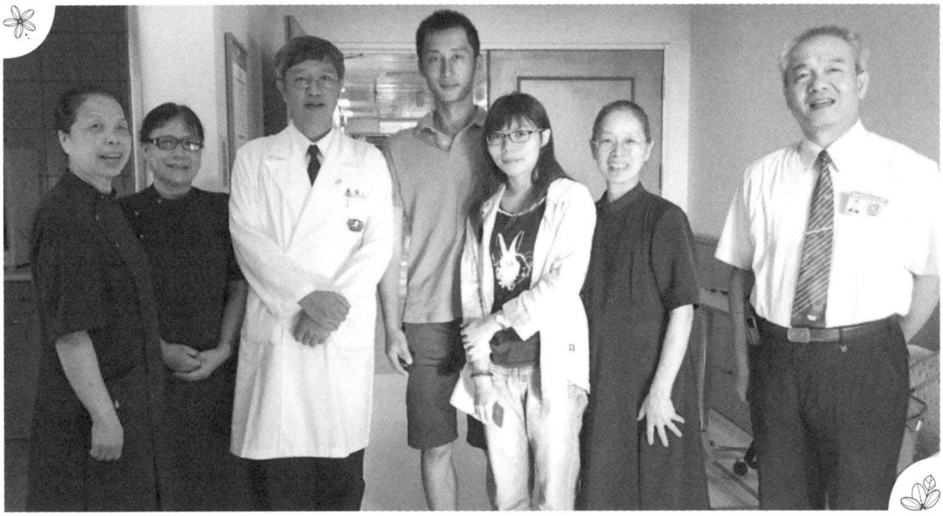

游竣宇與太太邱雅萍到大林慈濟醫院捐贈造血幹細胞後，與賴俊良副院長（左三）及陪伴的志工師兄、師姊合影。攝影／陳柔穎

他沒有特別激動，很平常心，覺得這是好事，做就對了。當時他隨口問了一下女友邱雅萍（現在是太太）的意見，女友擔心捐贈對身體的影響，游竣宇還是決定捐贈。女友為了成全他的大愛，陪伴到大林慈濟醫院完成周邊血幹細胞捐贈。

兩個家庭的感動　良善的循環

樊根岑在接受幹細胞移植的前一天，接受殲滅療法，白血球全部歸零，他對太太說：「不知能不能撐過這一關？」

當造血幹細胞輸入樊根岑的身體時，他看著幹細胞，心裡萬分感謝：「終於有機會得救了！」

生病期間，家人力量凝聚，分工合作。太太堅強的告訴他，放心的治病，孩子她會照顧好。樊太太表示，在電視上看過白血病的劇情，從沒想到會發生在先生的身上，期待奇蹟，幫先生度過難關。

媽媽從高雄北上在醫院陪著他。樊媽媽表示，不知道白血病如何治療，雖然內心很緊張，壓力很大，外表也要表現出堅強的一面。她鼓勵樊根岑，現在醫學發達，不要鑽牛角尖、不要多想、心情放鬆，「媽媽一定有辦法讓你好起來的。」

母親還是把他當小孩，雖然心裡很擔心，卻想盡辦法鼓勵安慰他。已經做父親的樊根岑，很感恩生病期間母親細心的照顧，他表示，養兒方知父母恩，很愧疚，自己長這麼大了還因為生病要媽媽來照顧。

捐贈完成後，游竣宇收到樊根岑的感謝卡，他還是一貫的淡定平靜，倒是他的太太看了很感動，尤其是卡片上的一句話：「在最無助徬徨的死亡邊緣，得到救贖，讓我能陪我的兒子長大。」她還將卡片分享給姊妹、好友，大家看了都很感動。她的先生默默行善，救了一個爸爸的命，等於救了一個家庭！

重生後的轉變與對生命的體悟

樊根岑素食十多年，病危時自己努力的想活下來，自己接受化療、輸血等等治療身體免不了不舒服，更何況動物被殺變成餐桌食物前所受的苦痛與恐懼，就更覺得不應該吃肉，因為眾生都有靈性，是平等的。

「我以前不認識慈濟，沒有接觸過。」樊根岑在生病最絕望的時候，接受造血幹細胞移植而重生，他感恩捐贈者的愛心，也感謝志工們的陪伴。因為移植的因緣，他了解慈濟是默默做很多好事的團體，也看到慈濟的善行與大愛。

在二〇二二年相見歡活動的茶敘時間，兩個家庭話家常，彼此互相關心。受贈者樊根岑說接受幹細胞移植後，他沒辦法吃辣，過了一年之後，才開始能吃辣，原來，是捐贈者游竣宇平日不吃辣。想不到移植幹細胞，連飲食習慣也會有變化。

走過生死關頭，樊根岑改變了生活觀；生病前，他要求自己把每一件事做好，病癒之後，他不再事事求完美，而是會以家庭及健康優先，把握當下。

三十換髓正青春

才剛踏出社會就業沒幾年，人生正要開展的時刻，卻因血癌被迫按下暫停鍵；幸運遇到有緣人捐髓，順利完成造血幹細胞移植，躲過了死神的召喚，好好活著，來到了三十而立之年……，一對三十出頭，相差兩歲的受贈者與捐贈者在慈濟骨髓幹細胞中心二十九周年的相見歡活動中，終於見到了彼此；如清水般的髓緣牽起兩個陌生人的緣，一方感恩，一方欣慰……。

旅遊變住院　人生被迫暫停

二〇一五年，二十六歲的蕭文凱明明每天睡滿八小時，但起床兩、三個小時後又想睡了，剛開始以為是工作太累，但疲累感越來越明顯，即便手上正在忙，卻不管站著或走著都想睡，覺得眼皮千斤重，隨時都要睡著了；身上也時不時出現幾處莫名的瘀青，有天甚至發現了手掌大的一整片瘀青。而且那段時間很容易感冒、發燒，一次比一次嚴重。蕭文凱固定到附近的診所看醫生，一直以為就是感冒，直到後來又出現牙齦出血的問題而去看牙科，牙醫檢查之後說：「你這不是牙齒的問題，要到大醫院看。」

蕭文凱聽從牙醫的建議，到醫學中心抽血檢查。檢查後的隔天下班就接到電話，請他明天回醫院看報告，還提醒他別跌倒、小心碰撞。那天是公司員工旅遊的出發日耶！滿心期待要去玩呢！文凱還天真地向主管報備：「明天我看完報告，再自己過去跟大家會合。」

沒想到會去不成。

到了醫院診間，醫師看到文凱拖著行李箱，以為他知道自己的病情，準備好要住院，一問才知他是要去員工旅遊，立刻說：「恐怕你去不了，你要立刻住院治療。」文凱在自己的日記本記錄著：「醫生說的這個病，就是個狠角色！」他記得這是自己第一次對著爸爸哭了出來，哽咽中艱難的說出：「醫生說我可能得了血癌……」轉到急診報到，經過骨髓穿刺等精密檢查後，確診為「骨髓增生異常綜合症（MDS）」或稱骨髓增生不良症候群。

樂觀的助人者出現　治療現生機

蕭爸爸蕭火明先生是慈濟志工鄭振財師兄的會員，得知文凱的病之後，全家人驚慌失措去找鄭師兄求救。鄭師兄本身是

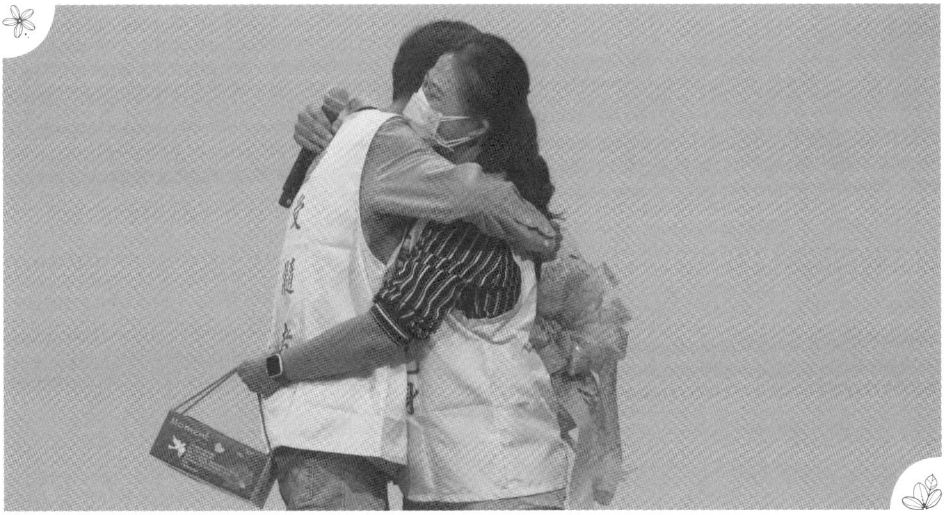

能活到三十歲原來也不一定是件容易的事。造血幹細胞受贈者蕭文凱終於見到捐者尤姿文，忍不住熱情擁抱。攝影／李政明

慈濟骨髓關懷小組的成員，先帶他們去台中慈濟醫院找血液腫瘤科李典錕主任看診。李主任詳細檢查與解說，發現病況非常嚴重必須立刻治療，並考慮造血幹細胞移植。

先從血親著手，可惜兄弟姊妹跟蕭文凱的配型不相符。蕭爸爸雖然從事藥品業務工作，對造血幹細胞捐贈並不了解，感謝鄭師兄詳細的解說，確認不會損及捐者健康，才敢拜託親戚抽血配對，但是都沒有相符的配對者。幸好在慈濟的骨髓資料庫出現了配對者，讓治療有了轉機。

現年三十歲的捐贈者尤姿文，開朗活潑，她說：「我的綽號是『尤姿姿』，為了符合我的綽號，我將我的身材管理得很名副其實。」

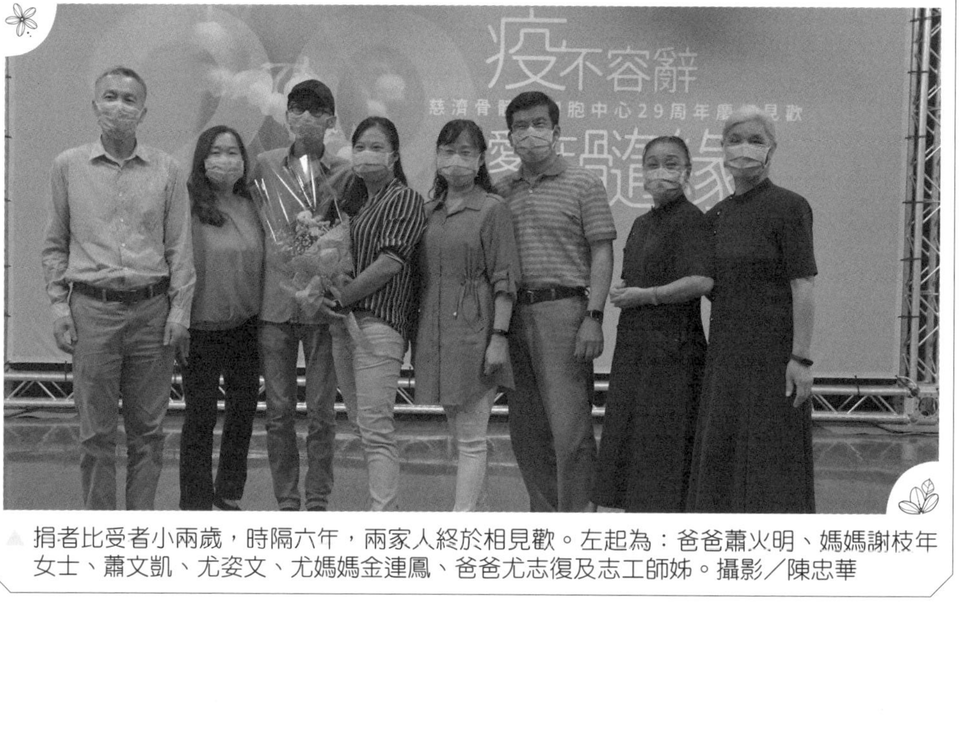

▲ 捐者比受者小兩歲，時隔六年，兩家人終於相見歡。左起為：爸爸蕭火明、媽媽謝枝年女士、蕭文凱、尤姿文、尤媽媽金連鳳、爸爸尤志復及志工師姊。攝影／陳忠華

從事室內設計的尤姿文是在大學時參與驗血建檔，她說：「高中同學因白血病而離開，當時覺得明明前一天還在一起聊天的朋友，卻在隔天住進醫院，之後再也沒出現在校園了。當時她也有在慈濟的資料庫中遇到有緣人，並接受了捐贈，我們聽到這消息都替她感到開心，並約定在她康復後回來當我們學妹，但事與願違，受贈後，她的身體卻產生了排斥而離開了我們。」所以當她在大學社團招募活動中看到慈濟宣導骨髓捐贈，又想起那位同學，就決定抽血建檔。

當接到電話通知配對成功時，尤姿文的反應是很興奮激動，「感覺可以用微薄的力量，讓需要的人看到希望。」

姿文的家人都非常支持，「她是越痛苦笑得越大聲的那種傻女孩。」尤姿文的

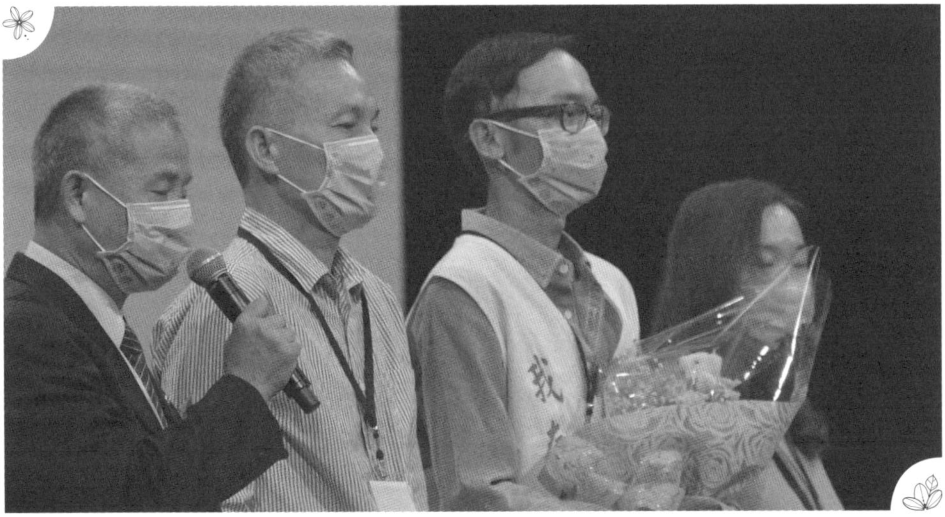

蕭文凱（右二）的造血幹細胞移植成功，身體得以恢復健康，鄭振財師兄（左一）也為蕭家感到開心。攝影／陳忠華

媽媽金蓮鳳形容自己的女兒就是這麼一個樂天的個性，對人生有一股傻勁，待人真誠、隨和熱心，「當她完成（捐贈）的時候，我好高興，看到那一袋血，我說：『大功告成，恭喜妳！』」而爸爸尤志復的反應也是很正面：「配對得到，誰都會開心。」

媽媽甚至因此而有機緣從高雄搭了人生中的第一次高鐵到臺北，跟姿文會合後一同出發到花蓮，見證整個捐贈過程。姿文的爸爸雖然不能一同前往，但也是電話無時無刻的關心，姿文趁機感謝爸媽：「謝謝他們願意做我的靠山，當我開心時陪我一同開心，我難過與自我懷疑時，願意陪在我身旁給予我支持。」

上天最好的安排

尤姿文說：「我覺得有一句話說得特別好——『什麼事都是上天最好的安排』，在我身體最健康時被通知配對成功，也感謝當時師姑們的照顧。我打白血球生長激素時，基本上沒什麼反應，每天還健健康康的去工地，在二十一層樓之間爬上爬下，完全沒影響到我的作息。」

對於捐贈者，姿文說：「我只擔心受贈者會不會產生排斥，希望他健康快樂就好。畢竟我同學是受贈後產生排斥，之後短短不到半個月後離開的。」

鄭振財師兄總是在忙骨髓捐贈相關的事，以救人為樂，他回想起二〇一六年的事記憶深刻，「蕭先生是我的會員，某天早上蕭太太急忙來叫門，看見蕭太太眼眶泛淚眼睛浮腫一臉

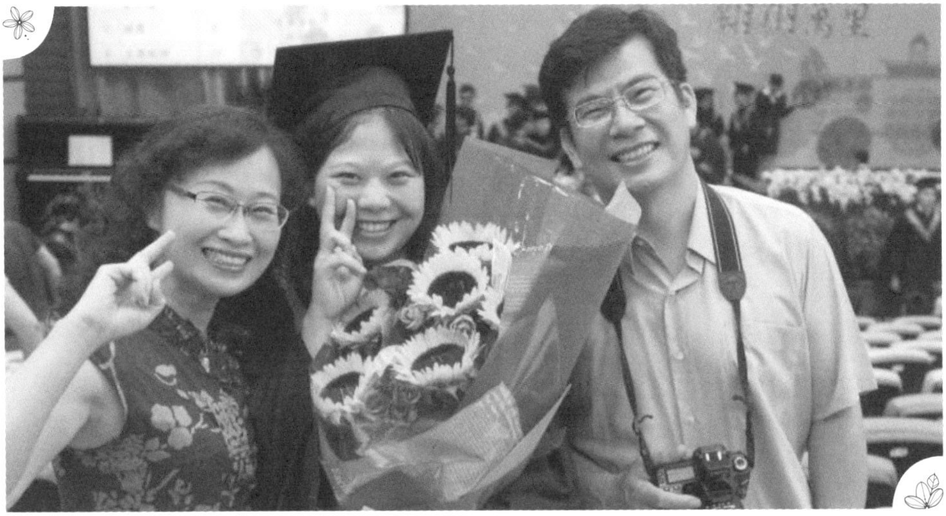

總是保持樂觀的尤姿文在被通知配對成功、詢問捐贈意願時，毫不猶豫的同意了，父母也都贊同。圖為尤姿文畢業典禮與父母合照。圖／尤姿文提供

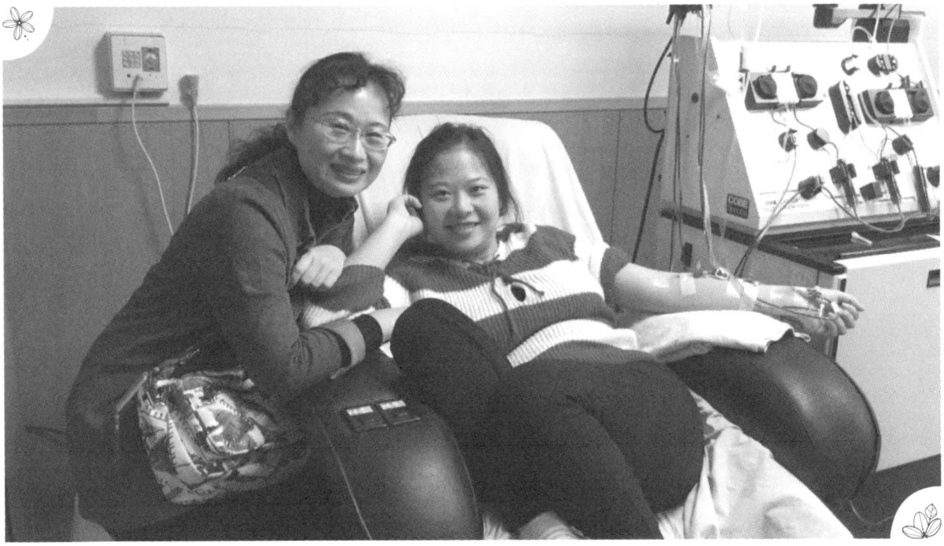

尤姿文捐贈造血幹細胞時，與媽媽合影。圖／尤姿文提供

憔悴，我也嚇一跳！一問才知，他們的孩子罹患血癌！」之後，鄭振財陪著蕭家人找醫生、做檢查、尋求骨髓資料庫配對、後續治療……，蕭火明說：「我只是一個會員，慈濟怎麼幫忙我們這麼多？願意陪伴我們這麼久？如果兒子恢復健康，我一定要幫忙宣導。」後來有驗血活動，也帶著家人來參與建檔。

幸福又回來身邊

發病後，蕭文凱一度覺得幸福已經遠離他了，幸好上天眷顧，他獲得了陌生人的捐贈，「有些人等待這個機會是等非常非常久，還沒有這種機會的，我是非常幸運，能在我最需要幫助的時候碰見到他。」這個「他」其實是「她」，小他兩歲的尤姿文。

蕭文凱過去很在乎外表形象，是位型男，但是生病之後變得不喜歡讓人看見，也不愛拍照。經過了造血幹細胞移植到現在六年多了，他的感想是：「活著真好！不強求，看淡很多事情，以前覺得非常挫折的事情，其實也沒什麼。」大病一場，讓他懂得放慢腳步，現在的他愛上爬山，登高望遠時，心無比開闊。

對於捐贈之情，蕭文凱覺得「對她最好的報答，就是把我自己照顧好。」以往素未謀面的兩人，因命運牽引，現在有著血濃於水的髓緣。

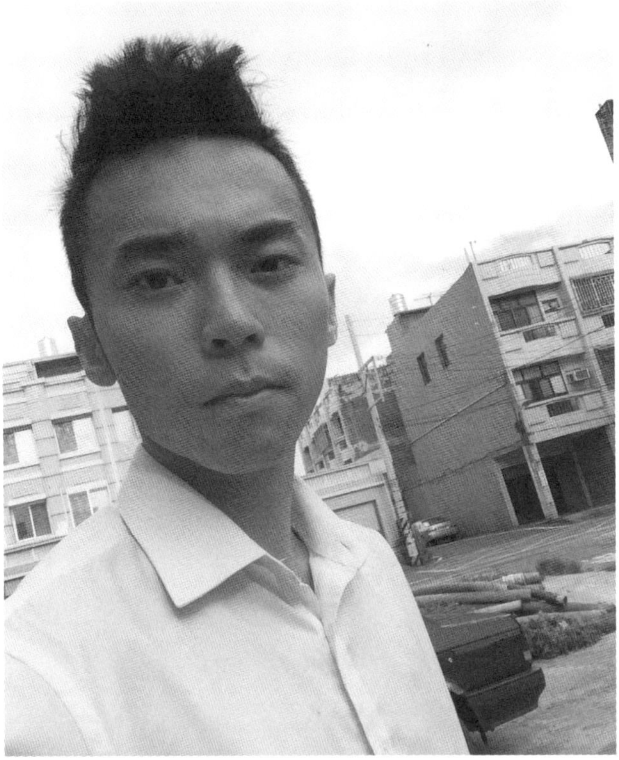

剛出社會的蕭文凱是很在乎外表的型男，生病後曾介意外貌改變，不喜歡拍照，移植後轉念珍惜活著的幸福。圖／蕭文凱提供

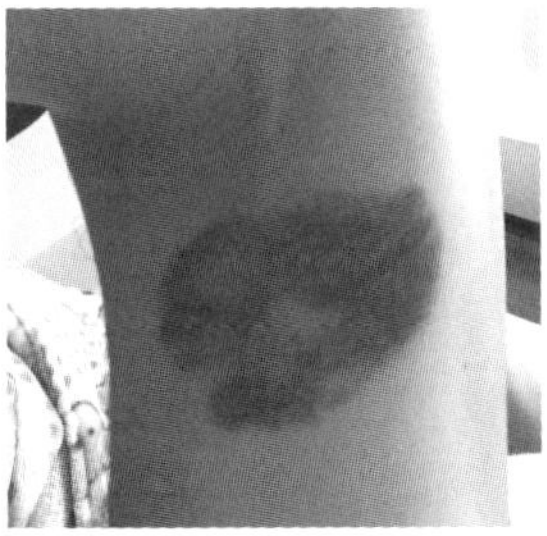

身上出現莫名的瘀青，後來才知是血癌。圖／蕭文凱提供

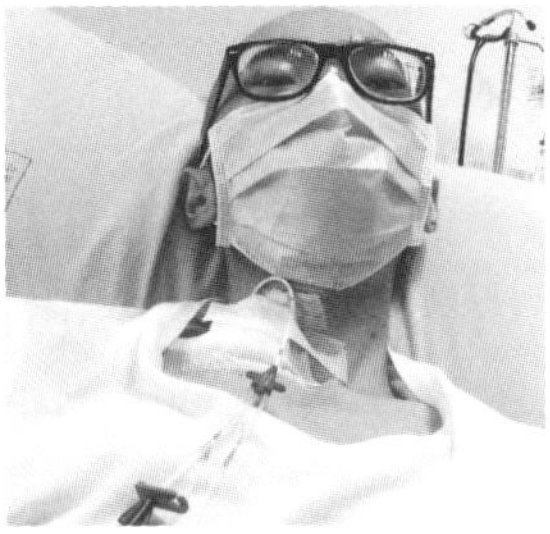

蕭文凱在治療期間出現排斥情形。圖／蕭文凱提供

失去的，用另一種方式愛

二〇二二年底，花蓮慈濟醫院造血幹細胞收集室來了一位年輕的捐贈者江正偉，他在捐贈過程中不斷和妻子視訊，讓妻子知道自己的進度，讓妻子安心放心。

原來他的太太也曾經是捐贈者，只是捐贈的對象是他們不到五歲的孩子。

兒子一歲多即罹患噬血症候群，經過兩次非親屬捐贈移植，及第三次由媽媽捐贈的半相合移植，辛苦拚了三次造血幹細胞移植，還是不敵病魔而往生。好心的陌生人配對成功並捐贈讓兒子有康復的機會，江正偉和妻子也很快就在慈濟骨髓幹細胞中心驗血建檔。

躺在造血幹細胞收集室的椅子上，正在捐贈的江正偉說，他是在回饋當時給他兒子的愛與幫助，生命不能重來，但愛可以延續。

停不了的思念　傷心爸爸換位救人

造血幹細胞收集室裡，不時傳來講電話的聲音，捐贈者江正偉的妻子，透過手機視訊，不斷地叮嚀他捐贈時可能會有的情形跟注意事項，不禁讓人好奇詢問，妻子是否也是護理師？或者，也曾為捐贈者？正偉低頭，看著手機裡的相片回答：「她也是捐贈者，給我們自己的兒子。」語畢，眼神望向遠方。

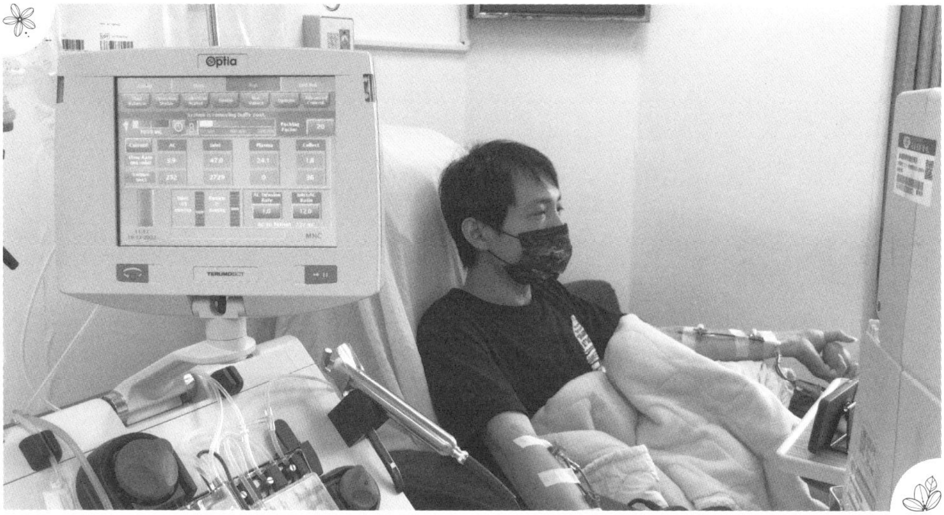

江正偉捐出造血幹細胞，覺得是對曾捐給他孩子幹細胞的那位陌生人的回報。攝影／劉蓁蓁

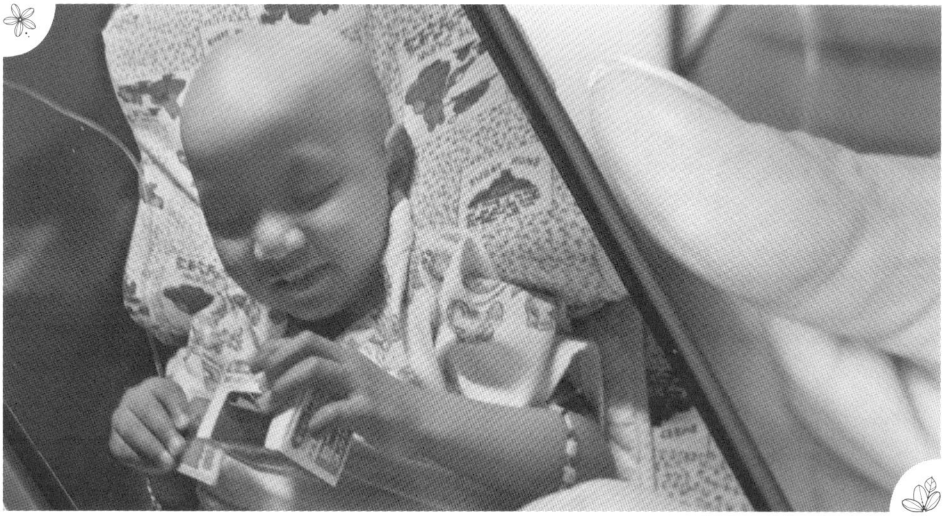
正偉的兒子小小年紀就總是住在醫院接受治療，經常不舒服，但是只要精神好時，他就是大家的開心果。圖／江正偉提供

正偉的兒子一歲多時罹患噬血症候群，二〇二一年，以妻子半相合的造血幹細胞進行移植，但終告失敗，當小天使去了。當年之所以會發現兒子異常，是夫妻倆帶著他去參加聚會時，其他媽媽覺得孩子的皮膚蒼白，沒有血色，建議他們帶孩子去做檢查比較安心。

當時，因為兒子才一歲多，沒有太多的不適感，因此正偉夫妻便帶去鄰近的地區醫院做檢查，但血液檢查後，醫師當天就建議立即轉去大醫院，因為他們沒有兒童血液科。一轉進大醫院，醫師立即收治住院，並且輸血，因為血液檢驗數字顯示異常，血紅素非常低，才輸血完沒多久，血紅素又往下降，要一直反覆輸血。

小小年紀的三次努力　緣分短暫的開心果

「一開始醫師還沒有說有什麼大問題，兩個星期回來輸一次血，但一直輸到醫師說好像也不能這樣一直下去，都沒有進步。」輸血、吃藥，病情仍無改善，原本期待刺激造血幹細胞生長的計畫，完全無效。醫師向江正偉提到孩子長期輸陌生人的血，需要排鐵，身體也會不堪負荷，所以一定要想辦法展開積極治療。

但化療兩次，仍然沒有起色，二〇一九年孩子兩歲在醫師建議下，做了非親屬捐贈的第一次造血幹細胞移植。移植後沒多久又再復發，二〇二一年三月又做第二次移植，病情反覆，始終沒有起色，最後醫院建議親屬間移植，使用妻子的造血幹細胞，以半相合的方式進行第三次移植。

小小的身軀，受盡病苦折磨，儘管兒子待在醫院的時間很長，經常不舒服，但是只要精神好時，他就是大家的開心果，童言童語總是逗得大家都很歡喜。只是他們可愛的兒子終究敵不過命運的無情，在二〇二一年的夏天，結束了在人世間短暫的情緣。

救不了我的孩子，我可以救別人

正偉說孩子生病後，他和妻子檢視兩人的家族並沒有血液疾病史，孩子一歲多罹患這樣的血液疾病，夫妻倆受到很大的衝擊，尤其是兒子應該享受快樂童年的無憂時光，卻都在病房度過，還有好多童話故事還沒講，好多遊樂場還沒去，當時心中的苦難以形容。後來在慈濟骨髓幹細胞中心關懷小組志工的鼓勵下，夫妻兩人都參加造血幹細胞驗血建檔。

在兒子離世一年後，正偉被通知配對上，他立刻同

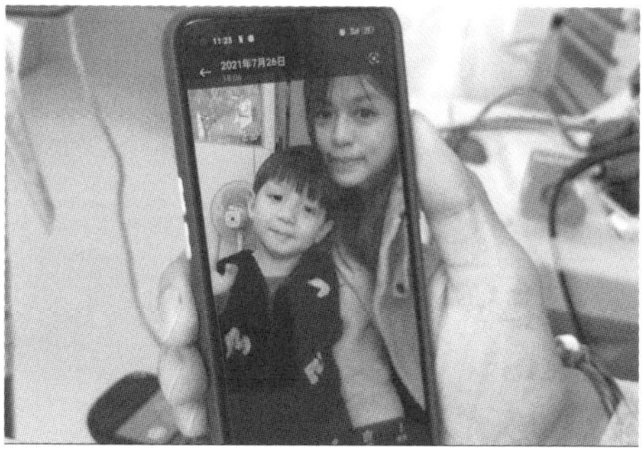

江正偉說兒子像太太多一點，古靈精怪的他也最愛黏在媽媽身邊。攝影／劉蓁蓁

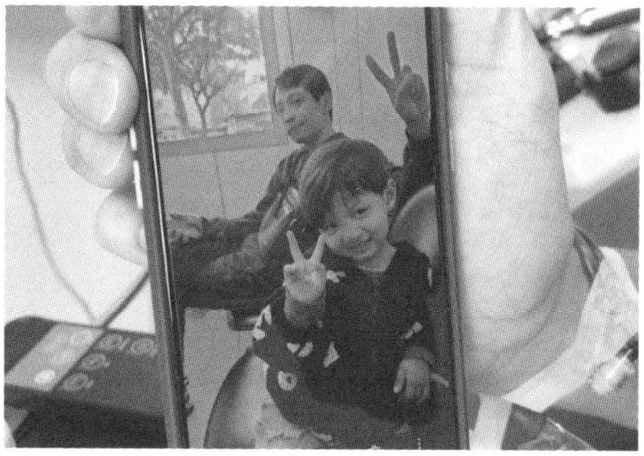

這是江正偉手機內的桌布，一直無法換掉的頁面。生命如此無常，也是孩子給他此生最大的功課。

意，特別請假配合相關捐贈前檢查與捐贈日期。他認為這是為孩子把握救人的機會，是感恩也是回饋。

「小孩子有受捐過嘛，我們也是覺得有機會的話，我們也可以還給人家。」被問及要給受贈者的祝福，正偉回答，當然希望對方也是好好的，「因為自己的（孩子）沒有成功，當然會希望別人可以成功。」

正偉一邊輸出造血幹細胞，一邊回望架上的血袋，體會當時救他孩子的捐贈者心情是如何，他既感慨也感恩當時陌生人的愛，雖然孩子沒有救成功，但他想為孩子盡點心力，讓失去的，用另一種愛回來。就像兒子的舅媽給他最後的祝福寫道：「面對死亡，我們也許膽怯，但為了愛，我們必須勇敢。」

愛如和風，吹動重生契機

「捐贈給我的人，就像溫暖和風徐徐吹向狗尾草，我就像原本不動的狗尾草，隨著這陣風吹來，再度搖擺起來展現生命力，也瞬間點亮生命之光。」

「活著真好，感謝願意捐贈造血幹細胞給我的人，才能再度體會人生中最簡單的三件事——好好吃、好好睡、好好運動。」林彥志在移植成功，重新享受人生後，說出內心最真實的感受。

後來才知道，捐贈者是一位年齡相近的女性。溫純鈺本身有護理背景，從事醫療相關領域的工作，深知等待移植造血幹細胞的病人的焦慮及痛苦，她選擇勇敢捐贈，花了兩天才捐輸完成，過程辛苦，但為了救人，她說非常值得。

危及性命的貧血　很喘很累的每一天

二〇〇三年十月，在海軍陸戰隊服役的林彥志有一天突然高燒不退，就醫後確診為骨髓增生異常綜合症，主治醫師建議先進行 HLA 造血幹細胞配對，可惜沒有適合的配對者，他的青春人生也因為這場病發生了巨大的化學變化。

因為骨髓造血功能不佳，會經常性貧血，他變成要靠著輸血才能維持健康。一個海軍陸戰隊員出社會工作後，卻連走路去搭捷運上班的路上都很喘、很暈、很累，短短的八百公尺都要走好久才到，中間還要休息好幾次。每兩、三週輸血一次，剛輸完血比較有體力，一星期過後又開始覺得累……。

林彥志的身上容易出現瘀青、抵抗力不足，從此沒有辦法跟一般年輕人一樣做激烈運動。隨著身體的造血功能慢慢變差，彥志常常因為病痛而吃不好、睡不著，過去那麼簡單的事變成了一種奢求。

三十歲之後，他的體力快速下降，走三百公尺路就會很喘，一定要停下來休息；很多人看到他黑眼圈愈來愈嚴重，還臉色蒼白，不知情的人都會問他是不是沒睡飽。就算有吃飽、也有充足的休息，生命仍舊在等待過程中悄悄流逝，後來醫師已正式判定，需要快點進行造血幹細胞移植才有機會活下來。

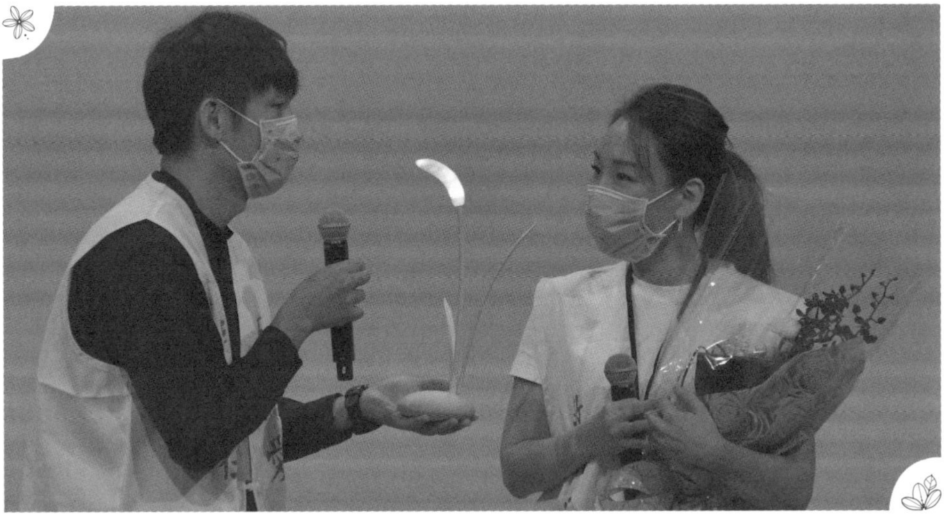

在相見歡的活動現場，受贈者林彥志送給捐贈者溫純鈺一盞狗尾草燈，也親口說出感謝。攝影／陳忠華

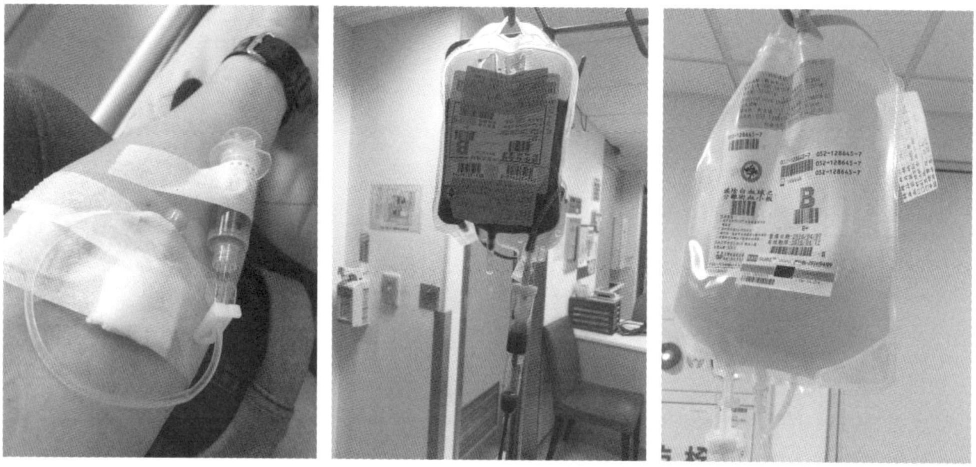

拍照記錄自己治療中的輸血人生。圖／林彥志提供

感恩生命中的每一位貴人

能夠重獲新生，彥志首先要感謝捐贈者，他說：「我還留著那張跟著造血幹細胞一起來的卡片，一起來的還有勇氣，謝謝他下了這個決定，對於我這個陌生人，給了我一個新的健康人生……我真的很感謝他，對捐贈過程所造成任何的身體不適、不舒服、造成的任何麻煩，感到不好意思，由衷感謝他的愛心及勇氣，我現在很健康！」

彥志母親說自己生三個孩子，彥志生這種病，兄弟姊妹都沒有辦法配對成功，對全家人來說是晴天霹靂。每天求天、求地、求菩薩要保佑。彥志父親林明煌回憶當時等了十多年才出現適合的捐贈者，很怕這位配對成功的人不願意捐，知道對方願意捐，內心只有感謝、感謝再感謝，謝謝這位貴人願意捐贈造血幹細胞，讓兒子能重生。

而除了捐者及家人的支持，彥志也要感謝同事們，特別是公司的老闆張小燕女士。等待有緣人捐贈造血幹細胞的時間長達十年，彥志常常必須要去醫院檢查、治療，有些老闆可能會覺得這樣的員工麻煩，但張小燕不只沒有為難他，還像媽媽一樣的關懷他，幫助他。

「還要感謝臺大醫院的唐季祿醫師、蔡承宏醫師，以及之前照顧我很久的臺北癌症中心副院長趙祖怡醫師。」彥志不忘感謝所有曾照顧過他的醫師及醫療團隊。

自喻狗尾草　幸遇溫暖和風

彥志移植成功後，開始登百岳，也參加深海潛水，挑戰自我。在每一次可以貼近大地接觸大自然的機會，他都會帶著一隻小熊玩偶，還有當年在病房內的手環，心心念念感恩當年那位善心人士，讓他重拾健康。

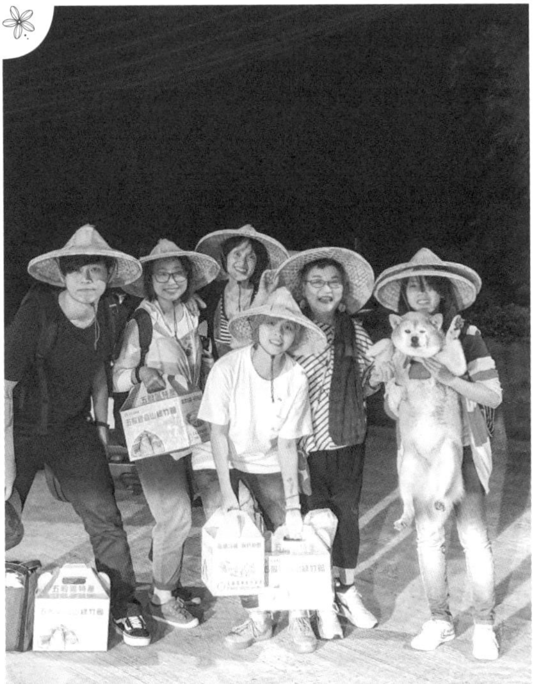

林彥志感謝像媽媽一樣關心他的老闆張小燕女士。圖／林彥志提供

「不管玉山前峰、玉山主峰，小熊都會到處留念，上面都掛著移植室病房的手環，就是說我是健康地過了又一年。」

參加慈濟骨髓幹細胞中心舉辦相見歡這天，彥志貼心地準備一份親自設計製作手工卡片，並且精心挑選一盞「狗尾草燈」。

「山上總會看見狗尾草及蘆葦，隨風搖擺時非常美麗；一陣風徐徐吹來，狗尾草跟著搖晃起來，總帶給人堅韌的生命感。捐贈給我的人，就像溫暖和風徐徐吹向狗尾草，我就像原本靜止不動的狗尾草，隨著這陣和風吹來，才能再度搖擺起來，展現生命的力量。」

一瞬間成就綿長的因緣，彥志一家人都很期待見到創造生命奇蹟

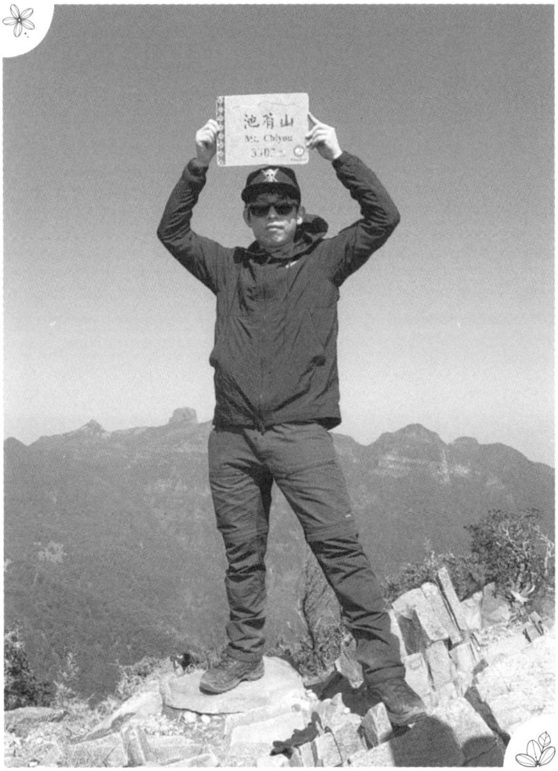

移植成功後，林彥志完成各項登山壯舉，也不忘感謝捐贈者。圖／林彥志提供

的貴人。在還沒有見到捐贈者前，彥志說：「我最想跟她說對不起！捐贈的過程中應該造成她很多的困擾！」

希望他也能擁有健康人生

捐贈者溫純鈺接到慈濟志工通知造血幹細胞配對成功時，有一種非常不真實的感覺，這麼小的機率，她居然被配對到了。但這是救命的大事，為了要捐贈造血幹細胞給對方，純鈺特別注意運動、營養，保持健康，希望能把最健康的幹細胞捐給對方。

之後的每一年，一到捐贈的日期時，她總會想到那個接受她造血幹細胞的人，有沒有好好的。轉眼六年過去，兩人有機會相見歡。

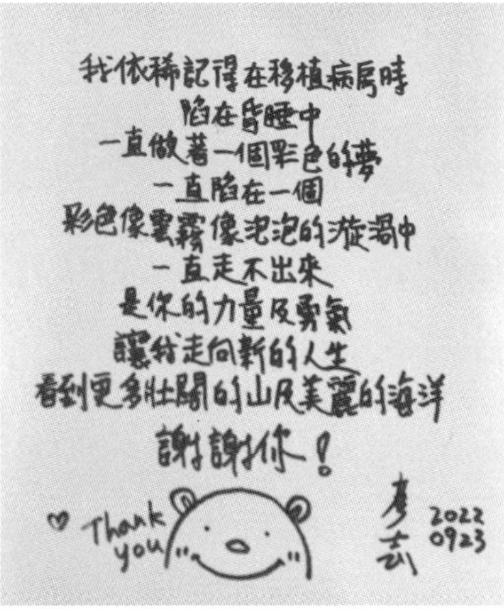
我依稀記得在移植病房時
陷在昏睡中
一直做著一個彩色的夢
一直陷在一個
彩色像雲霧像泡泡的漩渦中
一直走不出來
是你的力量及勇氣
讓我走向新的人生
看到更多壯闊的山及美麗的海洋
謝謝你！
Thank you
彥志
2022
0923

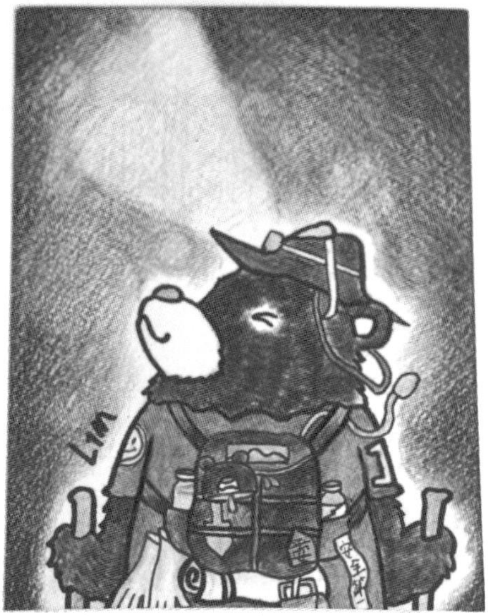

受贈者林彥志親手繪製的感謝卡，封面是他的登山小熊。攝影／陳忠華

相見歡活動這天，彥志母親邱桂香在臺上見到捐贈者純鈺一家人，深深的鞠躬敬禮表達內心的感謝，並且對純鈺的媽媽說：「謝謝您生了一位這麼有愛心的女兒。」

純鈺回想當初捐贈的初衷，希望受贈者不要因為罹患疾病而中斷人生，她只是給對方一個活下去的可能，重新擁有健康的身體，就能去做自己想做的事，完成人生的所有夢想。

戰勝血癌　聽損追夢成眞

二〇〇一年七月，四歲半的李彥霆感冒、發燒到三十八度三，活動力正常，燒退後，媽媽帶他到住家附近診所看醫生。隔一個星期，脖子、手肘出現一點一點小小的出血點，媽媽再帶到臺北看醫生，醫生本來以為是撞傷，但他變得比之前倦怠、不想吃，醫生再摸肚子，發現肝脾的位置硬硬的，就建議到大醫院抽血檢查。當晚轉診到臺大醫院急診，抽血檢查報告出來，白血球已經高達快二十萬了。醫生馬上安排住院，隔天就到加護病房換血，看他的白血球會不會降下來，但效果不明顯，醫師就建議化學治療，於是開始第一階段化療。

半年不吃不喝的血癌兒童

彥霆確診為急性淋巴球白血病，第一次化學治療時嚴重感染，肚子腫大，在加護病房住了二十天，媽媽歐蕙貞說：「醫生原本建議開刀切除腸子，但腸子都爛掉，沒辦法捧出來，所以就說暫時就不要動，讓它自己好，大概半年不吃不喝，都打全靜脈營養液（TPN）……」媽媽說著二十年前的事，卻彷彿才剛發生似的，小小年紀的彥霆受著各種治療及感染的苦，歷歷在目。

化學治療留下了許多副作用，聽力也有些受損，小彥霆怎麼樣都不肯再去看醫生，導致治療中斷。爸媽的老家都在臺東，於是回臺東住，還曾經帶著彥霆去住花蓮海洋公園，留下旅遊的回憶。住在臺東期間彥霆狀況惡化，頭痛得受不了，才答應再去看醫生。所以就到花蓮慈濟醫院治療，主治醫師是剛到花蓮不久，一手建立骨髓移植病房的陳榮隆醫師。

戰勝一半的成功率　救了一家團圓

陳榮隆醫師說：「這是癌症復發，要不要考慮骨髓移植？」成功率大概只有百分之五十。

媽媽說，經過家族討論之後，決定嘗試骨髓移植。「爸爸、我還有弟弟先做基因檢測，但都不合。」所以陳榮隆醫師為他們申請慈濟骨髓資料庫的配對，幸好三個多月的時間就配到。

骨髓移植的前置作業要先做一些化療跟放射線治療，彥霆在治療時有很嚴重的

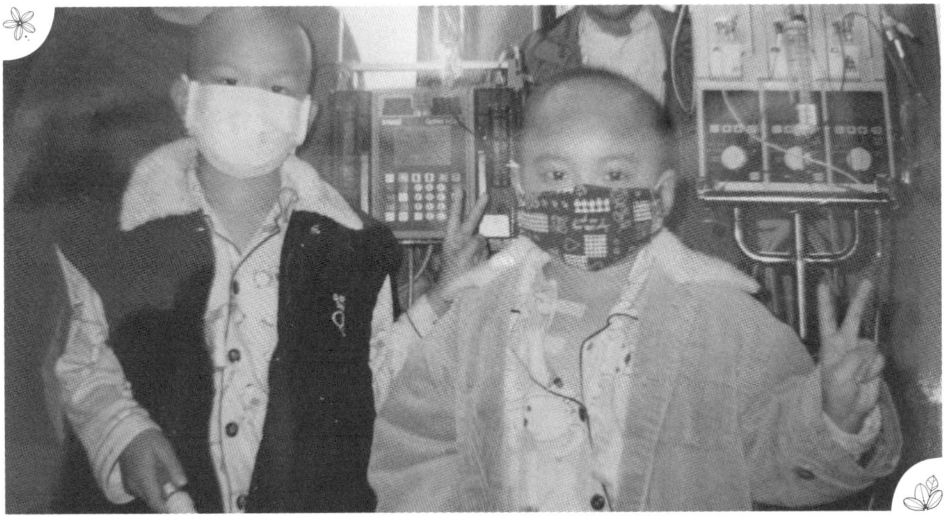

四歲半罹患急性白血病，小小年紀的李彥霆（右）即開始飽受各種治療與感染的苦。圖／歐蕙貞提供

排斥反應，在骨髓移植病房發燒三天到四十度以上。甚至移植完成，出了移植病房到小兒科病房，也因為排斥反應一直出現又前後住院了半年。

骨髓移植前，彥霆在之前的醫院所做的化療藥性相當強，已產生相當多嚴重的副作用，導致彥霆的聽力受損更嚴重。整個療程結束以後，要配戴助聽器，那時彥霆是五歲。

彥霆還記得在骨髓移植病房的日子，他說：「那時候有哭，因為滿孤單的。那時候沒有什麼手機遊戲、網路遊戲，就只有放影片來看，很無聊、很孤單。還好有媽媽可以進病房來陪伴。」因為是隔離病房，其他的親人朋友就只能透過一面大窗子探病、對話。

「他能恢復到今天這樣，醫生也說很奇蹟，因為中間不吃不喝半年，連水都不能喝……，一路上碰到很多貴人、志工，還有醫療團隊，都是貴人。」媽媽的口中充滿感謝，「尤其，我們要非常非常感恩捐髓者，對！他救了我們家彥霆，然後救了我們這一家。因為當初彥霆治療的時候，我們一家四口分開在三個地方住，爸爸負責上班工作賺錢，我在醫院照顧彥霆，而弟弟給家人帶。曾經，小小年紀的弟弟說：『媽媽都照顧哥哥，我也要生病讓媽媽照顧。』」

家人驗血建檔回饋恩情　活下去就有希望

陳榮隆醫師說：「這二十年來彥霆都有回診，他最苦的時候是移植後的前面幾個月，因為有排斥反應，相當辛苦，後來就穩定了，而且血癌就沒有再復發過了。」

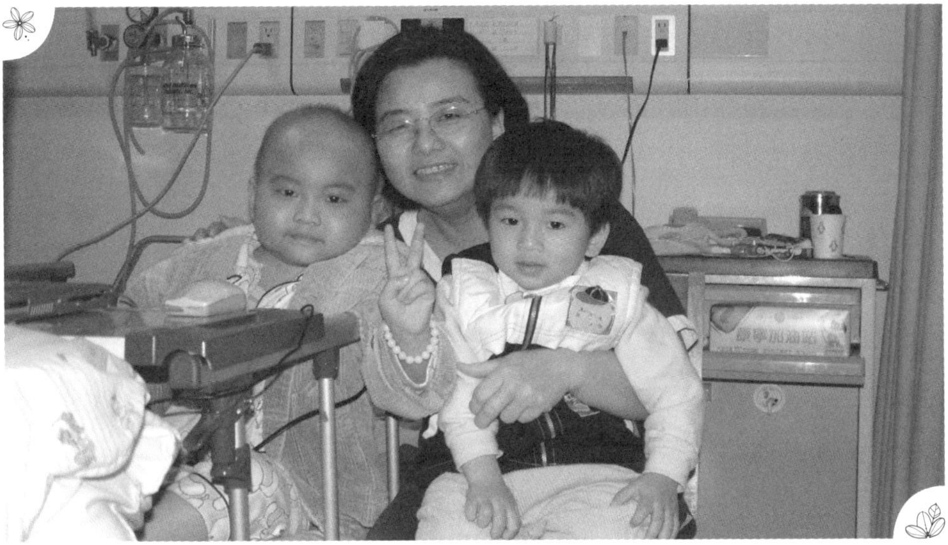

媽媽總是在照顧彥霆，讓弟弟曾冒出想生病讓媽媽陪伴的童言話語。圖／歐蕙貞提供

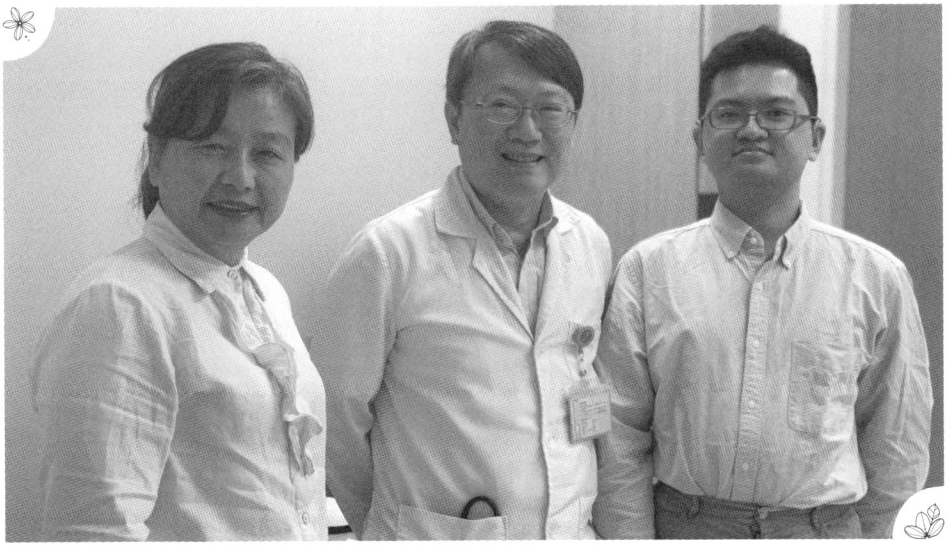

二〇二三年李彥霆（右）及母親回診，與陳榮隆醫師（中）合影。攝影／劉蓁蓁

彥霆的爸爸是在結婚後沒多久就有機緣參加骨髓的驗血建檔，弟弟則是在二〇二二年去建檔，媽媽說：「弟弟打電話給我，問我他要建檔好不好？因為哥哥是骨髓資料庫救了他，弟弟說他也要回饋，希望有機會可以幫助需要幫助的人。」

「如果小時候放棄了，那後面很多新的東西就見不到了，也沒辦法體驗到，所以會想要活下去。」彥霆說：「我的整個生命因為髓緣而改變，這是最高興的事情。很感謝他給我這個機會能夠活下去，世界很美好。」

「目前我在臺北地下街的飯店地下室工作，我做太陽番茄拉麵，我一定要把我的能力提升，然後速度可以更快。還有，經營方面也在學習……」現年二十七歲的李彥霆不疾不徐的說著他目前的生活情

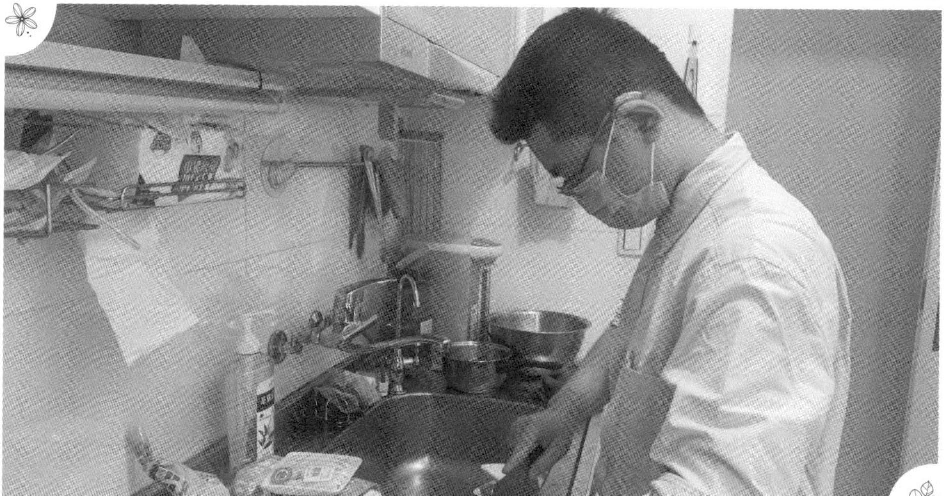

李彥霆努力精進廚藝，感謝當年的捐髓者，他才有機會活下去，經歷這世界的美好。攝影／劉蓁蓁

形：「我不會手語，我是讀唇語，雖然現在（新冠疫情期間）都要戴口罩，但是同事們跟我講話的時候，會拿下口罩，讓我去讀他們的唇語，去了解他們的意思，所以基本上溝通是可以的。」

「因為我小時候身體不好，看著鋼彈（模型），覺得它們遇到很困難的戰鬥，還是很堅強的去應對，我想跟它們一樣能變得強大。」彥霆的嗜好正是收藏鋼彈模型作品，一邊認真工作學習，朝著開餐廳的夢想努力，「希望能夠開餐廳，讓大家更健康更幸福。然後真的很感謝捐髓者，給我這個機會。」

以孝行善　圓滿癌母願

「不要因為照顧我們，錯過救人的機會！」一對身染痼疾的夫妻，平日由女兒照顧，為讓女兒安心圓滿配對捐髓的心願，陪伴女兒來到花蓮慈濟醫院。女兒感恩雙親的助緣，讓她能即時行善又行孝，回報父母恩。

女兒捐造血幹細胞的同時　爸爸在同醫院洗腎

「捐者父母都生病，爸爸要洗腎，媽媽罹患癌症，捐者在問捐贈那天可以帶爸爸來醫院洗腎嗎？媽媽也想趁這個機會回一趟心靈故鄉（證嚴法師居住的靜思精舍）……」慈濟骨髓幹細胞中心的同仁和捐贈者通完電話後，與同事討論該如何完成捐者的請託，也為她如此堅定捐贈的意願而感動。

因為在勸髓的過程不免得到以「要照顧雙親、走不開」的拒絕理由，但這位捐者卻表達一定要捐，而且罹病的父母希望同行前來。

捐贈者劉小鳳的母親劉詹玉枝，是苗栗縣卓蘭鎮第一位慈濟志工，二〇一二年罹患乳癌，治療之餘仍堅持做慈濟，即使癌細胞擴散到肝、肺、骨頭、淋巴，仍心心念念想回到慈濟人的心靈故鄉——位於花蓮縣新城鄉的靜思精舍；小鳳的父親劉光榮洗腎多年，也想陪伴女兒；這對與重症和平共處的父母，堅持排除困難陪伴女兒完成救人的心願。

為了圓滿捐贈者的心願，中心同仁聯繫上花蓮慈濟醫院血液透析室，讓劉爸爸在女兒捐贈造血幹細胞當天接受在院內進行血液透析；同時也請卓蘭區張文謀及徐金霞兩位志工陪伴他們一家來花蓮。

十二年前種下救人的種子

「我接到師姊的電話，我馬上呼喚著對方耶！我在心裡跟對方說：『等我，讓我協助你！』」小鳳歡喜地說她感受到彼此的緣分，知道從檢驗到捐贈的過程還有一段時間，小鳳祈禱著對方，一定要等到她的捐贈。

小鳳於二〇一九年配對成功，四月完成捐贈，而驗血建檔則是早在二〇〇六年六月。當時是答應媽媽的邀約，和哥哥、嫂嫂一起參加驗血建檔，時隔十二年，接

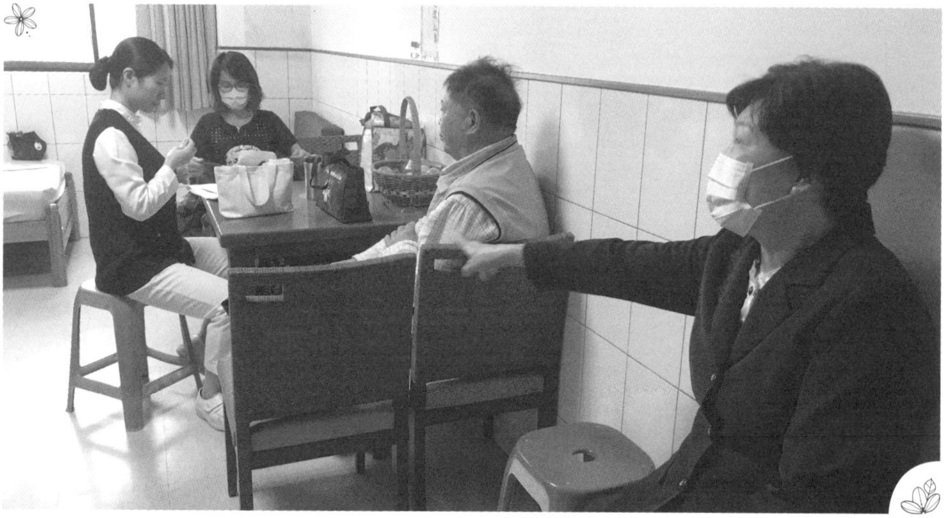

劉小鳳（左二）的父親劉光榮（右二）需洗腎，母親劉詹玉枝（右一）罹癌病重，兩人卻堅持要陪伴小鳳到花蓮慈院捐贈，以免錯失救人的機會。攝影／劉蓁蓁

到慈濟志工通知配對成功的消息，心情無比興奮，原來自己真的可以救人！

劉小鳳婚後住在娘家附近，父母親陸續生病後，她每日必定回家探視雙親幫忙家事，也為兩老按摩。由於父親長期洗腎、母親又是癌症患者，平時沒有太多機會可以帶父母遠行，但媽媽經常提起好久沒有回花蓮了，很希望有機會能回到心靈的故鄉走走，所以小鳳更期待好好把握捐贈的因緣，能夠帶著爸爸、媽媽一起回到花蓮，讓這趟捐贈行程更加圓滿。

譬如船師身有病　若有堅舟猶度人

劉小鳳之所以捐贈意願堅定，也是為了行孝，她的這一分堅定來自母親劉詹玉枝的鼓勵與祝福。劉詹玉枝師姊法號「慮惜」，委員號四四六三，接引者是最早期

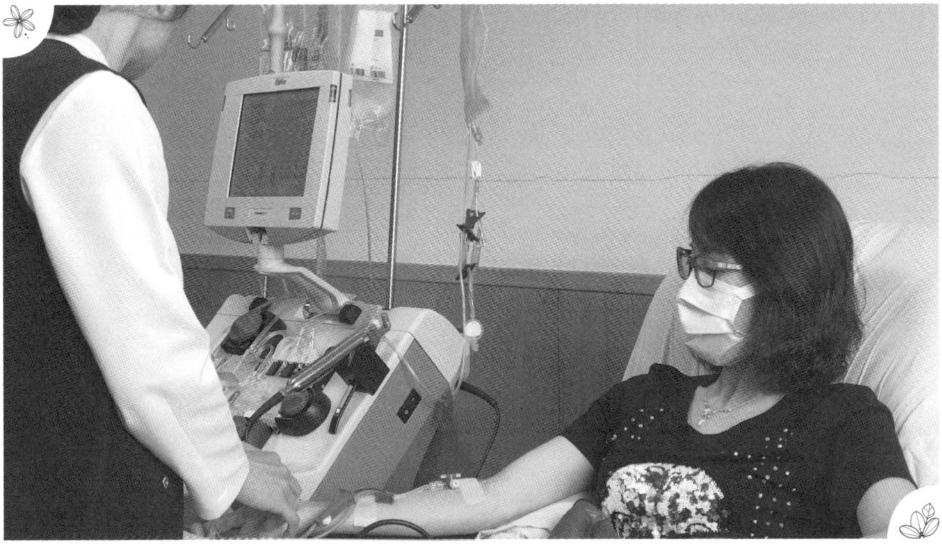

花蓮慈濟醫院造血幹細胞收集室，護理師觀察收集管路順暢與否。攝影／劉蓁蓁

一批慈濟志工之一的江林金鑾，大家稱她「江媽」。

「有一天江媽打給我，問我想要做慈濟嗎？我當時不知道什麼是慈濟，只知道是一個慈善團體，可以幫助人。」她還記得江媽媽當時帶著一位師兄、三位師姊到卓蘭山上來，留給她一本小小的書《慈濟緣起》，還有《渡》的錄音帶，她拿到後立刻在山上工寮放出來聽，然後打開小書，一看到上人的法相，就是她經常夢到的法師，於是便跟先生劉光榮說：「我們來做慈濟吧！」此後夫妻倆一個負責騎車，一個負責募款，她笑說兩人就這樣傻傻的一路做了二十七年。

聲音宏亮而開朗的劉詹玉枝只要一提到「慈濟事」就眉開眼笑，「我女兒說都在做化療，還要做慈濟哦！我說我就沒病當然要做啊！我每天早上五點多去環保站做到九點回來，拖地、洗衣服、煮菜，完全不像生病，鄰居也都不知道我生病了。」

「人生吃五穀雜糧一定會生病，就是要去面對現實處理它，歡喜還打八折，不歡喜還加倍，痛苦痛苦就過掉了。」劉詹玉枝接受乳癌的標靶治療仍未能控制住癌細胞，因為免疫力下降，頭部左上方還一度感染俗稱皮蛇的帶狀皰疹，身體飽受各種病痛折磨，但她的心情卻相當平靜，從不怨天尤人，仍舊帶著病痛做志工，「別人都痛到唉唉叫，我都不會，我一樣去跟老菩薩聊天，收勸募款說慈濟，我就喜歡這樣。」她每週四固定去醫院打化療，可是在笑談間完全看不出病容，「我就是聽上人的話，一心一志。我只要遠遠看到上人就很開心，看到師父走路很有精神，我就很高興、很放心。」玉枝笑笑的說著自己的經歷，彷彿病痛已經遠離，她的輕安自在無所不在，心的歡喜超越了身體的病痛，這股勇氣鼓舞了與她親近的每個人。

楊錦鳳師姊是玉枝的鄰居，對於她的投入慈濟佩服不已。錦鳳說自己當了慈濟會員二十幾年，雖然認同慈濟，也加入慈濟人醫會服務，但活潑不受拘束的個性使然，不願意參加志工培訓。直到親眼看見劉詹玉枝罹患癌症後，雖然轉移成骨癌必須接受化療，副作用讓她手腳都滲流著血水，卻仍然走出家門募心募愛！楊錦鳳說，她的心因此融化了，立刻允諾願意加入慈濟培訓，她要把握因緣，和玉枝並肩在菩薩道上訪貧護老，造福社會。

捐贈完第二天，劉小鳳帶著父母回到靜思精舍，一家人在知客室和德倪法師話家常，劉詹玉枝如願回到心靈的家，笑容沒有停過。「女兒怕我們太操勞，因為爸爸要洗腎、媽媽做化療，但是這次我們互相陪伴，有願就有力，可以很順利圓滿捐出（造血幹細胞），希望受贈者可以早日康復、平平安安，這是我們最大的期待。」

造血幹細胞收集室傳來陣陣爽朗的笑聲，骨髓捐贈者劉小鳳一家人在完成捐贈後，發自內心的歡喜感染了在身邊陪伴的每一個人。雖然生活中有考驗、有病痛，但行善助人的願力，讓這一家人的生命更添喜樂。期待收納了朗朗笑聲的造血幹細胞，成功注入受贈者的身體，讓他的生命恢復滿滿生機。

春天的卓蘭山上，光禿禿的枝幹再次冒出新生翠綠的嫩芽，顯見人間處處可見的旺盛的生命力。

後記：劉詹玉枝師姊於二〇一九年六月二十五日清晨安詳辭世。劉光榮師兄於隔年二〇二〇年六月，妻子對年的前一天往生。

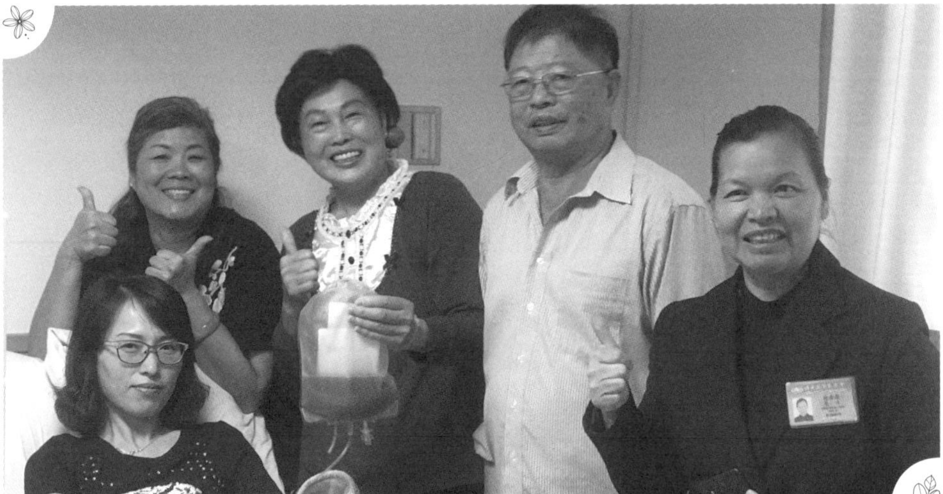

順利完成造血幹細胞捐贈，劉小鳳及父母都歡喜。左起：劉小鳳、楊錦鳳師姊、劉詹玉枝師姊、劉光榮師兄、徐金霞師姊。攝影／劉蓁蓁

PART 2

疫無反顧，愛在髓緣

一念善心，信願行，拉長情擴大愛，牽起與世界結緣的清水之愛。
但微小的病毒以極大的致死率，阻斷人類既有的生活模式。
自二〇一九年底到二〇二二年，
為時三年多的新冠肺炎（COVID-19）疫情，阻斷了救命之髓的運送，
但是「克服困難」已是慈濟骨髓幹細胞中心與志工團隊刻進骨子裡的DNA，
為了救人性命，「疫」無反顧……

到站出口
Arrivals Exit

疫情另闢海外取髓路

二〇二〇年四月底，一架來自新加坡，乘載著重生希望的包機，在接近中午十二點的時間，順利降落花蓮機場，以落地不入境的方式來取髓。花蓮慈濟醫院院長林欣榮與慈濟骨髓幹細胞中心主任楊國梁，親自把救命之髓——造血幹細胞，送至空橋下與來自新加坡的取髓人員進行遠距離骨髓交接。

此為慈濟骨髓幹細胞中心成立以來，第一次以中轉不入境的方式接受包機取髓，亦是花蓮航空站與航警局花蓮分駐所從未有過的人道救援經驗。感恩花蓮縣政府與縣衛生局全力支持，所有相關單位群策群力，共同圓滿了搶救生命的艱難任務。

從麻六甲海峽跨越南海，直飛臺灣花蓮

二〇二〇年四月底，在東北季風及華南雲雨區東移影響下，接連著幾日，花蓮都是陰雨霏霏的天氣，遠方厚厚的雲積壓著，如同受到疫情影響，海外無法來臺取髓的陰霾一般，久久籠罩在慈濟骨髓幹細胞中心所有工作同仁心頭。

而這一天，來自新加坡一架灣流 150 型飛機，在接近正午的時間，順利降落花蓮機場，在花蓮航空站主任吳富和、航務與業務組的安排下，以落地不入境的方式來取髓。花蓮慈濟醫院院長林欣榮、慈濟骨髓幹細胞中心主任楊國梁與副主任王佐輔醫師，親自將造血幹細胞送至機場空橋下與新加坡的取髓人員進行遠距離交接。

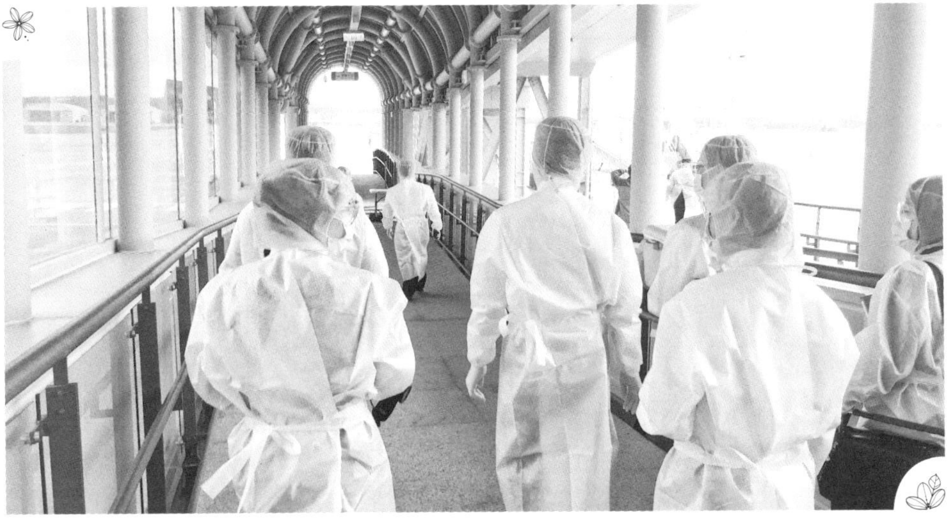

花蓮慈濟醫療團隊以最高防疫規格準備迎接新加坡取髓人員，進行遠距造血幹細胞的交接。攝影／劉蓁蓁

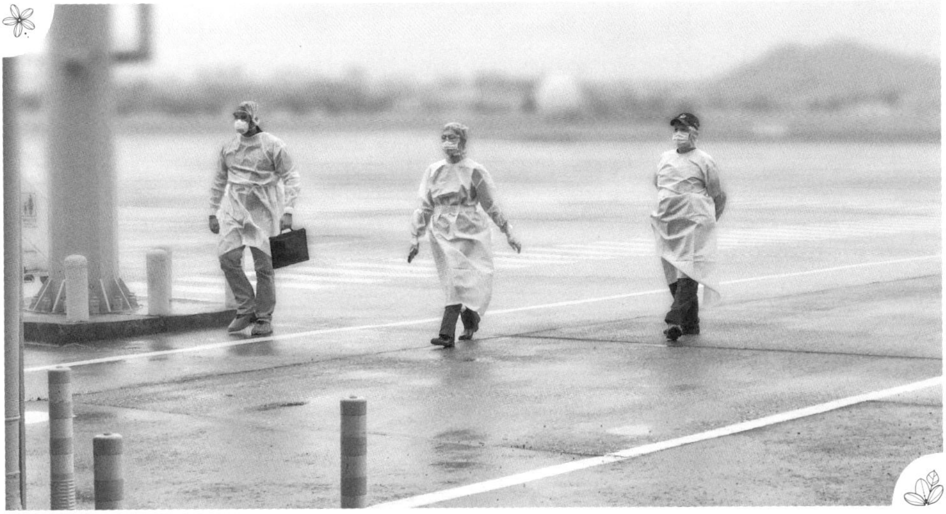

新加坡取髓人員落地後，在花蓮航空站與航警局花蓮分駐所的引導下前往指定的四號空橋準備交接。攝影／劉蓁蓁

這次跨海尋求造血幹細胞配對的是一名年近四十歲、罹患急性骨髓性白血病的女性，在新加坡骨髓庫找不到合適的捐贈者，去年底轉向慈濟骨髓幹細胞中心尋求生機。

慈濟骨髓幹細胞中心主任楊國梁表示，在配對過程中，主要是針對雙方的「免疫基因型（HLA）」五組，共十個位點進行比對，通常十個位點中有八個符合就能進行移植，而這次的案例是十個位點全部符合，真的是很難得的因緣。

在花蓮航空站主任吳富和與花蓮縣衛生局長朱家祥醫師的見證下，林欣榮院長用大聲公以英文向取髓人員表達歡迎與感恩：「感恩您們遠道而來，為了搶救血癌患者的生命，跨越南海，來到千里之外的臺灣花蓮，在新冠肺炎疫情的威脅下，為符合防疫社交距離的規範，我們第一次接受包機取髓，在高規格的防疫下，以遠距方式交接，祝福患者獲得最好的治療，健康重生。」

包機取髓的任務能順利進行，要感恩花蓮航空站考量避風躲雨的需要，安排在接近五號停機坪的四號空橋下方，並貼心準備長桌，讓新加坡機組人員以不入境，雙方遠距離完成交接。

在林院長簡短歡迎之後，楊國梁主任透過大聲公與新加坡取髓人員進行交接程序：確認冰桶中的血袋數量、血袋包裝是否完整、包裝袋有無滲漏、造血幹細胞是否結塊、血品顏色是否正常等等。此外血袋上的病人編號、捐者編號、造血幹細胞類別、容量、捐者血型等也依照標準程序一一確認。

接著提醒取髓人員送髓基本規則：勿照X光、勿接近熱源、勿冷凍、勿延遲運送等。請取髓人員在交接單據上完成簽名，將重新包裝妥當的血袋裝入冰桶後，伴隨著完整齊備的文件夾，隨即揮手道別並走向停機坪，送髓團隊虔誠祝福飛航順利，在專機加滿油料做好機組安檢後，旋即於十二點三十分起飛返航。

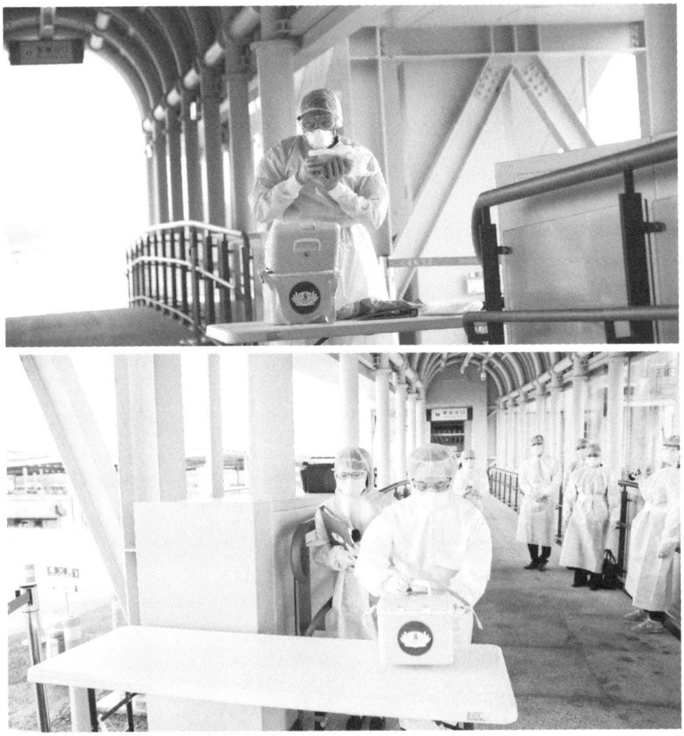

林欣榮院長將骨髓桶放置在長桌上隨即後退，雙方在距離五公尺處進行造血幹細胞交接及文件確認。攝影／黃思齊

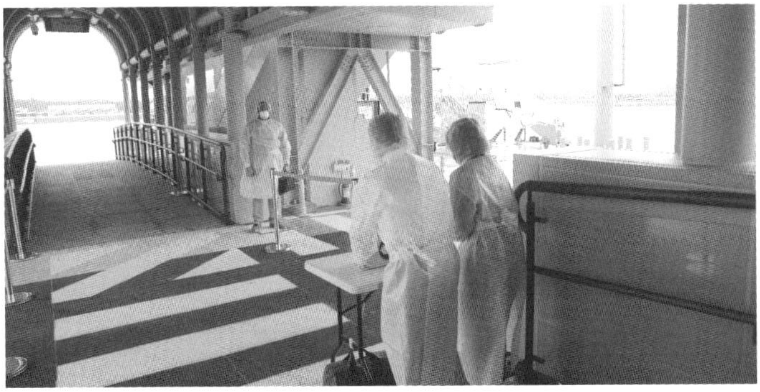

新加坡取髓人員（左一）與慈濟骨髓幹細胞中心人員遙遙相對，遠距進行資料與血袋確認。攝影／黃思齊

這架飛機從新加坡起飛，歷經四個半小時飛行，直抵花蓮，真正停留時間少於一小時，隨即離去。林欣榮院長在現場也特別感恩花蓮航空站與航警局花蓮分駐所協助，所有人群策群力，共同圓滿這個救人的任務，「在各種的限制下，動用我們機場同仁、組長，大家都一起來幫忙，合乎規定又合乎防疫的準則，安全地把品質很好的骨髓直接送到新加坡救人一命，感恩大家！」

親臨現場的花蓮縣衛生局長朱家祥指出，在新冠病毒肆虐情況下，跨國骨髓捐贈是非常難能可貴的事，「看到新加坡來的取髓護理師與慈濟醫療團隊都做了最好的防護措施，包括防護衣、護目鏡、手套，現場還有花蓮慈院感控護理師指導所有參與人員穿著個人防護裝備，不僅醫護團隊，包括航警

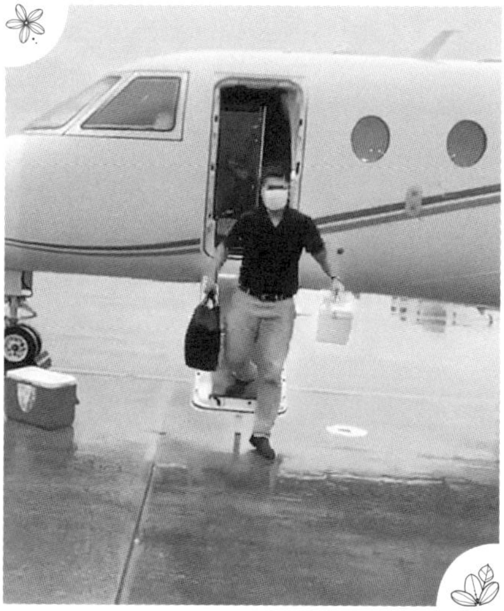
取髓專機返抵新加坡機場。

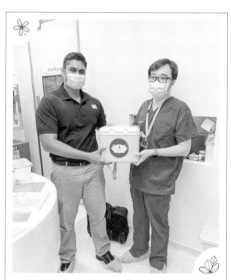

臺灣的愛心救命造血幹細胞順利抵達新加坡。

局、航站人員，各種感控措施都依循指示確實做好每個防疫步驟。」

交接過程，朱局長亦著防護裝備全程參與，了解雙方不會有近距離接觸，見證了防疫期間髓緣的跨國之愛。「我們看到慈濟非常嚴謹的對骨髓做確認，之後由新加坡的護理師把骨髓帶走，整個過程讓人非常的感動，我想這是一個世界的創舉。」

熱心協助救援
花蓮機場首次中轉不入境

新加坡的血癌病人原訂三月底進行造血幹細胞移植，捐贈者亦安排了休假準備前往花蓮慈院救人，但是新冠肺炎肆虐全球，世界各國紛紛宣布邊境管制。臺灣與新加坡分別自三月十九日與三月二十三日起實施邊境管制措施，未經特別許可者一律限制入境。

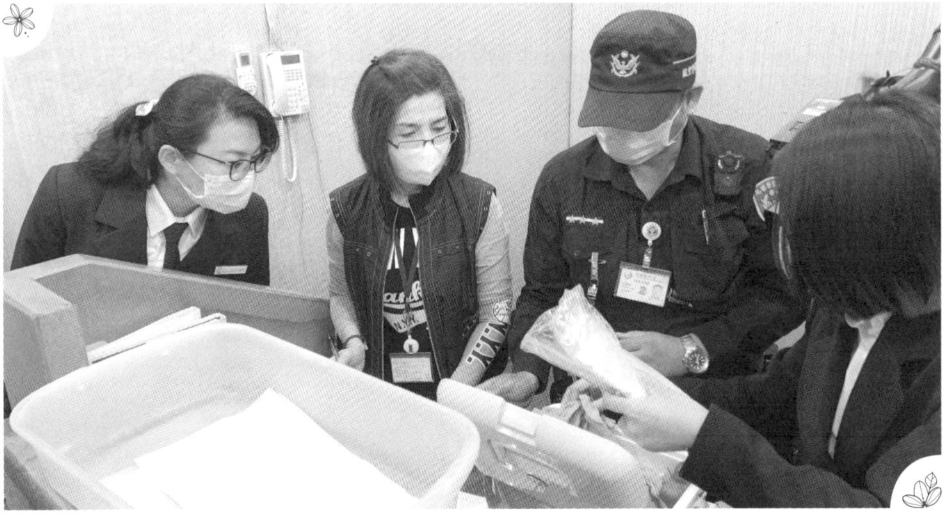

雖然只有造血幹細胞與文件要出境，花蓮航空站與航警局花蓮分駐所仍維持高規格安檢，確實檢查才能通關。攝影／彭薇勻

不管由臺灣送髓或是新加坡取髓，人員都得在抵達與回程隔離十四天，兩國的邊境管制，恰巧在病人等待移植的關鍵時刻，硬生生地阻斷了原訂捐贈與取髓的行程，捐贈者捐贈前準備與病人移植前的所有治療全部喊停，急壞了等待中的病人家屬與移植醫院。新冠肺炎疫情嚴峻，導致太多不確定的因素，邊境管制後航班不是減班就是停航，促成了新加坡以包機取髓的決定。

包機來臺取髓，承載的不僅是一個重生的機會，更包含了一位慈父對孩子的愛。在配合防疫的前提下，慈濟骨髓幹細胞中心從三月中獲悉將實施邊境管制，即開始尋求各種管道協助，北區慈濟公傳志工也聯繫相關主管部門，期望在嚴守防疫與及時救人的目標中，找到最適合取送髓

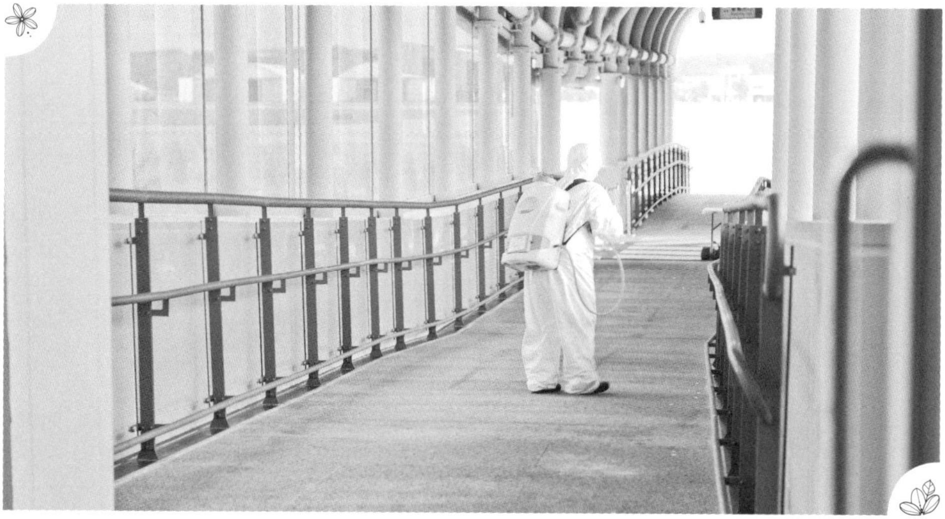

待新加坡包機取髓任務完成後，花蓮航空站即針對交接處所進行防疫消毒，落實防疫以確保旅客安全。圖／花蓮航空站提供

的管道；院長室主管也持續關心送髓進度與可能作法。

待新加坡骨髓庫告知家屬決定包機之後，慈濟骨髓幹細胞中心旋即前往拜會花蓮航空站與航警局花蓮分駐所，說明為了搶救一名血癌病人，新加坡取髓人員將以包機方式前來，立刻獲得航警局花蓮分駐所與花蓮航空站航務與業務組的大力協助，共同研擬如何在防疫期間，做到合乎出入境管理，航站安檢與防疫安全等條件，完成這項前所未有的人道救援。

花蓮航空站主任吳富和說：「第一次接到這樣的CASE（案例），因為防疫的關係，人員採中轉的方式，就是不入境，在花蓮應該是第一次，我們去協調移民署還有海關，安檢這邊來做協助，我們是沒有人員入境，不過有骨髓出境，所以這部分必須協調移民署、海關，還有安檢這些單位來做協助。」航警局花蓮分駐所的高國陞所長亦表示，此次新加坡包機取髓屬於人道救援，在合乎安檢條件下，定會全力協助。

保持社交距離的交接法　幕後場勘與模擬

由於中轉不入境取髓的方式史無前例，在落地簽還沒核發下來時，一切仍有許多變數，捐贈日期遲遲無法敲定，捐贈前準備亦不敢先行安排。為此諸多的不確定因素，楊國梁主任特別前往靜思精舍拜會前來參加慈濟日活動的前交通部長蔡堆，就行政程序與注意事項請益。

雖然蔡部長已退休多年，全心投入志工行列，但一聽到需要人道救援的包機取髓，馬上大力協助飛航業務細節指導。會後，楊國梁主任一行人又在志工陳春美的陪同下，前往拜會花蓮航空站與航警局花蓮分駐所，討論流程與動線。

考量文件交接不能淋雨，造血幹細胞不能受熱，花蓮航空站特別建議在四號空橋甫完成的風雨走廊進行，此場地既能擋風又能遮雨，最重要的是在空氣流通不密閉的條件下，防疫進退皆宜。

在確定了包機落地簽獲准核發下來，花蓮航空站交接的場地確定，慈濟骨髓幹細胞中心同仁為了切實符合防疫要求在一定的社交距離完成交接的規定，四月二十日起連續兩天在中心會議室密集模擬交接流程。

四月二十二日亦在花蓮航空站與航警局花蓮分駐所的安排下，與大愛臺、花蓮

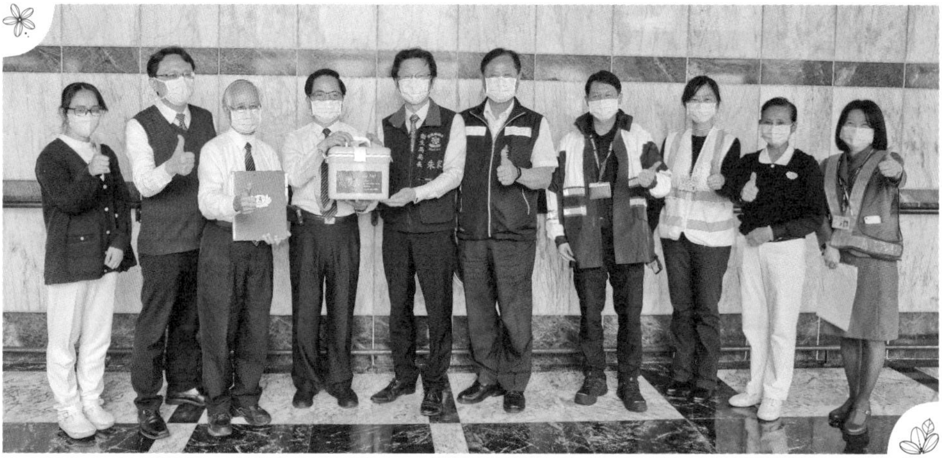

感謝所有相關單位協助才能完成新冠肺炎疫情期間的新加坡髓緣。花蓮慈院由林欣榮院長（左四）代表致上謝意。左五為花蓮縣衛生局長朱家祥、右五為花蓮航空站主任吳富和，右四為航警局花蓮分駐所高國陞先生，左二為王佐輔醫師，左三為楊國梁主任，右二為陳春美師姊。攝影／黃思齊

慈院公傳室、醫療法人文傳室同仁、志工陳春美師姊前往花蓮機場實地場勘，就取髓人員下機後動線與交接位置討論定案。也特別感恩華信航空為配合引導專機取髓人員下機，也全程參加演練。

疫情無常衝擊　跨國髓緣尋因應之道

從新冠肺炎疫情全面擴散日益嚴峻，各國實施邊境管制後，出入境十四天隔離的規定，讓海外取髓任務更顯艱難，各國送髓取髓路線完全被迫改變甚至延緩。林欣榮院長表示，對血癌疾病患者來說，骨髓幹細胞配對成功後，會進行一連串化療等療程，如果沒有在預定時間內進行移植，病人可能會發生嚴重感染，甚至死亡。

慈濟骨髓幹細胞中心從二月開始研擬因應方案，慈濟各志業體與志工在得知髓緣的艱辛後，紛紛提供建議與協助，並在相關單位大力奔走，無奈因疫情實施全面邊境封鎖下，仍是一波三折，遲遲沒能達陣。

新加坡與慈濟的髓緣之情

起於一九九四年，當時慈濟骨髓資料庫才甫成立第二年，新加坡骨髓庫即促成慈濟骨髓庫捐贈到海外的第一例，由於血緣種族相近，配對比例優於其他國家地區的骨髓資料庫。

至二〇二〇年四月，慈濟骨髓幹細胞中心已供髓一百四十四例至新加坡。

但生命在呼吸間，如何兼顧防疫與時間賽跑成為當務之急，直到三月中新加坡決定以包機來臺以中轉不入境的方式取髓，才又開啟了另一個新的取髓模式。只是包機取髓模式費用昂貴，動員人力之多，包含航空站、航警局、兩地醫護人員、航空公司、衛生局等，並非人人可以負擔，因此不會列入未來取髓送髓的選項。

新冠肺炎所引發的疫情，充滿複雜性、不確定性、無法操控性，不僅重創全球經濟，影響人類生活，慈濟骨髓幹細胞中心取髓送髓方式也在此種錯綜環境中大受影響，面對不同國家移植醫院的需求，亦思索著如何改善造血幹細胞的低溫保存法與運送，以讓取髓送髓更有效率。

冷凍空運寄送造血幹細胞

二〇二〇年 COVID-19 新冠肺炎迅速擴散至一百九十一個國家地區，成為一場全球性大瘟疫。慈濟骨髓幹細胞中心受到疫情影響，各國邊境管制、出入境十四天隔離政策、航班銳減等因素，海外送髓任務被迫中斷。

取髓送髓方式在此種錯綜多變的環境中嚴重受阻，唯有求新求變，時效與安全兼顧，才能突破因各國邊境管制無法近距離交接造血幹細胞的限制，及時搶救生命。

疫情造成海外來臺取髓行程嚴重受阻，在無計可施的情況下，四月二十四日新加坡骨髓庫在病人家屬委託移植醫院的請求下以包機中轉不入境的方式完成取髓，但由於包機費用過於昂貴，並非一般人可以負擔得起。

這段期間，美國、新加坡、馬來西亞、香港等多個骨髓庫紛紛提出需求，慈濟骨髓幹細胞中心幾經會議討論，決定以符合世界骨髓庫（WMDA, World Marrow Donor Association）對全球骨髓庫的權宜處置建議——透過冷凍方式，寄送周邊血造血幹細胞或淋巴球。

首例低溫桶空運離臺　展開救人旅途

二〇二〇年三月十九日臺灣宣布邊境管制，海外送髓任務停滯，等待到五月二十二日，慈濟骨髓幹細胞中心確認疫情無法控制，決定開啟冷凍幹細胞運送的模式，也完成首例運送。

五月二十二日當天，中心將收集好的造血幹細胞分裝在四個抗凍盒內，以攝氏零下一百八十五度低溫冷凍保存，置放於乾式液態氣低溫桶並加裝 GPS 定位儀，空運離境，執行跨國救人任務。

這是慈濟骨髓幹細胞中心成立以來，首次以冷凍造血幹細胞的方式空運至海外的移植醫院。楊國梁主任表示這完全是來自於過去臍帶血幹細胞寄送的經驗累積，至二〇二〇年四月已寄送十一國一百一十二例臍帶血，

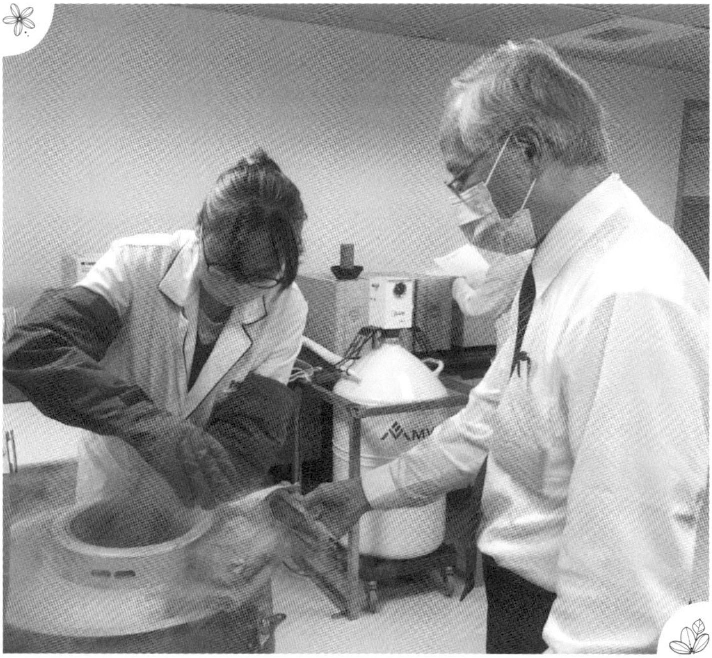

楊國梁主任（右）表示，過去以乾式低溫桶運送臍帶血的經驗，正好在疫情期間運送冷凍造血幹細胞派上用場。攝影／劉蓁蓁

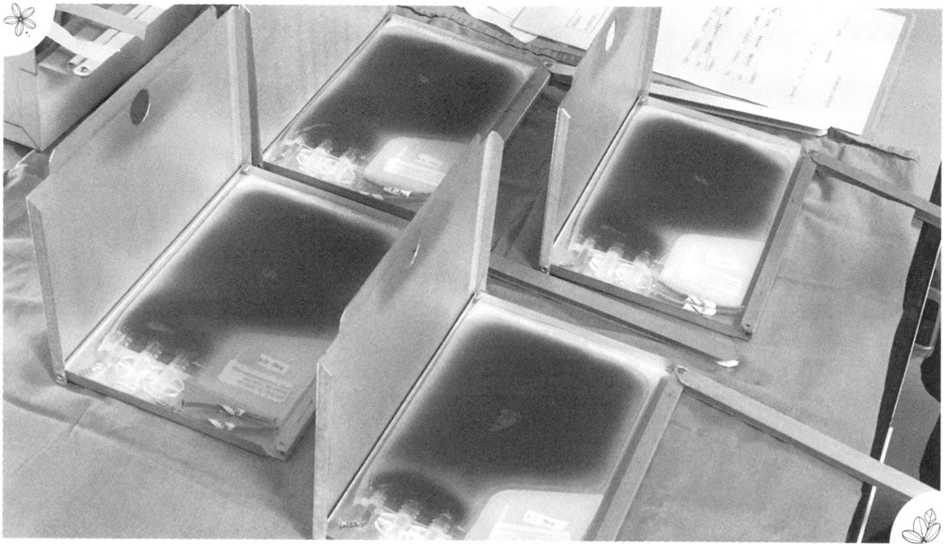

造血幹細胞分裝在四個抗凍盒內，以攝氏零下 185 度低溫冷凍保存。攝影／劉蓁蓁

「我們有自己的臍帶血庫，過去臍帶血庫運送到海外，都是用空運冷凍的方法，利用乾式貯存槽來運送幹細胞，所以我們自己有蠻豐富的經驗，可以來處理這次運送冷凍幹細胞。」

由於造血幹細胞的收集量比臍帶血多，因此如何在運送過程中確保不因碰撞擠壓而導致幹細胞數量減少，慈濟骨髓幹細胞中心多次討論並進行防撞抗凍測試。

楊國梁指出：「將幹細胞冷凍，之後再解凍，如果處理不當，會造成細胞死亡，細胞數總量減少的話，會削減移植效果，所以在技術方面要操控得很理想。」至於造血幹細胞的解凍方式，只要將水浴槽設定在攝氏三十七度，再把冷凍幹細胞放在塑膠袋，置入水浴槽中浸泡，讓冷凍幹細胞漸漸回溫，盡快地移植輸入病人體內。

募集乾式低溫運送桶　添及時救人工具

冷凍幹細胞寄送是唯一安全快速的救命之法，只是慈濟骨髓幹細胞中心原有的低溫運送桶僅有兩個，每次寄送海外，往返至少兩週時間，待中心收到運送桶，才能寄送給下一個等待的醫院，救人任務被迫延後。桃園五位實業家得知後，覺得救人性命的事不能等，把握因緣即時募捐購買低溫運送桶，讓中心的送髓行動更加順利。

慈濟骨髓幹細胞中心為提供捐贈者更專業正確的解說與更完善的陪伴，所有作業流程皆須完全符合WMDA世界骨髓庫的規範，務求執行標準化，品質一致化，因此每年農曆春節過後會在全臺灣各縣市為關懷小組志工舉辦「國際認證教育訓練」，每堂課都是由實務經驗豐富的慈濟志工講解，課後經筆試、試講等測驗，覆核通過才有資格對民眾勸捐造血幹細胞。二〇二〇年受到新冠肺炎疫情影響，為避免群聚感染，從三月起各區分別延期或者取消，直到六月臺灣疫情減緩，才又陸續展開。

二〇二〇年六月十三日，慈濟骨髓幹

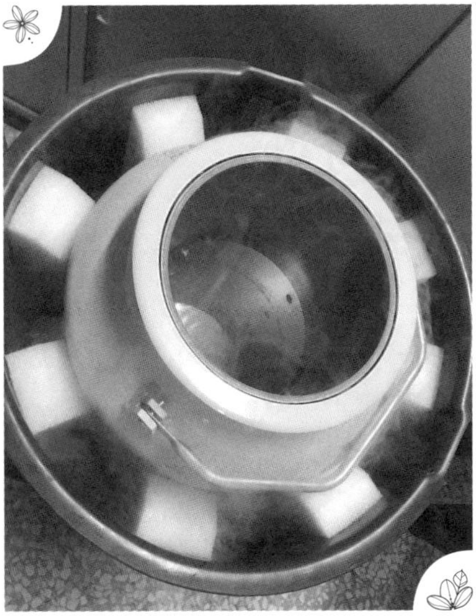

▲乾式低溫運送桶。攝影／劉蓁蓁

細胞中心與桃園區關懷小組，在桃園靜思堂舉辦年度國際認證教育訓練，參與學員包含關懷小組志工、捐贈者、受贈者共一百零二位，課程依照當時政府防疫規定，所有學員均戴上口罩，採梅花座入座。其中中心行政組蘇蕙鈺組長教學時談及疫情期間冷凍空運的細節，有一位志工黃嘉閔聽出了運送桶不夠用的需求。

愛屋及烏　同理心擴大愛

黃嘉閔師兄課後特地去請教蘇組長關於低溫運送桶的問題及如何採購，他說：「原來低溫運送桶以前都是運送臍帶血用的，所以數量不多，今年特別配合國外防疫運送，運送桶不足的部分，我主動表達可以承擔。」

黃嘉閔會成為關懷小組成員的原因，

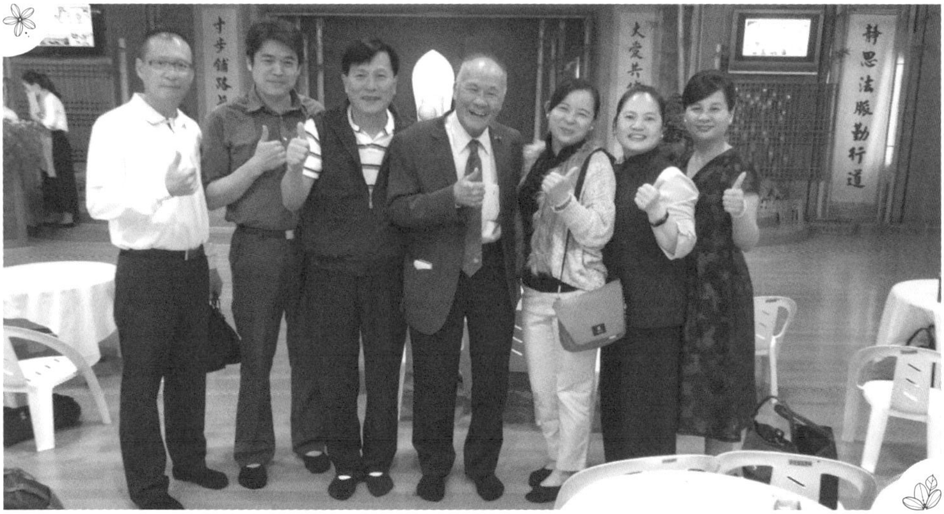

二〇一八年十月江振豐（左一）、黃嘉閔（左二）、洪世榮（左三）於東區會所參加感恩茶會。

是因為七歲的女兒也罹患罕見的免疫相關疾病，二〇一六年曾在花蓮慈濟醫院就醫，當時主治為楊尚憲醫師，後來因楊醫師赴美進修而轉院至長庚醫院繼續治療，亦方便就近照顧。這些年來女兒持續治療中，但成效有限，隨著醫療科技的進步，主治醫師建議使用免疫療法，但需要提領當時存放在花蓮慈濟醫院的自體周邊血幹細胞，提領的方式即是靠乾式低溫運送桶運送。

陪伴女兒多年來治療的過程，黃嘉閔了解病人家屬等待的苦，而對於「低溫運送桶」，他比一般人了解，所以在課程中一聽到，就特別留心，也興起了捐贈乾式低溫運送桶給中心的念頭。他簡單的表達：「面對疫情交通困難，取髓送髓救人真的不容易。我只是想要讓更多人一起來護持共度難關。」

中心只有兩個低溫運送桶，表示它真的造價不菲。黃嘉閔一號召，桃園區的慈濟榮譽董事詹

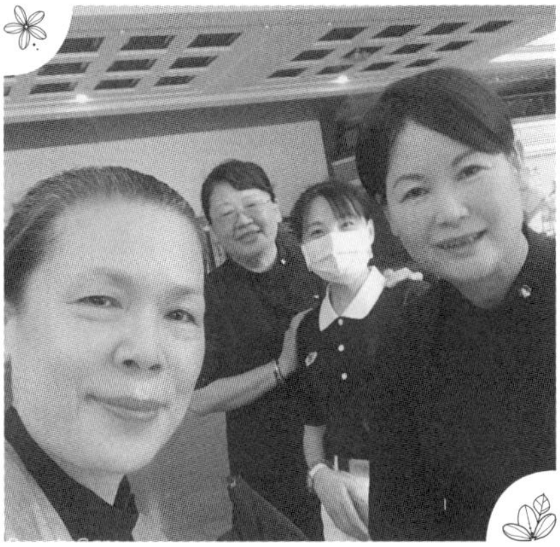

二〇二〇年五月桃園區慈濟志工詹玉貞（左一）於桃園靜思堂接待遠從北京前來的慈濟家人。

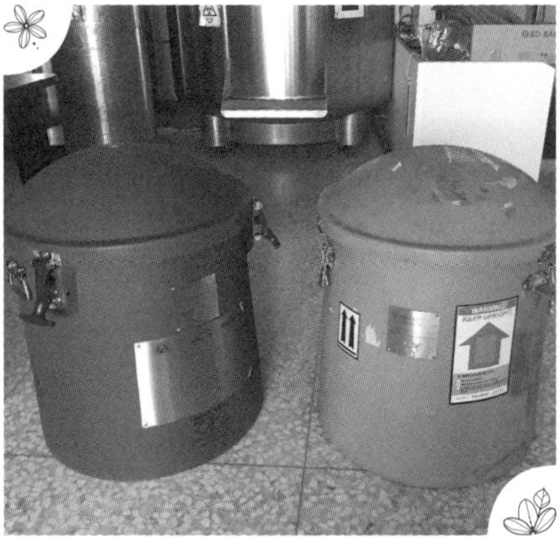

左邊藍色為新的低溫運送桶，右為舊式低溫運送桶，多年來被長途運送多國，外殼有不少刮痕。

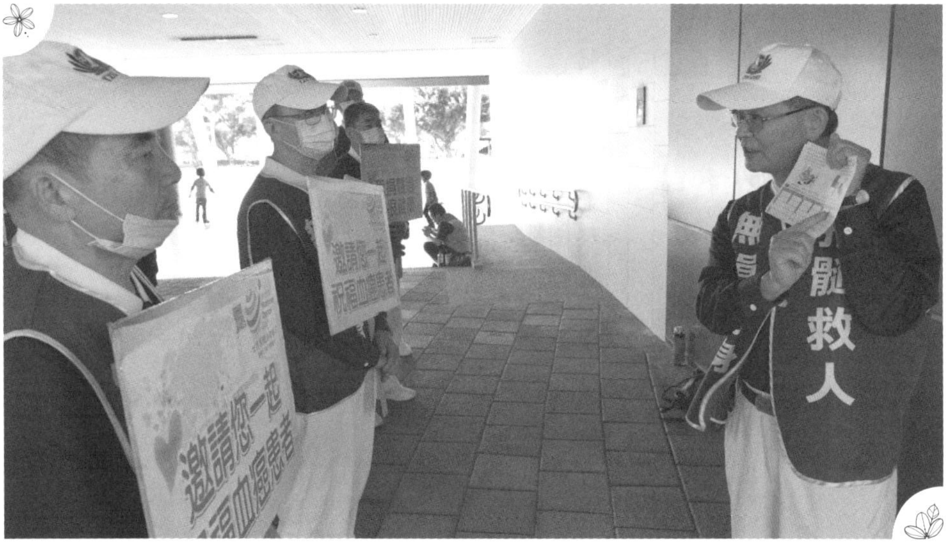

桃園區慈濟志工吳政潔（右一）參與骨髓驗血活動宣導。

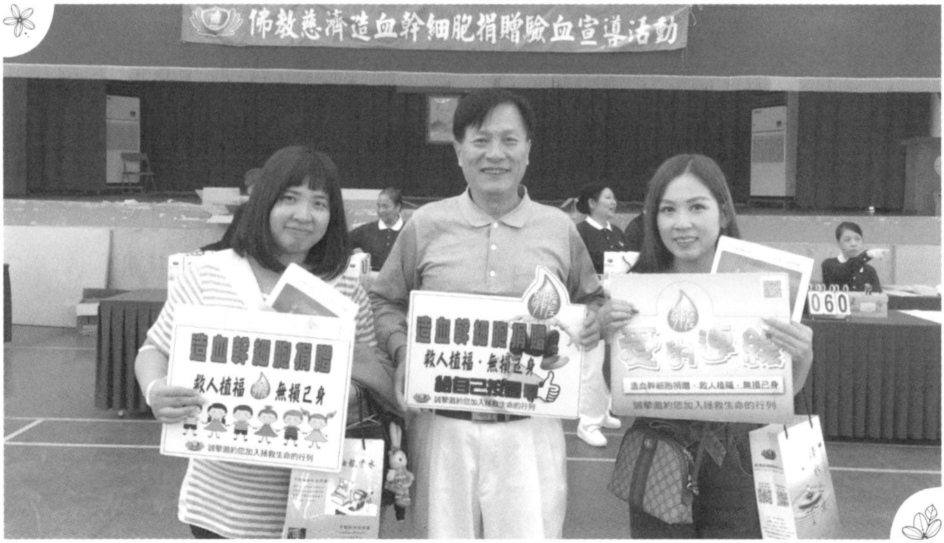

洪世榮（中）參加蘆竹區造血幹細胞驗血宣導活動。

玉貞、洪世榮、吳政潔、江振豐等人立即響應，五位實業家很快地募集款項合力購買一個低溫運送桶捐贈給慈濟骨髓幹細胞中心。一位父親對女兒的愛，拉長情擴大愛，獨善匯眾善，成就了這次捐贈低溫運送桶的善行，「就算自己沒有用到，許多患者可以用到。」

愛的漣漪隨即擴大，臺中團隊知道後，也加入採購低溫運送桶的行列，期待能在疫情中，為骨髓幹細胞中心增添足夠的設備，讓海外等待移植的血液疾病患者不因邊境管制受阻，髓緣之愛的支持，讓需要的病人都能即時獲救。（臺中捐贈團隊：陳嫵丞、林瑞真、詹淑惠、陳美秀、黃月雪、李連科、李柏燊、黃益充、黃秋玉、謝美玉、王緹絨、廖珮羽、郭鑑緯、張素勤、施麗純、徐月季、李雅錡、李灝、李感恩、詹麗娟、李國正）

新的低溫運送桶從美國送抵臺灣，二〇二〇年十二月底隨即展開功能，載著冷凍造血幹細胞的救人任務飛往各個國家。

從二〇二〇年五月到二〇二三年七月底為止，慈濟骨髓幹細胞中心總共運送四十五例冷凍造血幹細胞及五例冷凍淋巴球，送到美國、澳洲、加拿大、德國、法國、義大利、越南、韓國、新加坡及中國（含香港）十個國家，其中以新加坡最多，有十八例冷凍造血幹細胞及一例冷凍淋巴球，美國十例次之。

疫情穩定　瑞典來臺取髓

隨著全球疫情下降，邊境管制從鬆綁到開放，慈濟骨髓幹細胞中心亦恢復海外取髓業務，二〇二三年二月，瑞典是疫情後第一個來臺灣取髓的國家。

此次瑞典的取髓行程，單程飛行時間將近二十小時，取髓人員史迪亞方（Stephan）在仔細核對資料確認無誤後，由骨髓中心主任楊國梁親自交接並提醒過程中切記保持低溫，不可照射X光，史迪亞方隨即搭車離開趕赴回程班機，在花蓮慈濟醫院只停留不到一個小時的時間。

至少撐過了近三年疫情造成的停頓期，各國骨髓庫又可以將造血幹細胞送給在世界不同角落等待重生機會的下一位患者了……

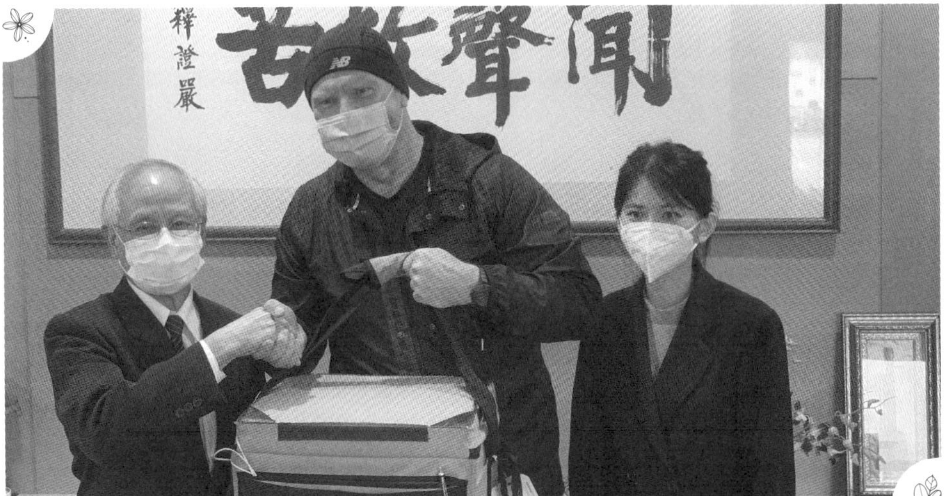

二〇二三年二月，新冠疫情穩定，瑞典是第一個前來臺灣取造血幹細胞的國家。左為楊國梁主任。攝影／劉蓁蓁

我是醫師，我願意！

新型冠狀病毒肺炎（COVID-19）疫情期間，全臺灣各醫療院所醫師繃緊神經，在防疫線上為守護生命守護健康，日以繼夜全面奮戰。而在一級戰線以外的醫師也沒錯過救人的機會，相繼投入周邊血幹細胞捐贈行列，期盼為血液疾病患者帶來解除病苦重生的機會。

兩位醫師在二〇二一年底接獲慈濟骨髓幹細胞中心配對通知，第一時間皆義無反顧，立刻同意捐贈。來自臺北內湖自行開業的牙醫師盧奇業與來自臺中從事醫美的吳南緯醫師，全力配合移植醫院要求，調整看診時間，特地前來花蓮慈濟醫院完成周邊血幹細胞捐贈。他們異口同聲表示，身為醫師，能夠挽救延續他人生命，是一分責任，本來就應該這麼做！

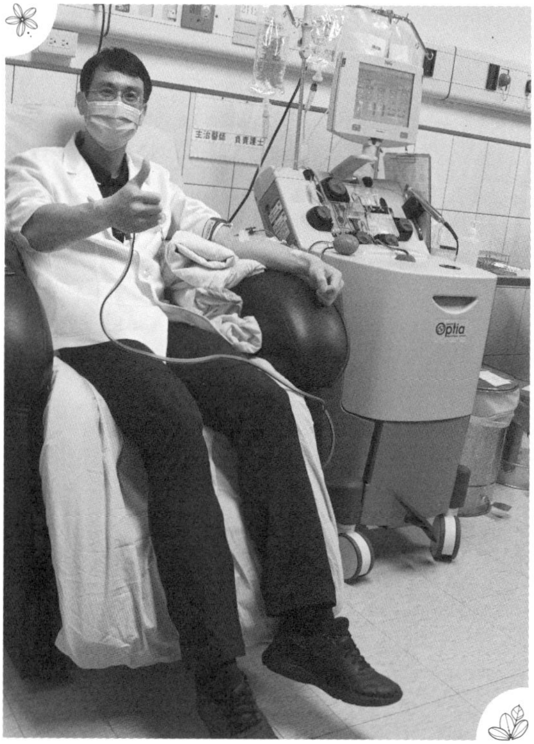

自行開業的牙醫師盧奇業特地穿上白袍捐贈造血幹細胞，希望拋磚引玉，讓更多人加入捐髓救人的行列。攝影／劉蓁蓁

穿上白袍捐贈　捐髓很安全

「我是牙醫師，我支持造血幹細胞捐贈！」

「我要穿著醫師袍捐贈，我想讓大家看見，醫師都敢捐贈了，你還在猶豫什麼呢？」

在臺北內湖有一家康民牙科診所，牙醫師盧奇業特別帶著自己的白袍和醫師執照，來到花蓮慈濟醫院捐贈造血幹細胞，不僅完成自己二十多年前的願望，也希望可以藉由自己醫事人員的身分與形象，拋磚引玉，讓更多人加入救人一命無損己身的行列。

從建檔至今，事隔二十二年。二〇〇〇年，盧醫師正就讀醫學院，因為慈青社同學的邀約而參

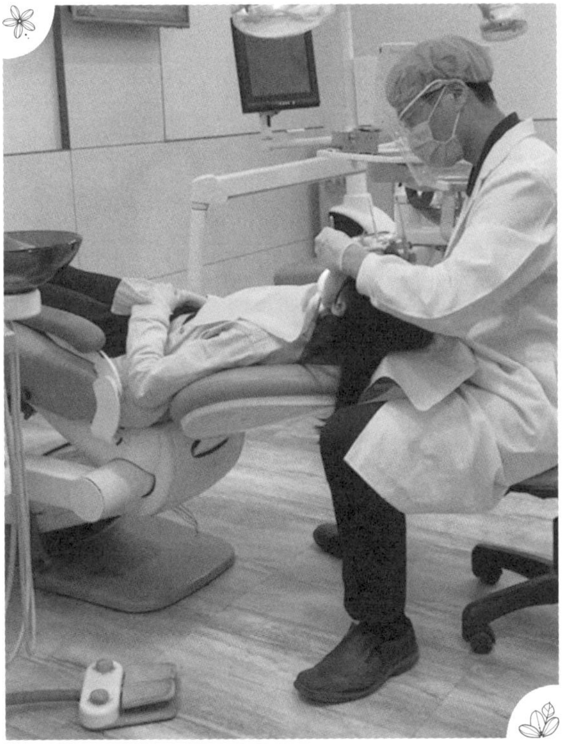

平時忙於牙科看診，為提供病人更好的醫療品質，盧奇業也不忘運動，更希望提供最好品質的造血幹細胞給受贈者，助對方順利康復。圖／盧奇業提供

加了驗血活動登記建檔，他認為這是很有意義的活動，所以沒有猶豫就熱情參與。二〇二二年，當慈濟骨髓捐贈關懷小組志工聯絡上他時，當下也心中只浮現了兩個字——「趕快」！

因為自己是醫事人員，非常清楚受贈者現在一定深受疾病折磨，恐懼死亡的到來，因此一心只希望早日完成捐贈，讓受贈者能遠離這些的苦難。

「一般會需要使用到，跟慈濟申請這個（造血幹細胞配對與捐贈）的受贈者，大概都是血液疾病方面重症的患者，他跟疾病的對抗，可能都已經到末期或者危急，所以我希望能夠趕快，安排我來做後續的所有流程。」

身為牙科診所的院長，雖然看診時間緊湊，非常忙碌，但仍想辦法排除萬難，只為了能圓滿這個萬分之一機率可以救人的任務。他也在自己同學、同事及朋友的群組中分享這分喜悅及難得可貴的經驗，希望能透過自己的例子，讓更多人了解造血幹細胞捐贈是無損己身的一件好事，而當大家在得知消息後，紛紛給予正面的回應及祝福。至於家人，同樣也是用祝福與肯定的態度支持。

年輕時的盧醫師受電影《辛德勒名單》震撼而感動，這是一部於一九九三年上映的電影，講述一個德國商人奧斯卡・辛德勒在二次大戰時期拯救猶太人的故事。他期盼有天也可以像辛德勒先生一樣，不計回報地挽救他人的生命，這次能配對捐贈，讓他有機會完成這個期望，「很開心也感恩，有圓夢的感覺，心中感到非常的踏實與滿足。」

熱愛運動的盧醫師，假日參加慢速壘球隊，由於平日看診，只要一投入診療，經常一坐就是一整天，為了讓自己保持在最佳狀態，他維持不間斷的運動習慣，因為他認為醫者保護好自己，才能對病人負起醫療的責任。他也希望在捐贈之後藉由自己醫療人員的身分，讓更多人相信，並且放心地來建檔。

「我認為我身為一名醫師，能夠來挽救延續他人生命，這對我來講，我認為是一個責任，我本來就應該這麼做。不管是進開刀房的骨髓抽取，或者周邊血的收集，我敢確定的是，對人體不可能會造成事後的任何危害。」

盧醫師身為捐贈者的使命感和專業知識，讓一路陪伴的志工印象深刻。骨髓關懷小組志工黃心冉說：「醫師捐贈，有很大的說服力，因為他們有專業的醫療知識。盧醫師到花蓮來，整個人就是展現一種很開心的氛圍。其實來這邊捐造血幹細胞的捐贈者，我們陪伴過的，其實都滿開心的，因為他們就是要來完成救人的這個任務。」

面對網路上千奇百怪、各種不實報導與誇張離譜謠傳，盧醫師相當憤怒，因為不對的資訊會害到人，會讓許多可以有機會獲得捐贈移植的病人重生的希望破滅，因此希望藉由現身說法，呼籲更多人加入造血幹細胞捐贈。

「面對一個即將結束生命的患者，可以來治療你的醫生或藥物有很多種，很多人可以來取代醫生的角色，可是（造血幹細胞）捐贈並不一樣，真正全世界你就是唯一的那個，沒有了你，這個患者就必須面對死亡。」貫徹白袍使命，盧奇業以身作則，支持髓緣之愛。「以前還沒捐過，我不敢大聲發表看法，現在我可以了，我也是捐贈過來人！」

而在捐贈一年之後，盧奇業醫師回顧這一年的日子，他說：「捐贈造血幹細胞的過程，讓我感覺到健康是我們人生中真正的財富。捐贈完，我的生活作息跟運動都更加規律，也是更注意，坦白講，我更健康了！」

二十年沒換電話　髓緣重現

來自臺中，專長美容醫學的吳南緯醫師，二〇〇一年在讀大學的時候建檔，當時覺得救人就是人生的使命，不分時間、地點，只要是可以幫助別人的事情，都要盡力去完成。

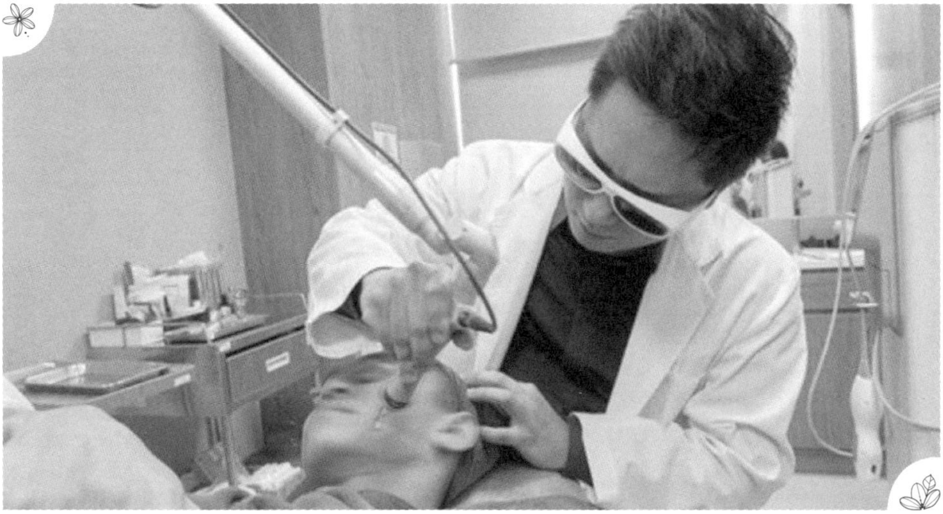

▲來自臺中的吳南緯醫師，事隔二十一年接到配對成功的捐贈詢問，立刻同意捐贈。圖／吳南緯提供

然而建檔只是抽十西西的血，填下連絡資料，對他來說不過是微不足道的小事情。建檔之後，隨著工作的忙碌，也漸漸淡忘，因此當慈濟志工聯絡上他時，當下非常驚訝。

「距離建檔應該有二十多年了，二十多年來都沒有換手機（號碼），志工很容易找到我。」

雖然如此，吳醫師很快地清楚整個捐贈流程、所需時間及相關注意事項，也在第一時間告知家人。接下來就是看診的安排，雖然捐贈是大事，但也不想因為自己的私事而影響了其他病人的權益。「特別請假，一說是造血幹細胞捐贈，大家都很能理解配合。」

陪同前來花蓮慈濟醫院捐贈的關懷小組志工陳茂松，形容吳醫師是一位溫良恭儉讓的好醫

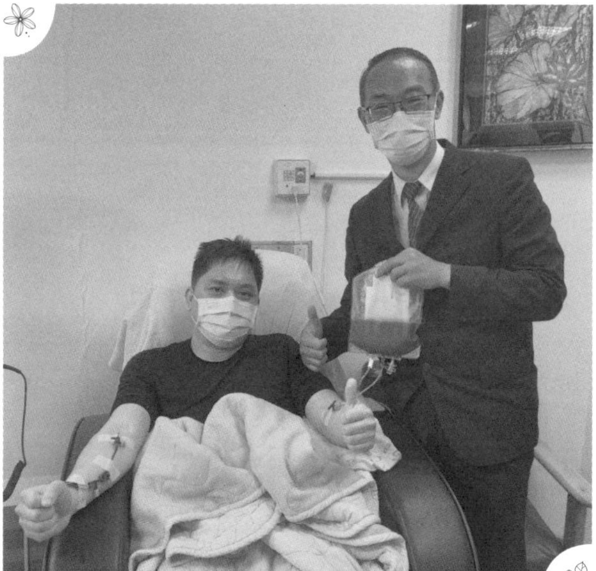

吳南緯（左）站在醫生的角度更能感受到病人的辛苦及家人陪伴的煎熬，此次可以捐贈助人，自己一定會好好的珍惜及把握。右為志工陳茂松師兄。圖／陳茂松提供

師，從配對通知，身體檢查，到後來要施打白血球生長激素，吳醫師總是非常快速答應並且全力配合，過程中一直都是斯文謙和有禮，完全依照進度來進行。吳醫師溫和的微笑說：「這本來就是應該要做的，沒什麼。」他也表示：「除了施打白血球生長激素會有一些痠痛外，其他並沒有什麼太大的不舒服，所以工作都照常進行。」

吳南緯說因為自己是醫療人員，站在醫生的角度更能感受到病人生病的辛苦及家人們在身邊陪伴的煎熬，此次能夠有機會可以捐贈助人，自己一定會好好的珍惜及把握，也祝福受贈者在移植過後能恢復健康的身體。

疫下嚴峻，髓機應變

新冠肺炎（COVID-19）疫情自二〇一九年底發生後，影響全球甚鉅，慈濟骨髓幹細胞中心繼二〇二〇年各國邊境管制造成取髓、送髓行程受阻，二〇二一年又遇上臺灣本土疫情從三月底開始迅速蔓延，造血幹細胞捐贈又再一次面臨嚴峻挑戰。骨髓中心隨著疫情發展滾動調整作法，取消原訂四月中以後在全臺各縣市舉辦的驗血活動，全面改為網路預約建檔。

位於花蓮慈濟醫院感恩樓十一樓的造血幹細胞收集室，因院內有病人染疫，為安全起見而暫停使用，原訂四月中以後捐贈的個案都緊急調整地點，改由台中慈濟醫院與大林慈濟醫院兩院接手，如期完成造血幹細胞收集，讓移植醫院順利為血癌病人進行移植。五月底疫情南移，換成位於嘉義的大林慈濟醫院暫停收集業務，原訂在大林捐贈造血幹細胞的捐者，再度彈性調整移往花蓮與台中慈院進行。

疫情多變所帶來的各種突發狀況，中心也「髓」機應變，最令人感動的是捐贈者堅定救人的行動力；有消防員在驗血建檔的過程中收到火警通知，先飛奔去救火，滅火後再趕回來繼續完成建檔流程；也有捐者因陪伴志工確診而必須延後捐贈，打亂自己的既定行程，仍願意配合捐贈。大環境愈是困難時，愈見人間溫情。

捐贈前被居隔　救人志不移

二〇二一年五月，臺灣疫情漸漸進入高峰，每個人都有染疫的風險。過去在骨髓幹細胞中心啟動的「特急件」久久才發生一次，現在卻因為疫情增加了許多變動性。例如捐贈者在捐贈前因為家人染疫被居家隔離，原訂捐贈時間得往後延，在即將解隔離時又發現自己確診而無法捐贈，中心立即啟動「特急件」，找到備位捐贈者，火速完成體檢，預計兩週內進行捐贈。

但因為疫情嚴峻，病毒無所不在，中心時時提高警覺，除了對捐贈者及陪伴志工在防疫與捐贈前篩檢特別謹慎，亦與移植醫院保持密切連繫，盡量降低因為不確定因素而染疫的風險。

原訂四月就要捐贈的竺俞辰，五月份

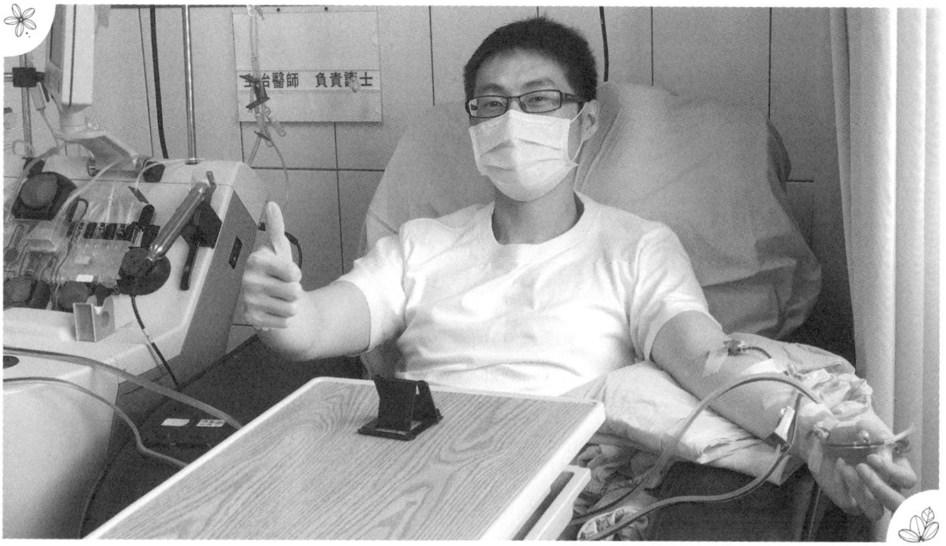

▲ 捐贈者竺俞辰經歷了陪伴志工確診被居家隔離而需延後捐贈，擔心延誤病人治療時程。

終於如願前來捐贈。坐在造血幹細胞收集室裡，終於等到上機開啟收集的那一刻，他的擔心總算可以放下。他本來已經完成各項身體檢查，並開始施打白血球生長激素，未料在施打第二劑時，陪伴他的關懷小組志工因喉嚨不舒服而篩檢確診新冠肺炎。

這次突發事件，也是中心從未遇到過的狀況。中心緊急喊停，立即召開會議，並同時與移植醫院、收集醫院共同討論此案例的因應對策。

因為竺俞辰在接受白血球生長激素（GCSF）第一劑的施打時，志工在身旁，所以他算是密切接觸者，需要居家隔離至少一週再行捐贈。而且接觸後有潛伏期約三天，所以捐者如果染疫這一到二天也檢測不出來，且若換其他志工陪同捐贈流程，也等於把其他人暴露在高危險中。再者，捐者如果染疫，到收集醫院裡也是增加該院和團隊的染疫風險，因此建議要延後捐贈流程。

中心因此做出以下結論：

1. 疫情漸嚴重，短期內不會立刻減緩，難免會被感染或匡列，應以健康心態面對。
2. 捐贈者沒有確診時，不宜剝奪其捐贈意願及權益，因防疫規定而必須延期捐贈時，尊重捐者意願。
3. 受贈端也要尊重，如果要延期、更換捐贈者都要尊重。

4. 已完成兩劑的 G-CSF 白血球生長激素注射的捐者，因疫情暫緩後重新啟動捐贈，可以再注射，因為人體會自然代謝。

5. 中心維持正常運作，持續為移植醫院，為血液疾病患者進行配對，找尋捐贈移植的機會。

6. 為確保捐贈者和志工陪伴過程的平安健康，讓捐贈順利完成，建議在體檢前、注射前檢驗、注射白血球生長激素第一劑當天，如果雙方快篩，有一方陽性，進行 PCR 檢測，結果確診，則延後捐贈。

竺俞辰的父母是資深的慈誠、委員，對於俞辰的捐贈以平常心祝福。俞辰則是擔心因為居家隔離或萬一自己染疫，恐怕影響到受贈者治療的時機。

但對於還未捐贈時接到醫師來電說明，而且還向他感恩，他覺得很感動，很受尊重，「等待解隔的期間，沒想到會接到慈濟骨髓幹細胞中心醫務主任楊尚憲醫師的電話，楊醫師除了親自說明施打白血球生長激素後，身體會自然代謝無需憂慮，他還感恩我願意救人的行為。」能夠在疫情中完成救人的任務，竺俞辰也感恩他的任職單位——陽光基金會，從主管到同仁，大家都很支持配合。

疫無反顧　捐髓報父恩

捐贈者羅國方在臺灣新冠肺炎（COVID-19）疫情最嚴重時，接獲配對通知，當天正巧是父喪「滿七」（亡者逝世日起算至第四十九天），面對生離死別的情緒，一下子被拉到可以讓人重生的希望，想到父親給予的身體可以延續另一個人的生命，他毅然決然同意捐贈，希望用善行迴向給父親。

同時間，他在臺北工作的住處位於萬華，而老家則是在頭份，兩個地方都爆發群聚感染，屬於疫區重鎮，但他看到慈濟志工雖然年邁卻絲毫無畏懼全程陪伴，可見捐贈過程會被完善保護，感動之外，也更加堅定要保護好自己，義無反顧勇往直前，完成捐贈救人的任務。

父喪滿七時　助人重生的機會

「終於有機會可以救到一條寶貴的生命！」羅國方接獲配對通知那天，正巧是父喪滿七，當時他心頭一驚，因為才送走爸爸，沒多久就接到這個令人重生的使命，這一道生命選擇題，像他在不捨父親離世之際出現的一道曙光，當下的心情就是要趕快做這件好事來迴向給爸爸，以報親恩。

「因為身體是爸爸跟媽媽生給我的，雖然他走了，在當下我沒有辦法陪伴在他身邊陪他走最後一程有點遺憾，但有機會讓人家可以重生，那我就帶著爸爸給我的身體，讓另外一個人可以延續生命，爸爸在天之靈會感到安慰，如果他有這分功德的話，他也會一路好走。」

對於造血幹細胞捐贈，國方也上網查了許多相關的訊息還有影片，了解造血幹細胞移植是血液疾病患者重生的最後希望，能被配對上是何其渺小的機率，絕對不可放棄。

「他們就是在等待另一個有緣人的出現讓他能夠延續生命，因為移植是他們用過所有治療手段後都沒有效的最後一個希望！我看過之後，更確立了我一定要完成這個使命，即使疫情的狀況再怎麼嚴峻，我都一定要保護自己，而且一定要完成。」

羅國方在花蓮慈濟醫院造血幹細胞收集室中分享著自己為何在疫情中還願意捐贈的決心，坐著捐贈造血幹細胞的同時，

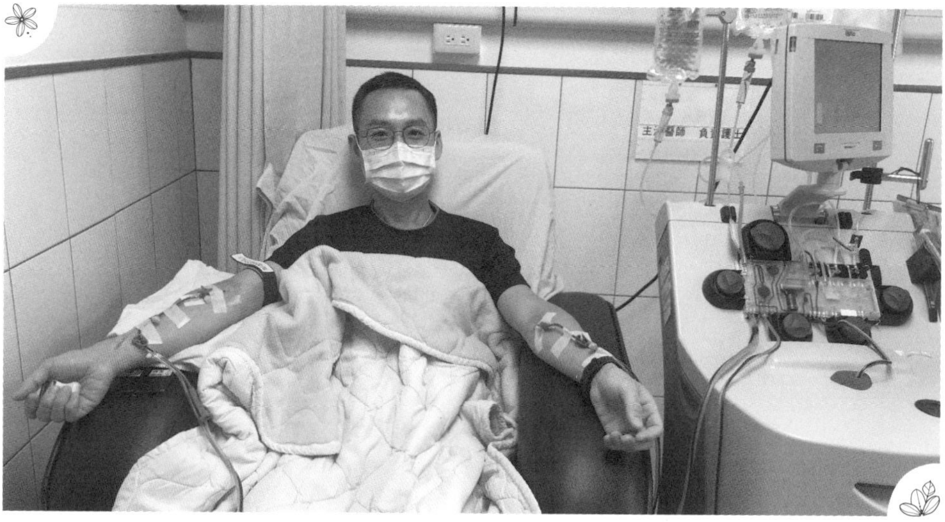

▲羅國方疫情期間義無反顧前來捐贈，受到慈濟志工為救人無畏懼的精神鼓舞，更堅定要保護好自己完成捐贈救人的任務。攝影／劉蓁蓁

右手還不時按壓著念佛計數器，為此次的捐贈誠心祈禱順利圓滿，也為受贈者祈求移植成功。

救人要緊 志工守戒入疫區

「看到師姑、師伯們都這麼的赴湯蹈火，讓我這麼感動的情況下，我覺得我不可以錯失這個這麼緊要關頭能夠救人的機會！」

新冠肺炎疫情最嚴重的五到七月，住處萬華和老家苗栗頭份這兩個地方都爆發群聚感染，被列為疫區重鎮。疫情的威脅下，全臺人人自危神經緊繃，但他沒有拒絕捐贈，除了想要孝親迴向的因緣，也因為慈濟志工雖然年邁卻不退縮，被他們無畏懼的精神鼓舞。

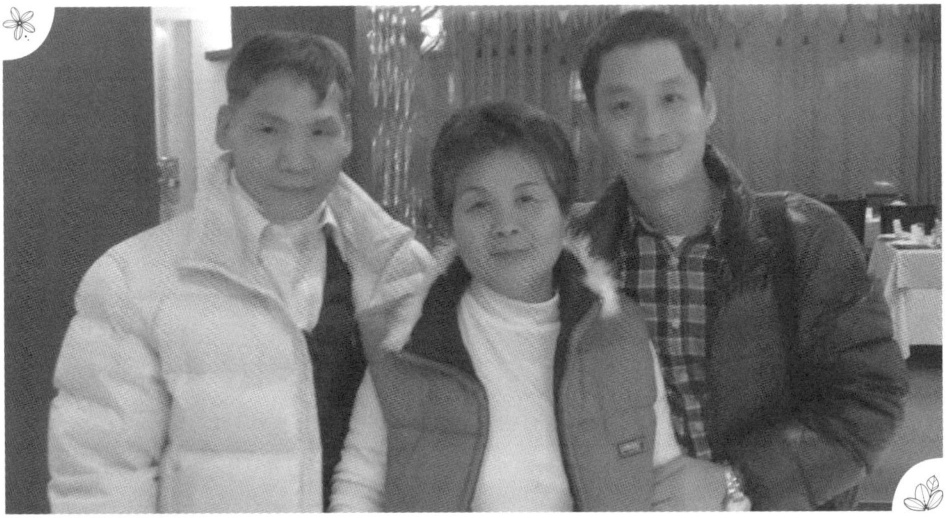

父親（左）一直都是支持羅國方的力量，在父親往生滿七當天接到配對通知，他決定用父親給的身體行善來迴向報親恩。圖／羅國方提供

「自從疫情大爆發一直到現在解封第二級，整個過程都是在疫情期間，大家都是關在家裡不出門，或者是把自己保護得好好的，盡量不跟人家接觸。我很感動的是頭份的這兩位師姑、師伯（曾庚申、潘素玲），他們倆親自上火線，帶著我去醫院抽血、身體檢查，我問他們：『師姑、師伯，你們怎麼在疫情期間還出來服務？』他們說『救人要緊！』我聽到這句話，非常感動。當然，救人，我自己也非常認同，只是在看到慈濟人在這麼危險的情況之下還這麼的熱血付出，那我就要更加用心的配合。」

已經七十五歲的慈濟志工曾庚申一路陪伴，羅國方是他陪伴過的第四十位捐贈者，也是疫情期間他陪伴的第三位。

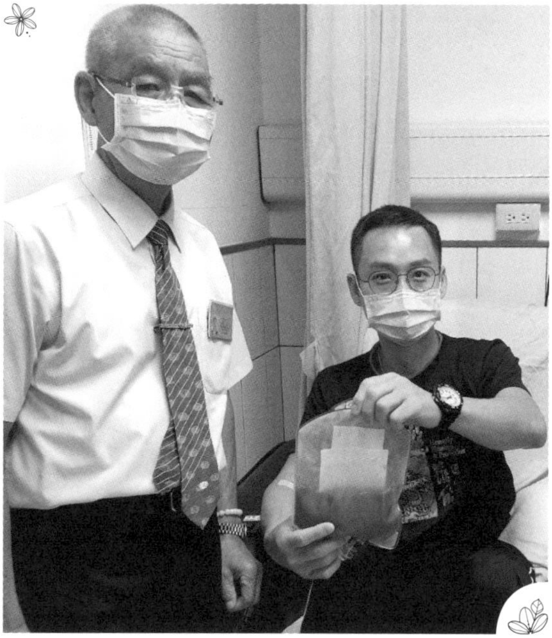

▲ 已經七十五歲的慈濟志工曾庚申（左）一路陪伴，羅國方是他陪伴過的第四十位捐贈者，疫情期間他陪伴三位捐者完成捐贈，他說不擔心，只要守戒律，為了救人還是要付出。攝影／劉蓁蓁

學生時代建檔　十九年後成功配對

羅國方驗血建檔那年，正在讀研究所，因為參加慈青社，遇到師姑、師伯在推廣骨髓捐贈建檔活動，當時帶著「有機會幫助人」的心情特別前往驗血。爾後赴美國紐約州立大學攻讀教育碩士學位，曾在航空公司任職亦擁有英文翻譯專才。

建檔後事隔十九年被通知配對到時很興奮，腦海浮現上人曾提及《無量義經》經文「於法內外無所吝，頭目髓腦悉施人」，當下的感覺是「終於輪到我可以利用這身體救人了」。

對於造血幹細胞捐贈，雖然家人也贊同，但是在疫情中要進行還是不免擔心。因為國方在捐贈前得到醫療院所抽血，跑體檢流程，捐贈前五天還要每天到醫療院所施打白血球生長激素。

「他們很擔心問說：你一定要捐？我就跟家人很確定的說，既然菩薩給我這個任務，我相信菩薩一定會保佑我！」

不闖紅燈加強防疫　順利捐贈救生命

三級警戒期間，雖然臺北街頭宛如空城，人潮少了許多，但羅國方還是免不了將警覺心上緊發條，因為他想到自己身負救人重任，在此艱難時刻，唯一要做的事就是把自己徹底保護好。

「我住在臺北萬華區，正是當時疫情重災區，那時候就告訴自己——很快就要救人了，所以一定要把自己的身體顧好，要避免自己會受到感染，所以我就非常小心的保護自己，出門甚至戴兩層口罩、洗手消毒，保護自己做得很好，所以非常幸運的都很健康。」

除了加強個人防疫，羅國方也加強營養補給，提升自身免疫力，就連交通安全都列入捐贈前保護自己的要求之一。「為了要很健康，要讓自己的造血幹細胞很活躍，在飲食作息運動多管齊下的配合，而且在這段期間也養成很不錯的生活習慣，然後也注意安全，不闖紅燈，所以讓我覺得很特別的就是這個部分，疫情期間全力避免受到感染，必須要挺身出來去救一條性命。

即便我頭份的家就在爆發群聚感染的電子廠附近，然後在臺北我又是住在萬華的重災區，但還好，這一路上老天爺有在保佑，再加上自己努力的防疫，很順利平安到今天。」

關懷小組志工　陪伴捐者大勇無懼

新冠疫情打亂了全世界人的生活腳步，二〇二一年捐贈人數大幅減少，六月甚至只有個位數，即使如此，前半年仍有超過百位捐贈者大勇無懼前來捐贈。除了這些默默付出的救人英雄，還有全臺灣的骨髓捐贈關懷小組志工，在全臺新冠疫苗短缺，一劑難求之際，他們亦是義無反顧，第一時間挺身而出，陪伴捐贈者前往醫療院所身體檢查，施打捐贈前白血球生長激素。

五月到七月正值臺灣疫情最嚴峻的時刻，捐贈者羅國方在志工曾庚申、潘素玲夫妻檔陪伴下，難行能行，只花一個月時間完成造血幹細胞的捐贈程序。二〇二一年五月臺灣疫情警戒提升至第三級，人人自危的宅在家不敢出門，而居住在苗栗疫情重災區的曾庚申、潘素玲卻停不下腳步，他們如常關懷、陪伴捐贈者，潘素玲說：「面對一個奄奄一息的生命，我們就是要伸出手來搶救、協助他，因為要被救的人是等不了的。」

捐贈前五天，羅國方每天得施打白血球生長激素，為避免曾庚申、潘素玲在疫情間臺北、頭份兩地奔波，羅國方則由臺北的志工夫妻檔陳玲美與游明村負責，兩地一起接力陪伴。最後要到花蓮慈濟醫院捐贈時，則由曾庚申陪伴，因為疫情期間防疫規定捐贈者只能由一位志工陪同。

曾庚申表示，他兩個月之內到花蓮慈濟醫院陪伴捐贈兩次，「為了救一個人，救一個家庭，如果我們守好防疫規定就沒問題。」兒女都了解慈濟本來就很有紀律跟戒律，雖然疫情嚴峻，他們還是很安心，不害怕讓父母出門做志工。

用心與體貼　關懷備至

造血幹細胞的收集時間長達五、六個小時，如果造血幹細胞量不足夠，隔天早上還要繼續收集。曾庚申、潘素玲跟所有的關懷小組志工一樣，陪伴過程中體貼捐贈者付出愛心時要坐這麼久，怕他們會覺得很辛苦、無奈，所以收集造血幹細胞時都會問：「你喜歡看影片錄影帶？」或講笑話，跟他們聊天，拿開水、東西給他們吃，讓他們的心放下來，安住於捐贈程序中。

曾庚申今年七十五歲、潘素玲六十八歲，兩人牽手四十八年婦唱夫隨，從不曾

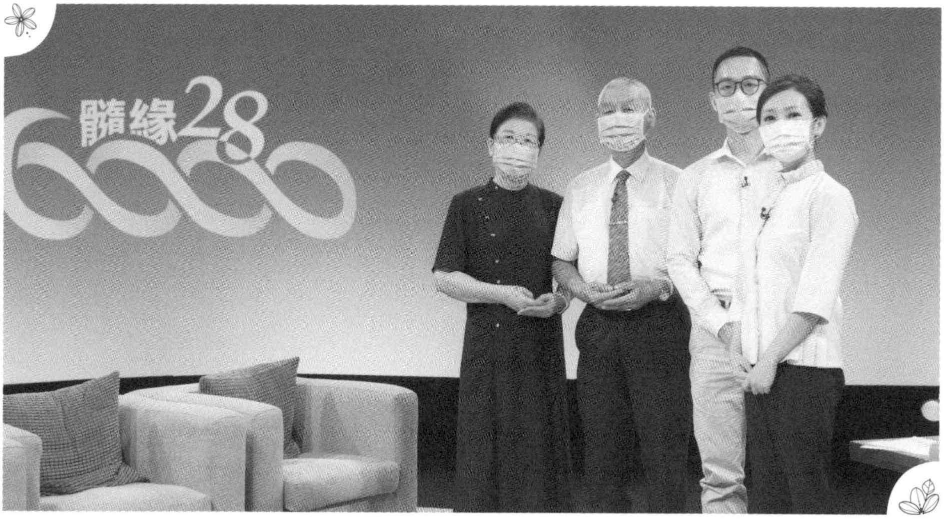

▲ 潘素玲（左一）、曾庚申（左二）沒有因為捐贈者羅國方（右二）住在當時疫情熱區而停下關懷腳步。右一為大愛新聞主播陳竹琪。攝影／李政明

吵過架。潘素玲說她和師兄都是鄉下孩子，以真誠心待人，想挑戰每一件事，把它做到最好，很感恩承擔苗栗、頭份組隊的合心兼骨髓幹事，做的事比正職的工作還多、還忙，身體雖然很累，內心卻是很飽滿。

避免群聚　驗血建檔改為網路個別預約

二〇二二年春天，中央疫情指揮中心公布無新增本土個案及死亡個案，當時臺灣社會雀躍不已，認為疫情即將遠離，不料沒幾天卻出現大逆轉，三月二十七日單日新增八十三例，來自桃園大潭電廠、基隆小吃店、臺東家庭、樹林電子廠、高雄化工廠等數起群聚感染；三月三十一日，花蓮慈濟醫院也出現首例急診護理人員確診案例。四月，臺灣每天案例數驟增，至四月十五日，單日新增確診個案一千兩百零九例，首次破千例。

臺灣疫情迅速蔓延，為避免群聚，慈濟骨髓幹細胞中心再次於官網公告取消原訂四月、五月分別於臺北、桃園、嘉義、臺南舉辦的驗血活動，並且呼籲民眾改用網路預約建檔，以專人服務的模式，為志願建檔者安排解說與在就近合作的醫療院所抽血建檔。

建檔不中斷，全面改為線上預約建檔或線上說明會。民眾只要點選網址資料上傳，中心接到預約名單就會依居住地點分派給當區骨髓捐贈關懷小組志工，由志工負責和預約建檔者洽詢方便的時間與地點，安排個別解說與在就近合作的醫療院所抽血，再將血樣寄回位於花蓮的幹細胞中心資料庫暨行政組，建立個人資料後，交由實驗室檢驗 **HLA**，並完成建檔程序。

大林與台中慈院　臨危受命

由於花蓮慈濟醫院二〇二二年三月底疫情緊張，慈濟骨髓幹細胞中心暫停花蓮院區造血幹細胞的收集，將原訂四月中以後在花蓮慈濟醫院捐贈的案例全部緊急轉往台中與大林慈濟醫院收集。

五月底臺灣疫情往南延燒，大林慈院疫情緊張，周邊血幹細胞收集室所在的 **10B** 病房病人確診，因此五月二十三起至六月二十日，停止造血幹細胞收集，原訂在大林捐贈的個案，再度彈性調整移往花蓮與台中慈院進行。

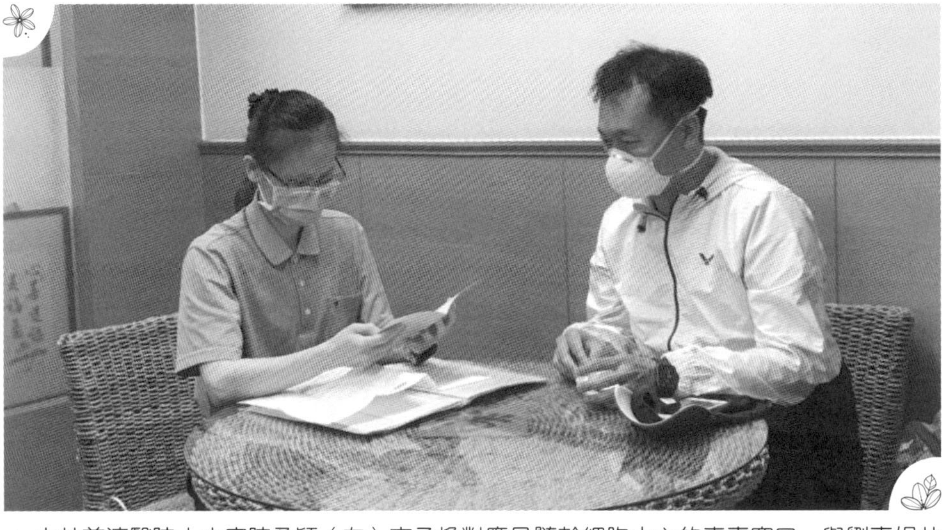

大林慈濟醫院人文室陳柔穎（左）亦承擔對應骨髓幹細胞中心的專責窗口，與劉惠娟共同分擔起捐贈者與陪伴志工的接待與行政事項。攝影／劉惠娟

大林慈濟醫院負責對應骨髓幹細胞中心的專責窗口，由服務臺同仁劉惠娟與人文室陳柔穎共同承擔，她們除了自己原本既有的行政業務之外，還要負責平日造血幹細胞捐贈排程，捐贈者和志工到院捐贈的引導接待、用餐、住宿安排、交通、結緣品準備，另外，還要協助處理骨髓中心所有行政業務。

疫情嚴峻期間各種變數多，儘管劉惠娟長期因甲狀腺問題身體不適，亦不敢請假，只能等沒有捐贈個案的當天才敢休假看醫生，與陳柔穎兩人在這段期間一起接下重任，用使命感守護生命。

台中慈濟醫院在血腫科主任李典錕醫師的大力協助下，由血腫科技術員倪莠惠與行政彭辰萱承擔骨髓幹細胞中心的捐贈與行政業務。負責收集造血幹細胞的技術

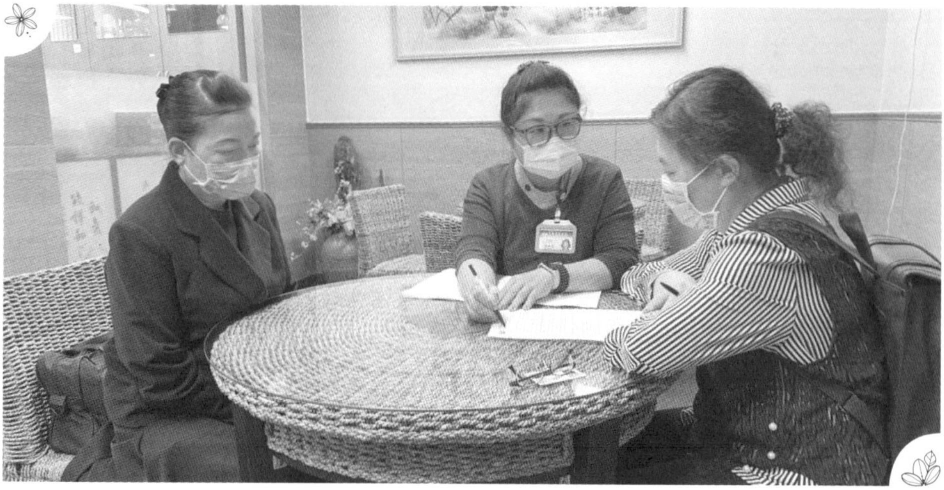

新冠疫情嚴峻時期任務變化多端，大林慈濟醫院服務臺負責骨髓中心窗口的劉惠娟（中），雖然因甲狀腺問題身體不適亦不敢請假，深怕耽誤病人移植的時間。攝影／陳柔穎。

員倪莠惠是護理師出身，具有執照，原本在臺灣大學擔任研究助理，在學長的引薦下參與協助建立台中慈院骨髓移植病房而成為技術員。

疫情期間壓力雖大，但莠惠經常被捐贈者的救人熱忱感動，她說：「那段期間，人人趕時間打疫苗，怕被染疫，我卻遇到捐者願意為了捐贈救人而延後施打疫苗！」、「還有人遇到地震造成交通中斷，仍想方設法的前來捐贈造血幹細胞，為的是救一個不認識的人的生命，真的很了不起！」她認為這個工作可以直接幫助到病人，非常有意義，也看見人間有情無私的奉獻，因此一投入便是七年，始終不悔。

中心同仁疫起補位　維持量能

骨髓幹細胞中心為了確保運作正常，同

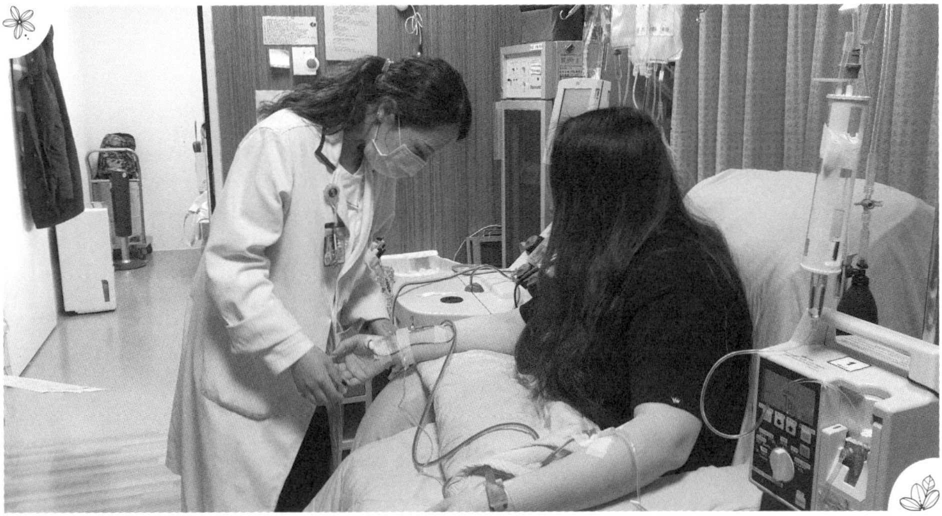

▲ 技術員倪莠惠是護理出身具有執照，為協助台中慈院移植病房轉為技術員，她認為這工作可以直接幫助到病人，非常有意義。

仁辦公採取分流制，大家在百忙中一邊完成辦公位置的搬遷與定位，一邊繼續完成手上正在進行的配對與捐贈業務。「SU（Search Unit）配對小組」在變動中持續與全球各移植醫院保持密切連繫，接受移植醫院提出的病患配對申請與進入配對流程。

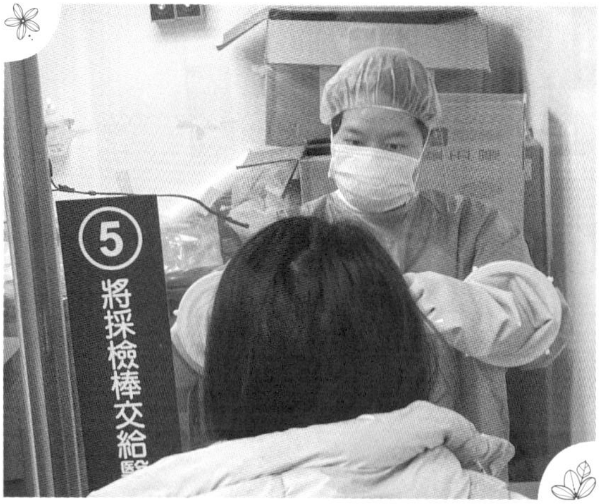

疫情嚴峻時期，花蓮院區暫停收集造血幹細胞，慈濟骨髓幹細胞中心護理師投入防疫第一線，協助採檢，一次四小時後全身是汗，手套口罩皆濕透。攝影／曾慶方

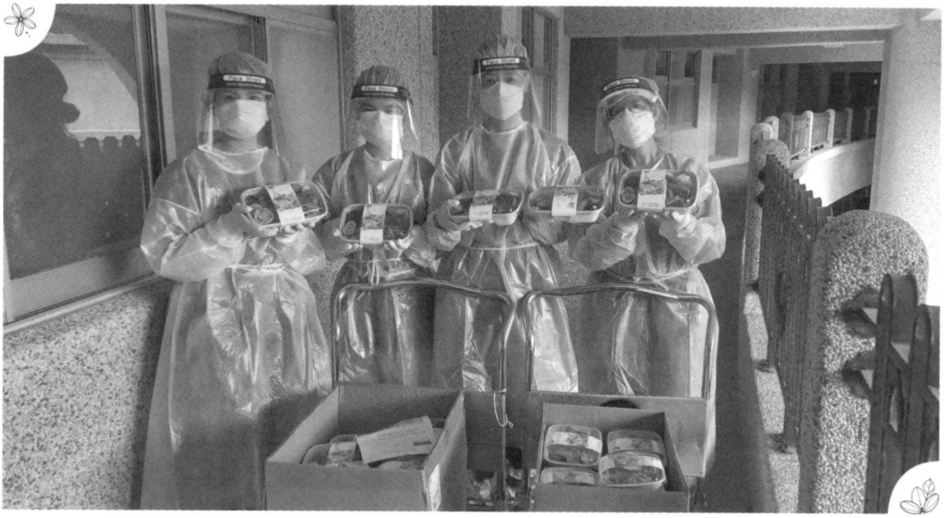

慈濟骨髓幹細胞中心支援防疫期間緊急任務編組，每日中午協助全寮送餐服務，將餐盒送到隔離房外，讓居隔者安心放心。圖／張筑聿提供

「DC（Donor Center）捐贈小組」則是與全臺關懷小組志工緊密合作，共同尋找配對上的捐贈者，詢問捐贈意願，安排捐贈前身體檢查，疫情壓力下，各種變數增多，在大家齊心合力，除了四月份因為疫情爆增，當月只有十七例捐贈外，五月份又回到近三十例捐贈，維持平時捐贈與取髓量能的正常運作。

在花蓮慈濟醫院院區兩位專責捐贈者照護的護理師孫曉薇與劉桂枝，雖然四月中至五月初因為疫情嚴峻暫停收集周邊血幹細胞，兩人亦隨時補位，配合院內需求，在人力吃緊的情況下，分別前往院內各需要的場域支援協助。

兩人分別支援醫事室視訊門診、社區快篩站、快篩隊，也支援營養科為住院病人送餐，還到醫院大廳支援防疫輪值等業務，直到五月初恢復花蓮院區周邊血幹細胞收集後，仍持續支援防疫輪值與校園疫苗快打隊。

資料庫行政組與 HLA 實驗室同仁亦隨時配合參與防疫期間各種緊急任務編組，包括防疫物資包快手隊、全球志工寮房送餐、防疫輪值與校園疫苗快打。在非常時期和大家一起相互補位，期待挺過最艱難的時期，共同平安走出疫情危機。

消防人員建檔　中途離席趕往救火

花蓮縣消防局位於慈濟花蓮靜思堂對面，消防隊員經常聽聞醫護同仁或志工分享造血幹細胞捐贈如同捐血一樣，伸出雙手就能救人一命，兩位消防人員與關懷小組志工有約，趁著午休的空檔，趕緊越過馬路到靜思書軒填寫同意書，並準備到花蓮慈院抽取十西西的血液建檔。

當天下著滂沱大雨，疫情也仍在蔓延中，但兩位參與建檔的消防隊員表示，為了增加血液疾病患者重生的機會，他們風雨無阻。而接下預約建檔任務的慈濟志工黃心冉，雖然當天也是排休，仍特別趕回來，為他們解說，只是沒想到解說到一半，兩位消防員收到火警通知，立刻離席加入救火勤務，待火勢撲滅，確定現場安全無虞，任務解除收隊後，才又繼續來到靜思書軒及醫院抽血完成建檔。

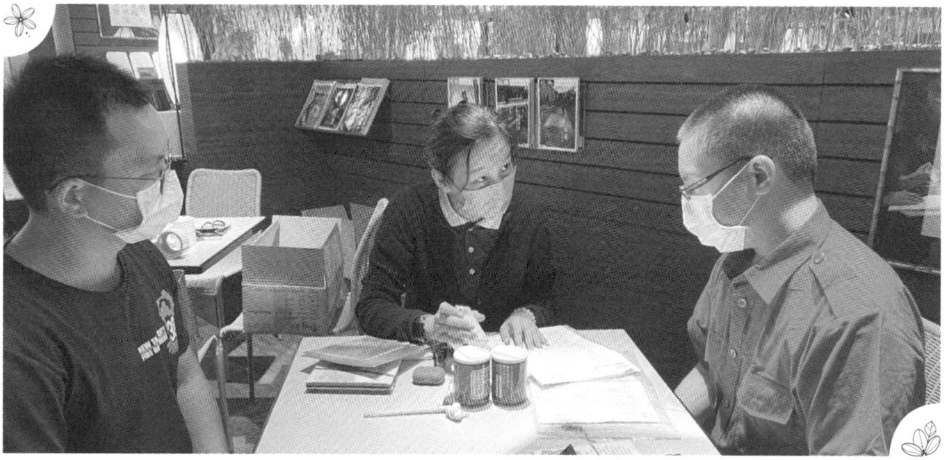

疫情期間，花蓮縣消防局兩位參與建檔的消防隊員表示，為了建檔提供血液疾病患者重生的機會，他們風雨無阻。志工黃心冉解說到一半，消防員收到火警通知，立刻離席加入救火勤務，待火勢撲滅，確定現場安全無虞，任務解除收隊後，才又返回完成資料建檔。圖／黃心冉提供

PART 3

莫忘那人，髓緣拓荒

存有四十六萬筆救人希望的造血幹細胞資料庫，
在三十年前的臺灣並不存在：
爲了創造出治癒血液疾病的機會，
骨髓移植醫師起頭，政府立法通過非親屬間捐贈……，
困難而繁複的過程，幸有一位又一位的開路先鋒相繼投入；
證嚴法師確認骨髓捐贈無損己身之後，首肯建置，
慈濟骨髓資料庫成立，隨後召募血清學專家，建立免疫基因實驗室，
改制慈濟骨髓幹細胞中心，通過國際認證，
給予全球血癌患者生命曙光……

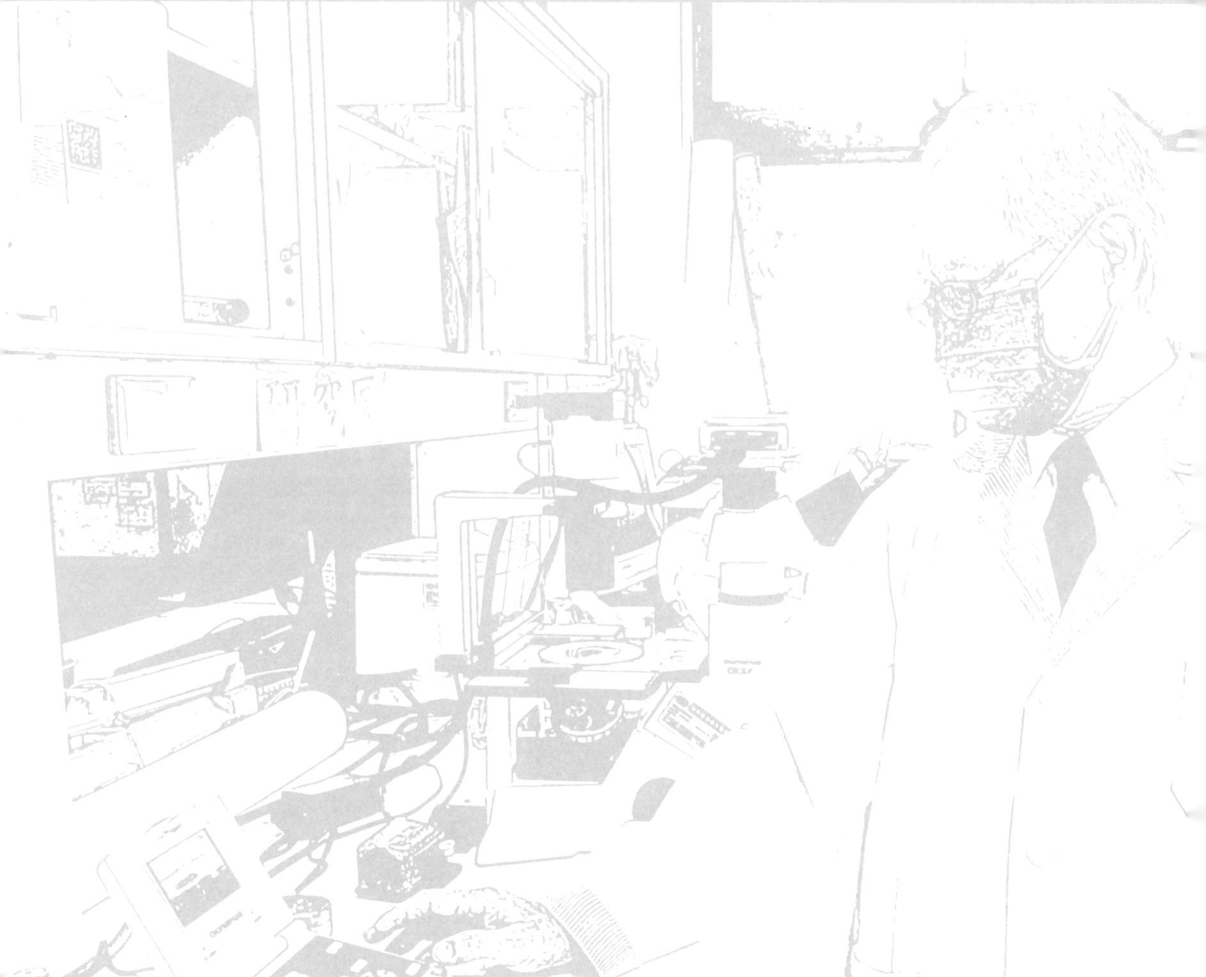

建立救命資料庫的契機　臺灣做得到

一九九二年，民風相對保守的年代，正在美國愛荷華大學攻讀財務管理博士學位的臺灣留學生溫文玲，二十九歲生日當天到醫院做B肝帶原追蹤，竟意外發現白血球數激增至九萬五千多；醫師宣告她罹患慢性骨髓性白血病，唯一存活的希望是在十二至十八個月內找到配對者進行骨髓移植。

然在茫茫人海中，到哪兒找尋有緣人？

早在一九五〇至一九七〇年，人稱「骨髓移植之父」的美國醫師湯瑪斯博士（Dr. E. Donnall Thomas），發現異體骨髓移植可以治療血液疾病；一九七五年，他於《新英格蘭醫學雜誌》（New England Journal of Medicine）等處發表研究成果論文，並在一九九〇年獲得諾貝爾生理醫學獎。

一九七〇年代美國在有關骨髓移植在臨床和基礎研究上都有相當的成績；而臺灣在一九八三、一九八四年間，臺大醫院陳耀昌醫師率領醫療團隊相繼完成第一例自體骨髓及異體骨髓捐贈，跨出第一步後，臺北榮總也隨之跟進。

當年，溫文玲在四位手足間都找不到配對者、在美國骨髓庫也沒有相符者；華人留學生組織和慈濟美國分會紛紛呼籲骨髓捐贈、舉辦驗血活動，可惜均無法找到相合者。

「你是華人，為何在這找骨髓？應該回自己的族裔尋找比較能配對成功啊！」一位美國記者的反問，提醒了溫文玲。她通過美國醫界介紹聯絡上陳耀昌醫師，但當時臺灣為了杜絕器官買賣，在「人體器官移植條例」中，限定為三等親以內或配偶才能進行，這一法令無疑阻礙了非親屬間的骨髓移植。

一九九二年，溫文玲回臺，九月二日由陳耀昌醫師陪同赴衛生署拜會，獲得張博雅署長允諾將推動修法；一九九三年五月十八日，立法院三讀通過修正草案，廢除骨髓移植三等親限制；五月二十一日由總統公告實施，非親屬間的骨髓捐贈始有了正式法源。

溫文玲回臺的另一動機，是希望促使臺灣成立「骨髓庫」；她將心比心，希望臺灣也能如美國一樣有大型資料庫可供配對，讓白血病患者擁有活命契機。

一九九三年元月二十日，她與陳耀昌醫師相偕到花蓮靜思精舍拜訪證嚴上人。上人強調，只要有充分把握、足夠資源，慈濟很樂意在能力範圍內吸收相關常識和資訊，再用平易語言對大眾宣導；但若要由慈濟主事建立骨髓庫，則仍有許多條件需待具足。

上人考量五大面向——捐者不能受到傷害、社會能否接受、檢驗資金龐大、推動者要很多、資料庫要夠大才有作用，這五項要點缺一不可。但，站在尊重生命立場，實不忍心病患性命分分秒秒消逝，因此會詳加了解、慎重考慮。

當年臺灣醫界有共識，必須成立自己的骨髓庫，才能挽救苦等移植的白血病患者。五月十日，當各方得知器官捐贈條例修正案可望過關，先一步在臺大校友會館召開骨髓資料中心成立事宜研討會，包括臺大林國信、林凱信、陳耀昌等血液疾病醫師，榮總血液腫瘤科陳博明醫師、榮總血庫中心主任周武屏、中華血液基金會執行長張菊生，以及慈濟醫院曾文賓院長和總管理中心副總執行長林碧玉（林靜憪）等人與會。

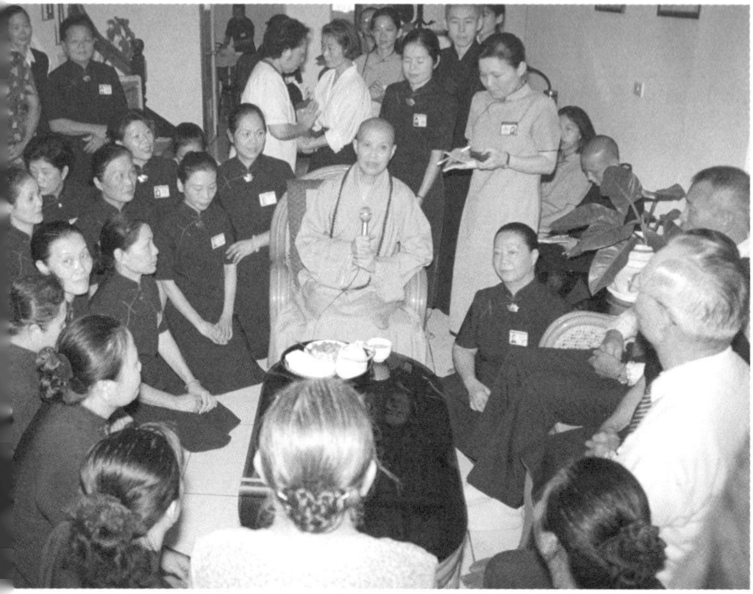

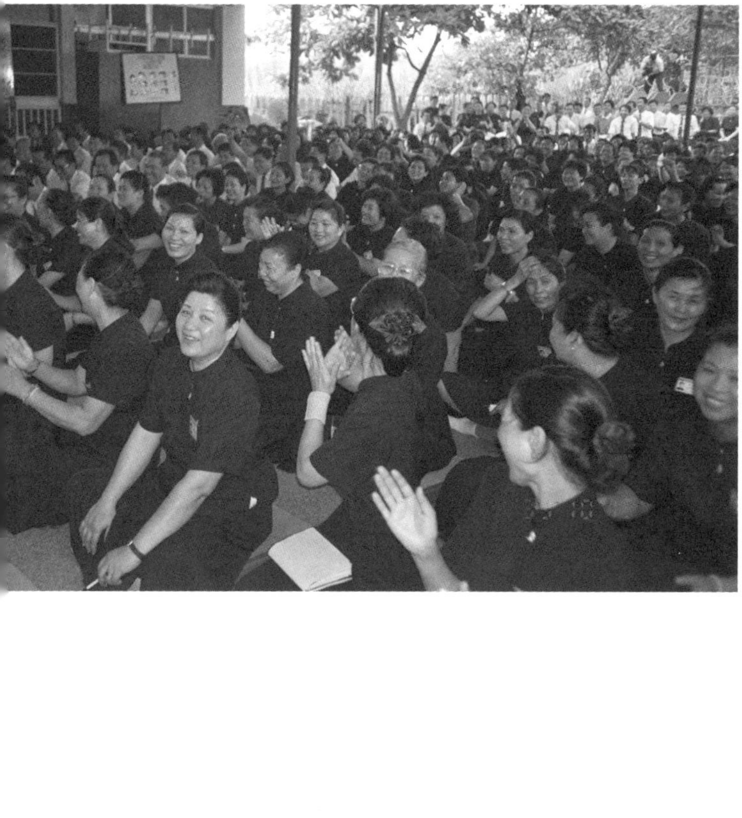

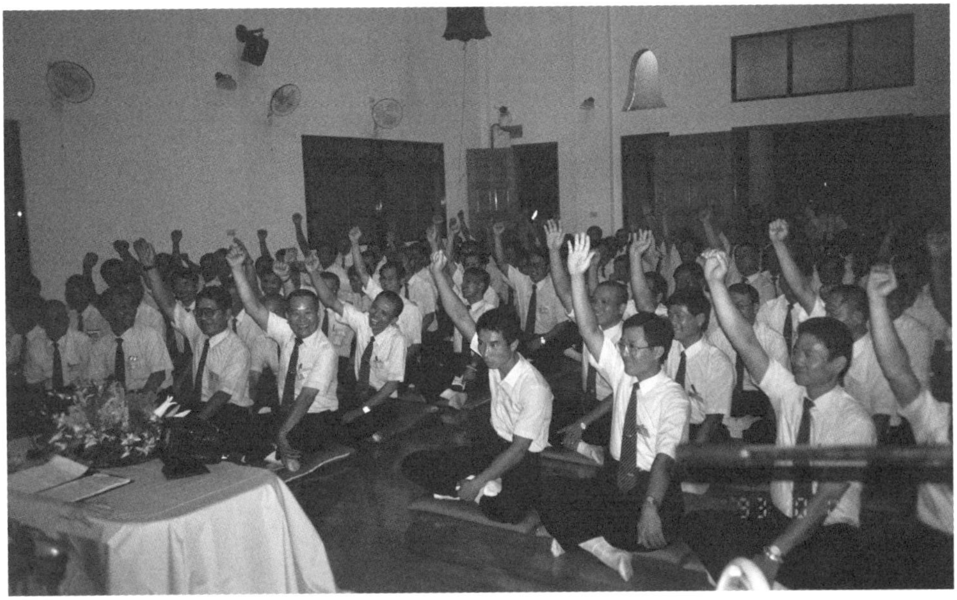

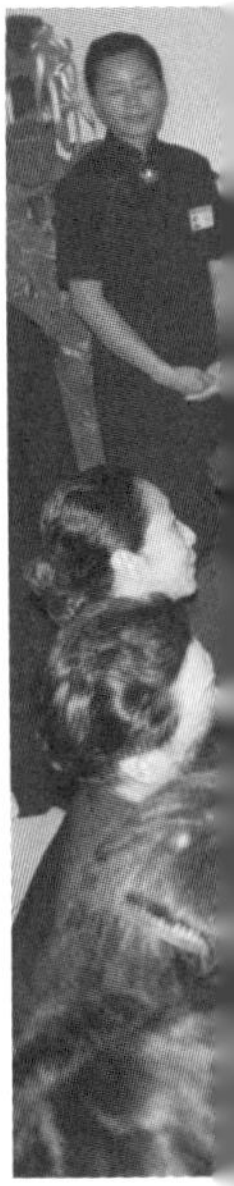

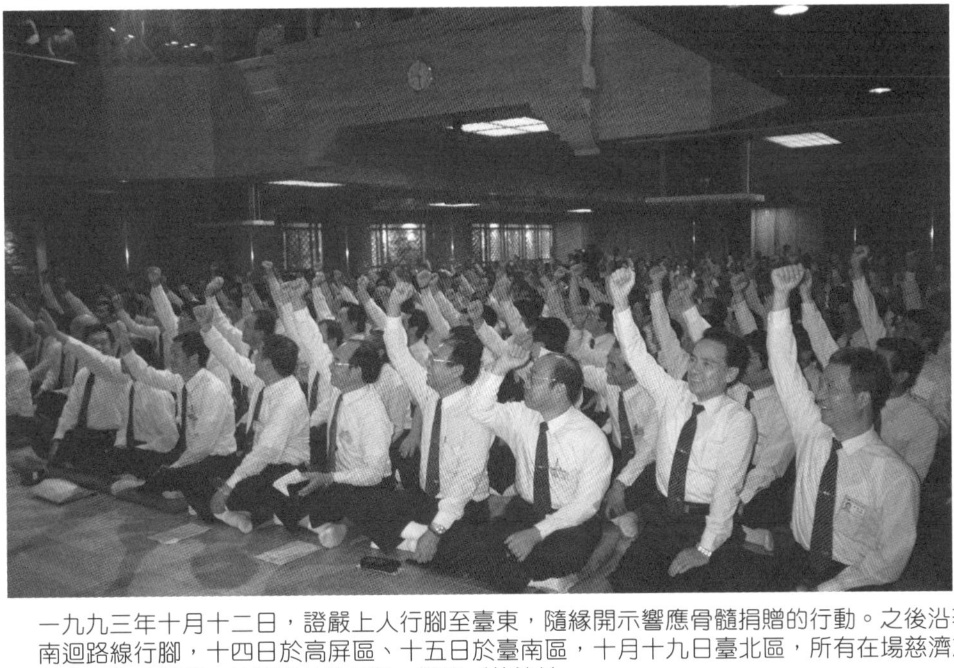

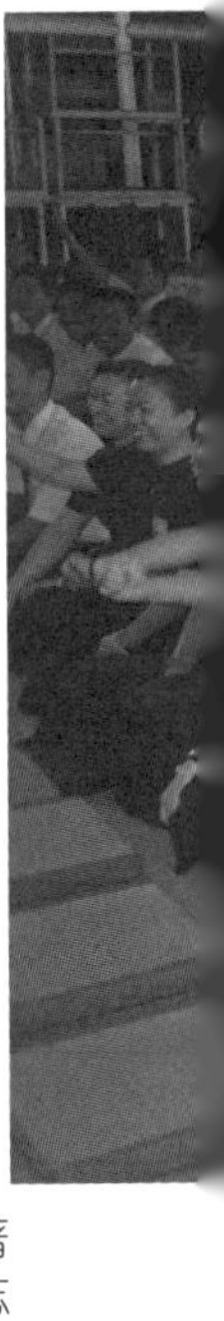

一九九三年十月十二日，證嚴上人行腳至臺東，隨緣開示響應骨髓捐贈的行動。之後沿著南迴路線行腳，十四日於高屏區、十五日於臺南區，十月十九日臺北區，所有在場慈濟志工立即舉手響應，並隨即付諸行動。攝影／黃錦益法案通過後，行政院衛生署九月六日召集專案會議，邀請各大醫院及中華血液基金會代表與會，一致認定慈濟具備公信力與號召力，公推統籌設立臺灣骨髓捐贈資料中心。

一九九三年十月二十日，「慈濟基金會臺灣骨髓捐贈資料中心」成立，秉持全民共享原則，並不專屬慈濟所有，各醫院有需要皆可使用；同時為維持品質，設立技術指導委員，由慈濟醫院曾文賓院長擔任召集人，成員涵蓋各大醫學中心、中華血液基金會等專家人士，他們得隨時提供最新資訊，及協調其他醫療機構配合往後推動的捐髓驗血活動。

閻雲教授時任臺北醫學大學校長，曾協助慈濟骨髓庫制訂組織章程與規範；他過去任職於美國希望之城癌症中心，實際參與過美國骨髓庫運作；比較東西方不同思維，談到美國人天性勇敢、進取，很快能接受新觀念；而亞洲人熱心卻保守，所以慈濟最初推動捐髓，難免遭遇困難；但經志工們努力不懈勸導，也漸露曙光，一年後甚至成為當年亞洲最大的骨髓資料庫。

雖然，溫文玲等不及臺灣自設資料庫，就已從香港骨髓庫找到合適的捐者進行移植，卻因先前多次化療，影響她肝臟功能衰竭及肺部也受到感染，不到一年即辭世。但若干年後，妹妹溫文華談起此事，仍覺得姊姊當年所做的一切，相當有意義。「每次看到有人從慈濟骨髓庫中找到相合的資料，我和家人們就感覺姊姊的離去沒有遺憾。」

近年來，每年約有三千多名海內外血癌患者向慈濟骨髓資料庫尋求 HLA 配對

代表臺灣人愛心的慈濟骨髓幹細胞中心成立近三十年，截至二〇二三年六月三十日止，海內外已累積六萬八千多名病人透過主治醫師前來申請配對。

造血幹細胞移植，可以治療的疾病約有一百六十九種，包括慢性或急性骨髓性白血病、急性淋巴性白血病及嚴重再生不良性貧血、地中海型貧血、免疫功能不全，或其他固體瘤，如：多發性骨髓瘤，及目前屬試驗性質的乳癌、骨癌等。

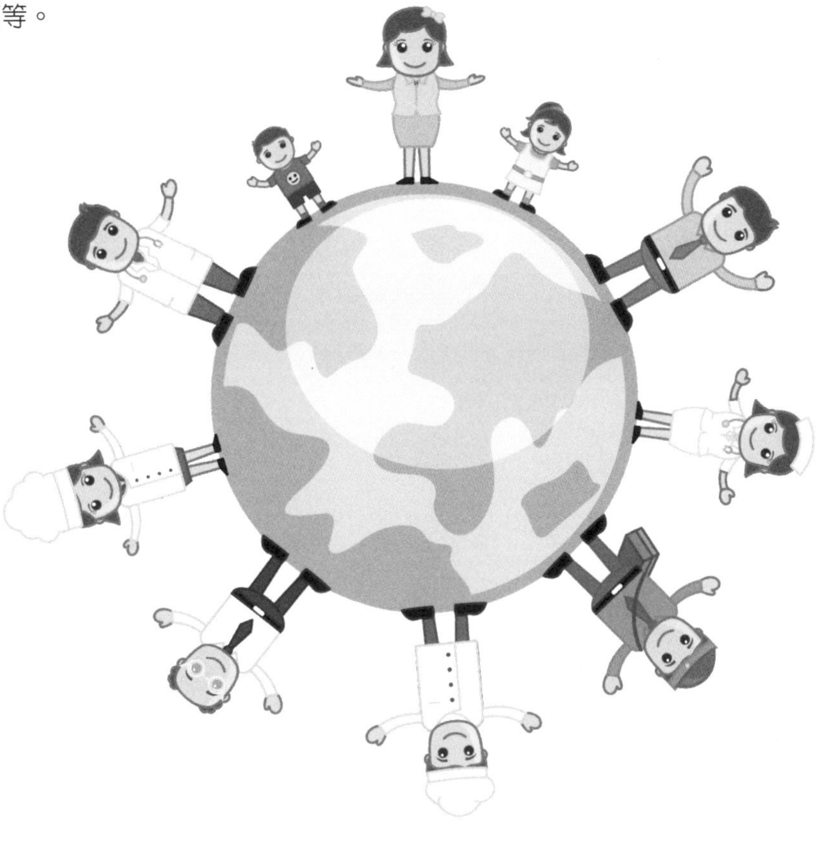

骨髓庫催生者之一的陳耀昌醫師，目前是臺大名譽教授，他說：「當年我們真是做對了一件事。」那時，沒有任何一家醫院可獨立承擔一個骨髓庫，而多年來，慈濟骨髓幹細胞中心不僅造福臺灣患者，也救了全球三十一個國家地區的數千條性命。

值得一提的是，國際間的骨髓庫，由於維持費用龐大，多半由國家補助支持，極少有像臺灣慈濟骨髓庫，完全由民間愛心獨立支持存在；因此它應被視為全臺灣人愛心和善心的集體發揮。

自立自強　免疫基因實驗室

在臺灣尚無骨髓資料庫成立之前，有關血清學與細胞基因研究的華人科學家屈指可數，且大多分布在海外。因此一九九三年慈濟骨髓資料庫成立之初，大量的驗血建檔仍依靠著空運（長榮與華航免費贊助）寄送到美國加州大學洛杉磯分校（UCLA）檢驗後才能取得建檔資料，檢驗費高達每人一百三十元美金，對方得知是慈濟初建資料庫而調降為八十美金，折合當時臺幣約兩千五百元。

為了讓臺灣資料庫發揮更大的功能，且在地建立屬於華人的骨髓資料庫，慈濟開始向世界各地的華人科學家發出召募人才的訊息。這一召募，讓離鄉背景在美國與加拿大從事相關細胞血清分子生物等研究的華裔科學家，能夠為華人血液疾病患者找到治療康復的光明生機，在專屬華人基因資料庫一展長才。

血清學專家投入支持

在美國主持國際認證的臨床實驗室二十多年的李政道博士，曾任紐約細胞癌症中心（Sloan Kettering Institute, SKI）細胞血清抗體主任、美國華盛頓大學教授、美國紅十字研究所免疫基因實驗室主任等，是國際著名的骨髓移植配型、幹細胞臨床實驗室專家。

一九九三年仍任職於美國紅十字會組織抗原室的李政道博士親至花蓮靜思精舍拜會上人，說明國際骨髓資料庫的隸屬情況，待一九九七年慈濟骨髓庫的「免疫基因實驗室」正式啟用即返臺主持，採用當年美國最先進的人類白血球抗原 DNA 分型法，取代過去以血清來檢驗 HLA 驗血標本的技術（HLA-A、B 仍採血清檢驗，HLA-DRB1 採 DNA 分型法）。

當時李政道被媒體問到為何願意從美國返回臺灣且加入慈濟協助成立骨髓資料庫時，他回答因為骨髓資料中心跟骨髓移植很不同，骨髓資料中心需要整個社會響應，是一種愛心的結合，不是政府的機構，可以說應該屬於一種慈善機構，所以會考量慈濟來做，另一方面是因為慈濟已經有醫院，有了醫院的慈善機構，做起來比較適當。

當李政道博士返臺主持免疫基因實驗室之後，原寄存在美國加州大學洛杉磯分校（UCLA）、羅氏實驗室（Roche）及紐約免疫基因實驗中心（New York Immunogenetics Center）檢驗的捐贈驗血標本也全數「回娘家」，回歸慈濟免疫基因實驗室。同時宣布將成立「臍帶血庫」，協助血液疾病患者重建造血細胞。華人骨髓資料庫成立後，隔年一九九八年便開啟供髓大陸的里程，從臺灣走向全球，只要有華人有基因相符合的地方，都是慈濟骨髓幹細胞中心的供髓目標。

當時，曾在多倫多醫院工作四年，後來在加拿大血液中心國家諮詢實驗室擔任科學研究員進行血清學研究長達十八年的楊國梁，也在免疫基因實驗室成立時的同一時間，受邀返回臺灣，為慈濟骨髓資料庫奉獻一己之力。

當年的一個承諾，楊國梁一待，便再也沒有離開。當時以為只是協助慈濟 HLA 免疫基因實驗室的建立，所以楊國梁並沒有想到要舉家搬遷回臺，在李政道博士離開後，他從最初的副主任到擔任主任，至今，亦兼任 HLA 免疫基因實驗室與臍帶血庫主任。

為了骨髓幹細胞中心，他與家人相隔千里之遙，隻身在臺灣，訓練 HLA 實驗室專業檢驗人員，他的一生，投入為病患重生找尋基因配對的相關研究——人類白血球抗原／基因研究及鑑定，組織相容配型應用，臍帶血造血幹細胞之保存和應用，神經原幹細胞培養及研究。

回顧慈濟骨髓資料庫完成的第一千例骨髓／造血幹細胞捐贈是在二〇〇五年，距離成立時間十二年，十二年才突破一千例的門檻，這些年的推動，何其不易。

從一九九三年十月成立，二〇〇三年八月慈濟骨髓幹細胞中心突破傳統骨髓捐贈方式，完成首例非親屬周邊血捐贈後，楊國梁主任表示，從第一位捐贈者到第五百位捐贈者歷經八

造血幹細胞捐贈案例數時間軸

1993/10/18
慈濟骨髓庫成立

1994/05/07
第一例

1999/01/15
第 100 例

2000/08/18
第 200 例

2002/12/06
第 500 例
第一例周邊血

2005/12/20
第 1000 例
經過 12 年 1000 例

2009/10/07
第 2000 例

2012/10/23
第 3000 例

2015/08/04
第 4000 例

2018/05/22
第 5000 例

2021/07/29
第 6000 例

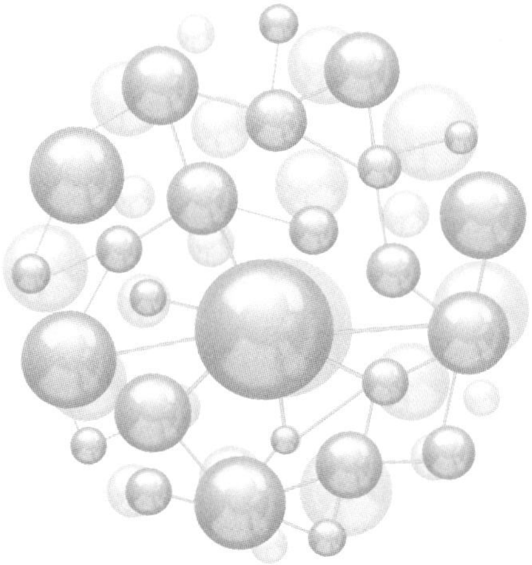

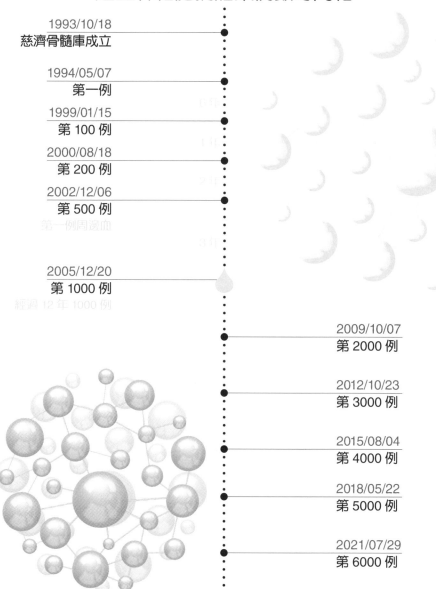

年七個月，從第五百零一位到第一千位捐贈者歷經三年，從第一千零一位到第一千五百位捐贈者歷經兩年一個月，從第一千五百零一位到第兩千位捐贈者歷經一年九個月，從第兩千零一位到第四千位捐贈者只花了五年十個月。

周邊血造血幹細胞捐贈的方式，沒有侵略性，平均每個月有三十位捐贈者，醫療科技的進步，大大降低收集造血幹細胞的風險，也增加民眾捐贈意願。

註定與骨髓移植為伍

文◎陳耀昌

臺灣第一位倡議與推動骨髓庫的醫師
臺大醫學院名譽教授、血液疾病專家

在臺灣，骨髓移植是一九八三年開始，這項醫療技術的發展是自一九六〇年代末期開始。

一九七二年有一部美國愛情電影《Love Story》（愛的故事），女主角就是罹患白血病而去世，我印象非常深刻。美國正式宣布骨髓移植成功是一九七五年，湯瑪斯醫師（Dr. Edward Donnall Thomas）後來也因此獲得諾貝爾獎。那時的異體骨髓移植，有HLA（人類白血球抗原）完全相配者才能捐髓，所以只有兄弟姊妹有此條件，即使如此，也有嚴重排斥反應。

一九七五年我讀了湯瑪斯醫師整個系列的論文發表，就立志要學習骨髓移植。

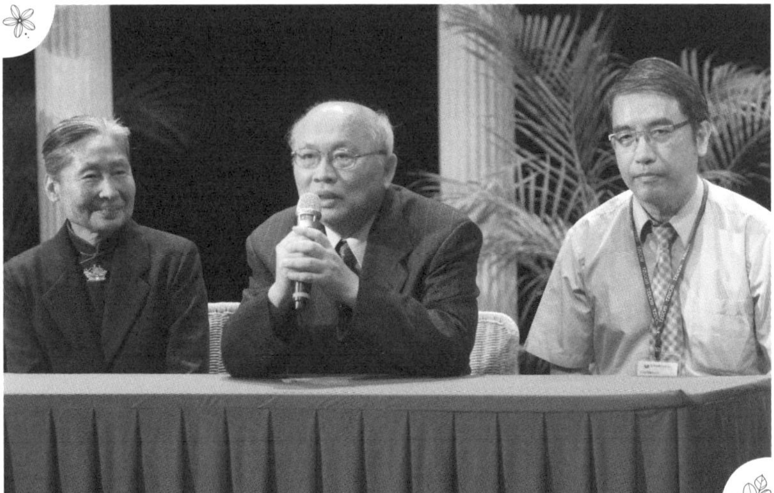

陳耀昌教授（中）是臺灣最早從事骨髓移植的醫師。左為慈濟基金會林靜惝副總，右為王成俊醫師。攝影／楊國濱

一九七八年做完總醫師，寫信向湯瑪斯醫師所在的西雅圖華盛頓大學申請當 fellow（臨床研究員），但未被接受。在臺大校友伍焜玉教授的幫忙下，我到了芝加哥若許大學醫學院（Rush University Medical Center）的長老會聖盧克醫學中心（Presbyterian/St. Luke's Medical Center）當血液學臨床研究員。雖然發表了不錯的論文，但該院未有骨髓移植。

真的是上天註定，一九八〇年科裡教授們指派索羅門・阿爾德醫師（Dr. Solomon Alder）籌備骨髓移植中心。第一位病人是洛培茲先生（Mr. Ascencion Lopez），可惜我們不眠不休照顧他八十四天後，他仍然死於排斥反應。洛培茲過世那天，阿爾德醫師不斷在紙上寫著"Lopez"，一直在我記憶中。於是，在芝加哥的第三年，我很幸運地完成赴美的心願，學會了骨髓移植的技術及完整經驗，而且知道如何自無到有去籌備。

一九八一年學成回到臺灣，臨行之時，在法蘭克・卓伯（Frank Troughbor）主任及威廉・諾司佩（William Knospe）教授的協助下，我自費買了移植所需大小設備及藥物回到臺大。在劉禎輝教授、林國信教授及王秋華醫師的支持下，很快設立了 HLA 檢驗室，也有了新藥環孢靈，移植病房就是四東四〇一病房。萬事俱備，只要病人同意，骨髓移植即可進行。

當時美國的骨髓移植都是異體，但我在臺灣是從自體骨髓移植開始。因為臺灣民眾聽到要抽幾百西西骨髓，都想到「龍骨髓」，或是解剖學上的「脊髓」，因有此誤解都聞之生畏。為了破解這個迷思，我們移植小組決定先做一例自體移植，讓民眾了解捐髓並不可怕。

很幸運的，有一位淋巴瘤病人張武松答應了，於是在一九八三年十月完成臺灣的第一例自體骨髓移植。

開了成功先例，就很容易找到兄弟姊妹的捐髓者，所以第二例就是一九八四年的三月，也是臺灣的第一例異體骨髓移植，捐髓者是病人的妹妹。

我很懷念臺灣的第一例病人張武松。可惜他是高度惡性淋巴瘤，雖然移植成功，血球順利長出，但後來不幸淋巴瘤復發過世。真謝謝他為臺灣的捐髓開風氣之先，我終於也感受到當年 **Lopez** 過世時，**Dr. Alder** 的心情了。

這個第一位異體移植的林姓病人，當時是一位研究生，後來經過骨髓移植，他抗癌成功，而後一帆風順，成為教授。他的女兒也是教授。第一例異體骨髓移植成功，家庭美滿幸福，令人高興。

倡議成立骨髓資料庫

一九九一年我去香港開會，當時香港正在招募志願捐髓者，以成立捐髓資料庫。在當時做骨髓移植，捐贈者必須要是兄弟姊妹，**HLA** 相配的機率大概是四分之一，平均有四個兄弟姊妹，才有一位可以捐贈給病人。當年的技術只到這個程度，很多人因此找不到捐贈者。後來美國的研究發現，可以「四海之內皆兄弟」，如果能設一個大型 **HLA** 資料庫，就可以在裡面找到非兄弟姊妹，或稱為非血緣的**HLA**配對捐贈者。國外大約一九九〇年左右開始，在臺灣，我們自一九九二年開始展開行動。

首先需要突破的，是法令的限制。當時衛生署（現衛福部）規定只能在三等親以內進行捐贈移植。正巧也有留美學生溫文玲回來臺灣，尋找無血緣捐髓者。我們共同去拜訪衛生署主委及立法院，張博雅主委及立法委員不分黨派均表贊同。於是行政院及立法院都以極快速度修法。臺大醫院接著開始發起骨髓捐贈運動。響應的民眾只要抽血十西西去驗**HLA**，然後把姓名及**HLA**結果電腦登錄，就可以積少成多成為資料庫。

我們在臺大醫院先辦第一場捐贈驗血活動。先與香港聯絡，拜託他們來技術支

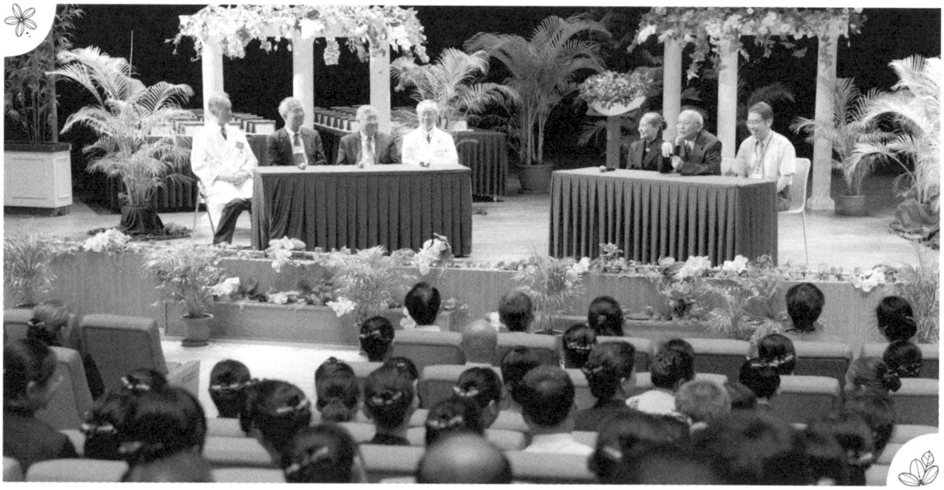

二〇一三年慈濟骨髓幹細胞中心二十周年，協助慈濟骨髓資料庫成立的主要人物齊聚一堂，右起：王成俊醫師、陳耀昌教授、林靜憪副總；左起：慈濟醫療法人林俊龍執行長、蕭正光醫師、閻雲教授，及當年花蓮慈院院長高瑞和。攝影／楊國濱

援與指導。也聯絡好 UCLA（加州大學洛杉磯分校）Dr. Terasaki 的實驗室，協助 HLA 檢驗。因為那時候臺灣不可能一天做一百個以上的 HLA 檢驗，這是藉助於香港的經驗。故需同時協調了航空公司，用最快的方法通關。萬事俱備以後，謝謝記者發布新聞，結果有兩千一百人抽血登記，遠高於預期。

一個 HLA 檢驗，費用將近一萬元，兩千筆就將近要兩千萬元。也謝謝董氏基金會幫忙募款。成立臺灣骨髓庫，資料至少要三、五萬筆以上才有意義，我們將目標訂為十萬筆。十萬筆資料就是十億，不論是臺灣哪一個大型醫學中心都沒有這樣的財力。我和溫文玲去慈濟拜訪證嚴上人，說明骨髓庫的重大意義與功能。

後來衛生署長與我均同意，以慈濟的志業及形象，交給慈濟去做，成功的可能性最大。很高興慈濟也有意願，於是我把二千多筆 HLA 的資料庫及剩下的募款所得都捐給了慈濟，為現在的臺灣骨髓庫奠基。

臺灣的基因多元化　資料庫複雜度高

一九九五年我去參加研討會時，慈濟的骨髓資料庫已經有一、二十萬人，日本只有六萬人，但他們配對成功的可能性達百分之八十以上，臺灣只有百分之四十到五十。

現在慈濟骨髓幹細胞中心已經累積了四十六萬筆的資料，超出我們當年的期待非常多，這非常好。記得在二〇〇〇年時臺灣慈濟骨髓庫相當有名，美國骨髓庫的會長還特地來參訪。

經過多年發展，臺灣因為骨髓庫龐大，所以配對機會已甚高。在日本的骨髓資料庫建檔，筆數不算多，因為日本人的基因同質性很高，他們甚至用臍帶血移植就可以達到治療的效果，所以日本有百分之六十以上是用臍帶血；而韓國的話，是一半一半，每一個國家依國情竟有不同的背景考量，非常有趣。而臺灣的族群，相對就是非常多元。因為臺灣有五大族群，血緣較複雜，配對較不容易，所以需要的建構筆數相對要多。

病人因為慈濟骨髓資料庫有豐富的捐者而有更高的存活機會，再加上現在免疫技術的發達，已出現半套相合的 HLA 就可以進行移植，更加提高移植成功率。今年剛好是慈濟骨髓幹細胞中心三十周年，這是相較三十年前跳躍式的進步。

用心追尋就能找到

文◎楊國梁

慈濟骨髓幹細胞中心主任

「我只想做對臺灣有幫助的事。」

小學時就決定將來要考留考和托福出國留學，為了想要看看大平原，因為在臺灣我不曾經看過大平原，一望無際的那種大平原。

還記得出國留學那一天，第一次搭飛機，從臺北飛東京，從東京飛到夏威夷，再從夏威夷抵達洛杉磯。飛機降落時的第一眼，是一大片海洋似的大平原，延續得好遠好遠，一大片廣漠的土地；然後我故意選擇坐灰狗巴士，花了四天三夜從加州的洛杉磯經過內華達州、新墨西哥州、亞歷桑納州和德州，最後抵達奧克拉荷馬州到我的學校；晚上從車窗往外看是白白的

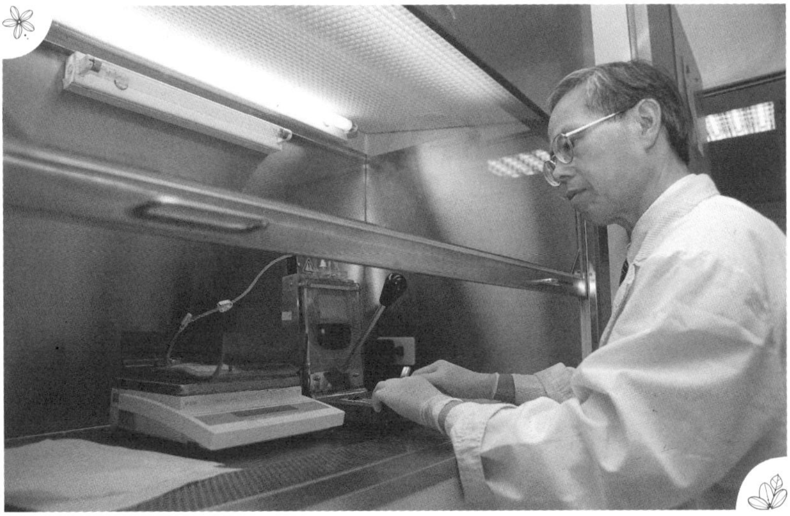

初期的血清檢測都靠楊國梁主任一個人完成，耗費眼力、體力，但他只想著盡快做出判讀，給血癌患者再多一線生機。攝影／顏霖沼

一片，我問身旁的人：「那是雪嗎？」但那時是九月，她回答：「不是，這是沙漠。」我第一次看到沙漠，在月光的照射下像雪一樣的白。到美國的一切，對二十三歲時的我都非常的新鮮、新奇。

在美國念書取得學位後，我到加拿大工作、定居，專長是輸血醫學和 **HLA** 人類白血球抗原的研究，**HLA** 原來屬於細胞方面的血清學領域，現今已發展成為分子生物學人類基因定序的一環。

一九九六年我從加拿大渥太華到法國巴黎參加一個研討會時，得知臺灣有慈濟成立的骨髓資料庫，且一九九三到九七年血樣都是寄到美國去檢驗，那時候有人告訴我慈濟要成立 **HLA** 實驗室。這段時間遇到李政道博士，他問我要不要一起來慈濟，我說好啊，本來出國的目的就是為了要回國將學習成果回饋社會，那就回來了。

原本要面試，後來因上人行腳而改期，再後來就說不用面試了，直接寄給我一張聘書。就這樣，一九九七年十一月十七日離開加拿大，十八日就回到臺灣，當晚住在臺北長安東路的慈濟臺北分會的招待所。對於花蓮的印象，只有小學畢業旅行到花蓮玩，坐遊覽車待一個晚上就走了，想不到後來會是待了最久的地方。那天抵達花蓮，下了火車，一眼看到花蓮的英文是 Hualien，我就把它拆成 **Hey u alien**！像在對我說：「嗨！你這個國外回來的外星人！」

我的工作經歷很簡單，算起來只換過三份工作。在加拿大時，先在多倫多醫院工作四年半，然後是加拿大的國家實驗室，那是隸屬於紅十字會的慈善組織，待了十八年，我以為這會是我待最長的資歷了。第三份工作，就是慈濟，我也沒想到，一來就來這麼久，已經超過二十五年了，很奇妙的際遇。

在慈濟初期有很多費勞力的工作，因為很多檢驗是要分離純化白血球、做血清學的檢驗和判讀那些血清檢測的細胞毒殺檢驗盤（tray）的反應，我常判讀到凌晨兩三點，因為所有的檢驗盤都是我一個人在判讀，有時候一天會招募到三千人（血樣），連續幾天做 HLA 配型的 A、B 檢驗，都是用血清學的方式，很費勞力，而且要把室內燈關掉，在顯微鏡底下判讀，也很傷眼力，差不多從下午一兩點開始判讀到凌晨兩三點鐘結束，回家睡一覺，隔天九點、十點又開始另外一批檢驗。

而對於造血幹細胞的捐贈方式能發展到周邊血的收集方式，我覺得很高興。以前捐髓者必須全身麻醉，從腸骨的位置抽取骨髓，父母親在開刀房外等待，看到抽髓人員端著兩袋、三袋鮮紅的血液走出來，有的母親就哭了出來，因為捨不得孩子。畢竟華人不喜歡捐贈的主因之一，是認為身體髮膚受之父母不該毀傷。過去骨髓捐贈的所有捐者真是太偉大了！

所以能夠有對身體更安全的周邊血捐贈方法出現，更容易有機會再多救一個人了，令人感覺到很滿足。

骨髓及造血幹細胞移植成功的要素之一是免疫基因相容性的程度與否，雖然遺傳學、基因學及考古學等證明人類基本是來自於同宗同源，但是演進、基因突變和重組以及族群與族群間的通婚，從與組織和器官移植有密切關係的人類組織相融複合體（MHC）和人類免疫基因（HLA）的觀點來評估，無血緣的兩個人能帶有相同的 HLA 基因是很難得的。但是為了提高病患成功找到適合捐贈的造血幹細胞志願捐贈者的機率，我們中心積極召募不同族群的年輕人、新住民和原住民加入資料庫驗血建檔，我們骨髓中心利用電腦程式和配型的知識提供適當的捐贈者給全球的患者。有時候我們必須在某一個捐贈者後悔捐贈的危急緊迫關頭，一刻不容緩地為病患尋找另一個適當的替代捐贈者。

現代生物科技進步一日千里，我們必須隨時跟著科技基因定序的腳步走，提高 HLA 實驗室的基因檢測解析度、精確且快速的鑑定以及發現未知的基因和配型。回顧二〇二〇年，慈濟骨髓幹細胞中心在國際科技期刊發表三十九篇研究報告，其中有若干是大家前所未見的「新」HLA 基因配型，也有部分是臺灣族群僅有的特有 HLA 基因。之中甚至有幾篇是協助新加坡骨髓資料庫、新加坡臍帶血庫、越南血液輸血醫院、菲律賓馬尼拉首都醫院和科威特的糖尿病機構（Dasman Diabetes Institute）撰寫。

來到花蓮，總是習慣騎著腳踏車，在慈濟大學校園和花蓮慈濟醫院裡來來去去，從實驗室到餐廳，從餐廳回到實驗室，晚上回醫院宿舍，早上再騎進校園……沒有時光飛逝的感覺，每個時刻心裡想著，空氣很好，抬頭看看雲、看看山，有時在園區校園裡撿拾一些種子回來，植栽出窗前的一小片綠意盎然，也學習植物的生命力。

臺灣是因為慈濟而有名，我每次去國外開會，大家看到我，好像就認識我是誰，其實我覺得大家不是認識我，是認識身上代表慈濟的制服。因為慈濟做了很多意義重大的事，很多人都認識我們。我覺得人與人之間就是有緣分，跟機構也是有緣分，所以我會來到慈濟工作，是我人生的「湊巧」與「善緣」。而且，我想不管世界如何改變，懷抱著善的信念去從事一項任務，就能有達到成功的機會吧！就像做研究探討" Seek and you shall find." 用心追尋，就能找到。

無緣大慈　如造血幹細胞生生不息

文◎王成俊

臺灣第一位非親屬骨髓移植醫師
曾任三軍總醫院血液腫瘤科主任
現為啟誠聯合診所院長

我於一九八六年進入三軍總醫院服務，一九九六年退役後成立啟誠聯合診所，從事血液科醫療工作到現在已經三十七年了。在沒有慈濟骨髓資料庫之前，血液相關疾病如白血病，只能從親屬中尋找配對吻合的捐贈者，但隨著時代演變，逐漸少子化，親屬間的配對吻合變得更困難，而接受傳統化學治療的效果大多不理想。

一九九三年五月，立法院通過廢除了骨髓捐贈只能在三等親內的限制，當時衛生署還召開專案會議，委由慈濟成立骨髓資料庫。證嚴上人在了解並確認骨髓捐贈是「救人一命，無損己身」後，就大力推動，並於同年十月正式成立「慈濟骨髓資

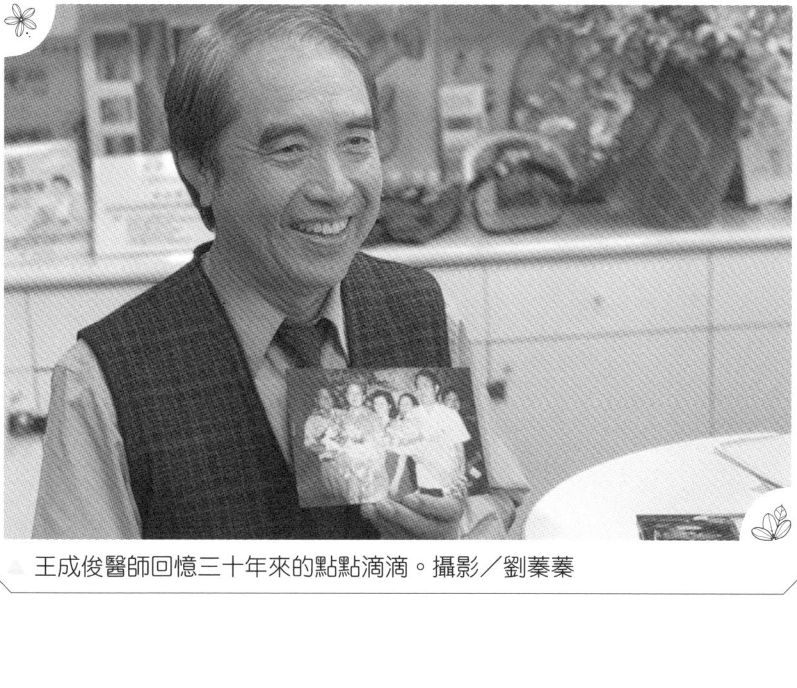

王成俊醫師回憶三十年來的點點滴滴。攝影／劉蓁蓁

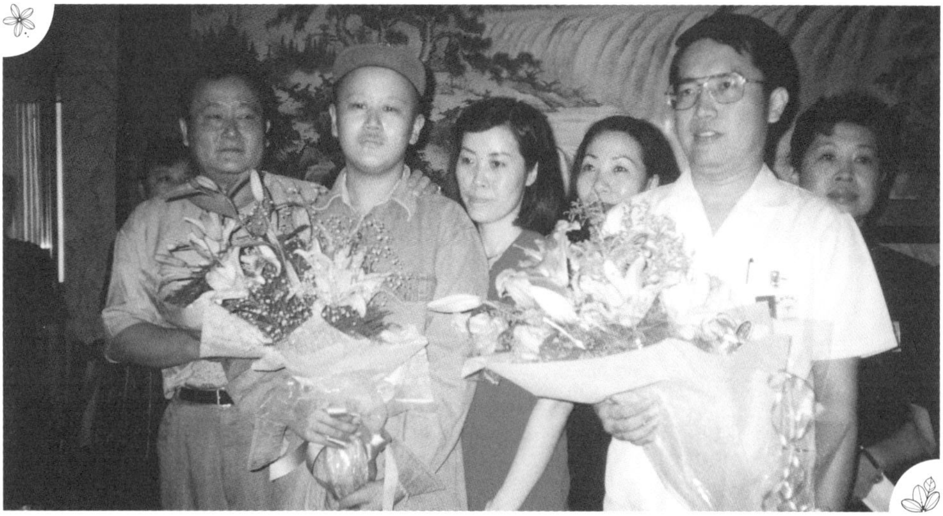

一九九四年六月八日臺灣首例非親屬骨髓移植成功個案，主治醫師三軍總醫院王成俊主任（右二）與魏小弟（左二）及家人出席記者會。

料庫」（現「慈濟骨髓幹細胞中心」）。當時我有一位急性髓芽球性白血病復發的病童魏小弟，透過慈濟骨髓資料庫，與捐贈者葉美菁小姐配對成功，於一九九四年五月七日成功完成全臺灣的首例非親屬骨髓移植手術。三軍總醫院於該年六月八日召開骨髓移植成功記者會。

在我行醫的歲月中，總是面對血液疾病的病人，經常看到他們苦等不到造血幹細胞的煎熬、家屬的焦急無助。所以能夠為捐贈者施打白血球生長激素、即使是假日也不介意待命協助，是因為我感佩捐贈者大愛無私的精神，我只是整個過程中支持協助的角色。記得上人說過「無緣大慈，同體大悲」，即使沒有血緣、親緣，同樣要對他們有關懷慈憫的心，他們的病痛也要自身去承受體會；聽到的當下，我深深受到感動。同時慈濟的師兄、師姊也是犧牲假日，全程聯繫與陪伴，我只是在這因緣中的一個小螺絲釘而已。

在慈濟成立骨髓資料庫之前，相關的血液疾病只能接受親屬間的骨髓捐贈或傳統的化學治療，但資料庫成立之後，就有機會進行非親屬造血幹細胞移植，而大大提升治療成功的機會，不只對臺灣的血液疾病患者是一大福音，對全世界相關疾病的患者，也提供治癒的機會。慈濟在跨國造血幹細胞捐贈方面做得非常完善，受到國際的肯定，目前骨髓資料庫已經超過四十六萬筆資料，成功移植六千多例，一半以上供髓到海外三十一個國家地區，在臺灣目前也有三千多例。

印象中我記得有一個捐贈者，他一共捐了兩次骨髓幹細胞，因為我們知道 HLA

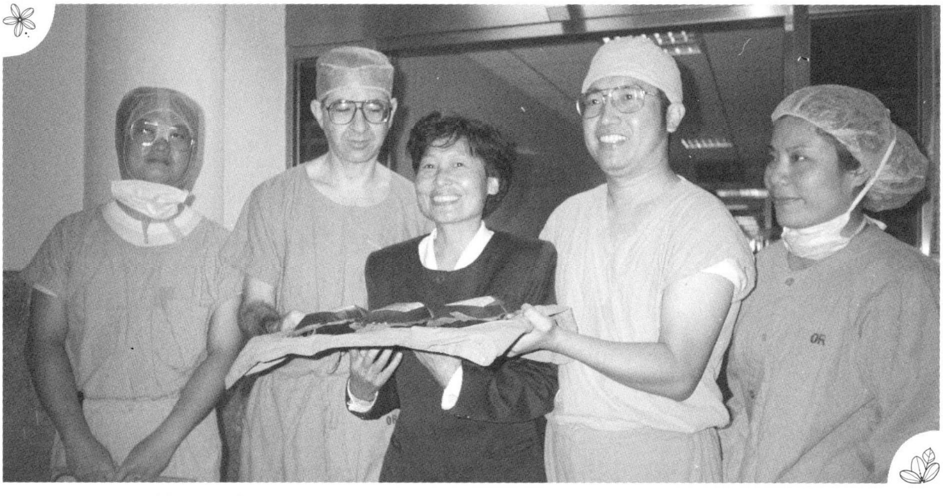

一九九三年慈濟骨髓幹細胞中心成立，一九九四年十一月二十五日臺灣首例骨髓捐贈美國德州兒童醫學中心，於臺北三軍總醫院完成取髓。右二為王成俊主任，中為慈濟基金會林碧玉（靜憪）副總執行長。

白血球抗原配對會成功的機會，大概是五千到十萬分之一，他居然能夠被配對到兩次，我們可能親兄弟姊妹之間都還不見得會吻合，而在這芸芸眾生當中，他卻能夠有兩次的機會，兩次十萬分之一相乘，等於一億分之一的機會，他捐給不同的病人，做了兩次救人菩薩，真的好像前世的因緣。

因為這類血液疾病的患者都是重病，在跟時間賽跑，希望能得到健康的HLA吻合的骨髓造血幹細胞來救他們。我接觸到這麼多有愛心又熱心的捐贈者，為了救人一命願意配合捐贈前的多次檢查，來回注射，犧牲時間，連受贈者是誰都不知道，完全不求回報，這分愛心令人讚歎。而我有幸能在捐贈者與受贈者之間連結起這一分善緣，內心非常愉悅歡喜。

我個人覺得，志工關懷小組非常非常的重要！因為捐贈者剛開始是一股熱忱在資料庫建檔，但配對成功要捐贈的時候，可能會因為不了解或親人反對而卻步，有關懷小組志工們詳細的說明，解除疑慮及關懷陪伴，捐贈者才會願意伸出他的手臂接受白血球生長激素的注射，然後捐出寶貴的造血幹細胞，捐贈的成功率才能大大提升。

這三十多年來，我做得很開心！為捐贈者注射白血球生長激素，一打針就是連續四天，是不能停的，難免碰到週末。除了新冠肺炎疫情期間需符合防疫規定之外，我一直持續在這條路上，算一算，我經手注射白血球生長激素的捐者也有一、兩千位了。

期許能將正確的造血幹細胞捐贈知識廣為宣導，讓更多人了解並參與，尤其是年輕人的加入建檔，才能搶救更多的生命，讓善的循環能擴大延續，就像我們的造血幹細胞一樣是源源不斷，生生不息。感恩上人的偉大感召，感恩捐贈者及志工師兄、師姊們的努力，這是一份偉大又有愛的事業，我將懷著感恩、喜悅的心，貢獻所學，並持續不斷地執行這份難得又神聖的醫療工作。

那段大愛激盪的日子

文◎陳榮隆

曾任：慈濟骨髓幹細胞中心醫務主任、
花蓮慈濟醫學中心小兒部主任、
慈濟骨髓移植中心主任
現任：和信治癌中心醫院兒童癌症多科整合診治團隊召集人

一九九七年旅外學成歸國，滿心以為能用自己得意的骨髓移植技術來幫忙治療致命疾病，卻看到很多不幸罹病之人，原有機會藉由這先進醫療技術解除病苦，卻苦無HLA相合的骨髓相救。當聽聞證嚴法師在一次勸募「捐髓救人」的活動就號召了數千人的熱血參與，非常感動，因為，有了這無私大愛的啟動，捐髓救人剩下的事情已是水到渠成。

接著，因緣巧合下，與前後任慈濟大學李明亮與王本榮校長懇談後，毅然決然於一九九八年舉家赴花蓮共襄盛舉。在此之前，捐贈骨髓的收集分散在各大骨髓移植中心，標準不一，對這愛心捐贈的志業

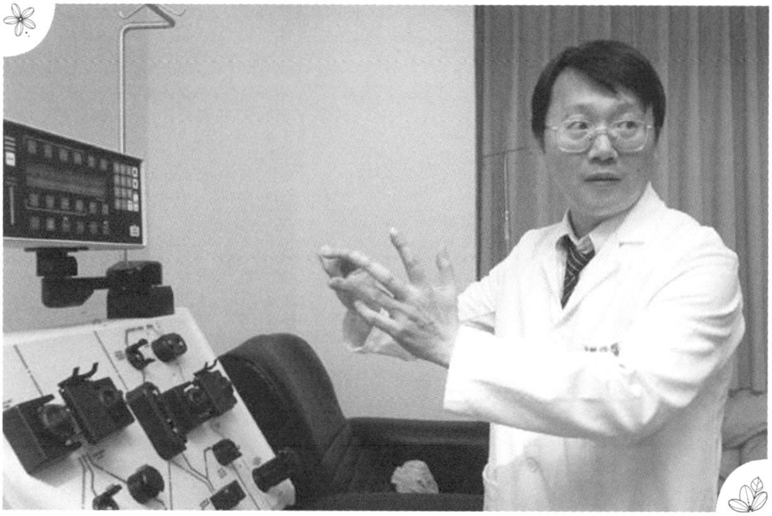

陳榮隆醫師來到花蓮慈濟醫院即協助於二〇〇一年建立周邊血幹細胞收集中心及骨髓移植病房。攝影／林炎煌

造成極大的不便，於是在證嚴法師的信念護持下，在花蓮慈濟醫院建立了集中的、以大愛為本的骨髓捐贈系統。這其實不容易，但證嚴法師凝聚了全方位聯繫及照顧捐贈者的志工，以及建立先進骨髓配對、選取、保存及輸送實驗室的專家學者，還有籌組團隊及空間進行捐贈作業的專業花蓮慈院團隊，很快地，整套系統可謂通暢如行雲流水，迒職不到半年即已順利運作。

這段期間的諸多往事仍歷歷如繪，記得常常為了及時趕上飛機送達骨髓救人，天尚未亮，花蓮慈院以 class 100 等級取髓的開刀房早已燈火通明，而埋首取髓作業的醫護有時碰到較堅硬骨頭的捐贈者，往往一趟作業下來，汗流浹背、肩痠頸痛，只為了抽取足量得以救人，而這點瑕疵也靠之後取髓器械的持續改良，讓醫護及讓捐者的不適，降到最低。

第二個任務是花蓮慈院決定籌建骨髓移植病房，在花蓮實地進行移植營救病人。這在東臺灣之前是完全沒有經驗的，那時靠著證嚴法師不畏辛勞穿梭醫護、建築、行政單位的衲履足跡，加速了多方位的聯繫，我記得是花了一年時間訓練出花蓮慈院首批移植專業團隊，於二〇〇〇年就在臺灣東部成立了骨髓移植病房，這是個有著證嚴法師護持，一個注入大愛、窗外有藍天、身心靈皆能守護的先進病房，當時從親屬相合移植開始做起，第一位受益的血液疾病重症病童，已長大成人，聽說最近還回到花蓮慈院工作回饋社會，可說是典型的大愛循環案例！

由於移植工作進行非常順利，花蓮慈院也於二〇〇二年進一步開啟了首例非親屬移植的血癌病人，我記得那小男孩因為總是搭火車奔波就醫，竟成為一個火車迷，多年後病情痊癒坐火車回診，都還連珠炮講述他收集的火車模型！每次回診時父母燦爛笑容看著活潑孩子的溫馨畫面，不禁都會反思，如果沒有證嚴法師發心建立這套大愛系統，這令人感動的親子情懷會不會改觀呢！

由於骨髓捐贈者要經歷麻醉、氣管插管、使用呼吸器、自腸骨內取髓等步驟，對捐贈者而言是較辛苦的，而使用白血球生長激素驅趕出來的周邊血造血幹細胞可以清醒著收集，相對方便，但那時對其長期安全性仍有些許疑慮。

記得證嚴法師曾多次關心此技術會不會傷害到捐贈者，一直等到國際上這種收集幹細胞方式已應用三十年結果對捐贈者沒有明顯傷害的報告出爐後，證嚴法師才首肯進行。於是在花蓮慈院招募了兩位醫技碩博士建立了實驗室，二〇〇二年便開始了周邊血造血幹細胞收集及儲存，這更增強了捐贈者的捐贈意願。

但找足夠品質的血管、數小時的管路流通全身血液循環造成的電解質及血小板等短暫不平衡，畢竟還是有不適反應的，這常常需要志工和醫護的說明及安慰。到現在我還印象深刻的一件事是，現任楊尚憲醫務主任（當時是住院醫師），為了安慰一位捐贈者捐贈後不適導致的歇斯底里，深夜在病房守護數小時的感人插曲。而二〇〇三年花蓮慈院也首次為一位多次復發的血癌病人成功進行非親屬周邊血造血幹細胞移植，並成功壓制了血癌的復發。這位小朋友全家都是證嚴法師弟子，多年後還曾一起吃素閒談這段往事呢！

接下來的一大進步是臍帶血庫，這無疑是楊國梁主任的心血所創立，得以無縫接軌移植而及時幫助有緊急需要的病人。但在臍帶血初期應用時，因為繁多併發症的處理花費比其他移植方式多很多，加上冷鏈儲存輸送、檢測等成本，整體花費昂貴，病人往往負擔不起。

當時證嚴法師也發心要為這些少數不幸病人達成救急之目標，我印象深刻的一個例子是二〇〇四到二〇〇五年間，兩位同時罹患罕見的瀰漫型蘭格罕氏組織球症的嬰兒，一前一後因前面治療產生抗性轉來花蓮慈院，都已是多重器官功能異常、狀況緊急，第一位來不及移植回天乏術，另一位及時得到證嚴法師的捐助而得以於二〇〇五年緊急進行非親屬臍帶血移植，事隔多年，這位當時幸運受惠於大愛的嬰兒已長成一個大學生準備回饋社會了！

物換星移，感覺三十周年如白駒過隙，我記得擔任幹細胞中心醫務主任的最後一年，造血幹細胞捐贈移植的數量，每年已突破兩百五十例，而在中心三十周年的此時，已累積突破六千例！我很榮幸見證也經歷了這一段證嚴法師激盪起來的大愛效應，時隔數十秋，這點點滴滴仍鐫刻心頭，清晰如昨！我深深覺得，大愛啟發了睿智，能造就循環不已的善的串流，持續著救苦救難的志業！

為中心做改變的那些年

文◎石明煌
前花蓮慈濟醫院院長兼慈濟骨髓幹細胞中心主任

《楞嚴經》中有一段恒河的經文，佛與波斯匿王的對話：「佛告大王：汝見變化，遷改不停，悟知汝滅；亦於滅時，汝知身中，有不滅耶？」佛陀教導，身體會滅，本性不生不滅。

在慈濟骨髓幹細胞中心工作的那些年那些事，我想大部分即使感覺千真萬確也都會因記憶而扭曲失真。長期規畫的事記憶會比較深刻，特別是接受過多方指正的加持。

曾經，在臍帶血收集達一萬兩千例時下決定，不再接受愛心捐贈，我的獨斷阻斷了許多人的期望。但因為中心同仁比對分析國人基因庫變異與人口數推測的結果是這樣。

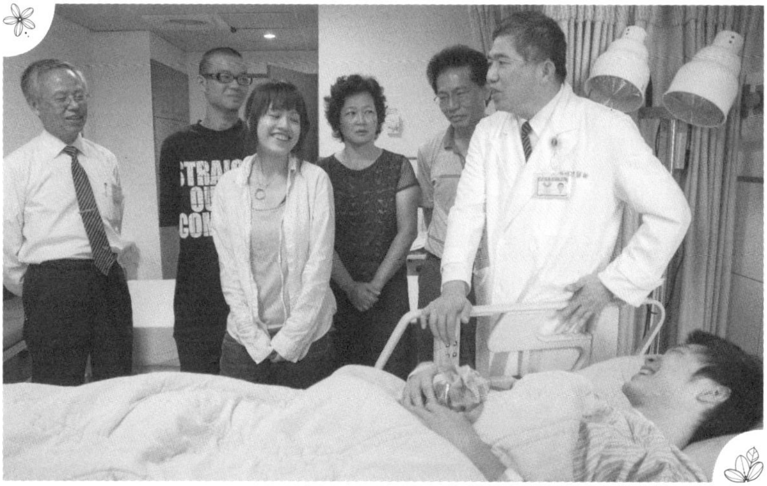

二〇〇七年，臺大醫院住院醫師葉乃綸（躺者）完成捐髓，當時花蓮慈院院長兼任慈濟骨髓幹細胞中心主任石明煌（右）、臍帶血庫主任楊國梁（左一）前往探視並感謝。攝影／劉明繐

曾經，因為採用了國際骨髓捐贈費用對等原則，我的決策驚動了各方長輩賢達。

又曾經，固執己見，規範勸髓志工需要接受培訓課程與進階認證。這些身經百戰功在中心的志工們開始勸髓時，我都還是個小毛頭，但因為要讓中心永續，需參加國際認證，需要組織再造。

曾經，擔任送髓者一路送到長沙機場，與不熟悉流程的海關官員僵持不下，官員不接受文件，堅持骨髓箱一定要過X光檢查，所幸最後順利放行。因為自助人助，好事自有天助。

中心同仁做了許許多多的工作，許多吃力、吃苦的差事，除了日常實驗室、行政工作，我還記得的有病歷電子化、異地備援、驗血活動電子化、國際認證、國際會議與合作、收集室增建、增設個案管理護理師、周邊血取代骨髓捐贈、同仁進修等等，還有欠款催繳。對，補助歸補助，欠款還是要催繳。十方來十方去，大德的捐款需誠正信實以對。

「佛言：大王！汝面雖皺，而此見精，性未曾皺。」

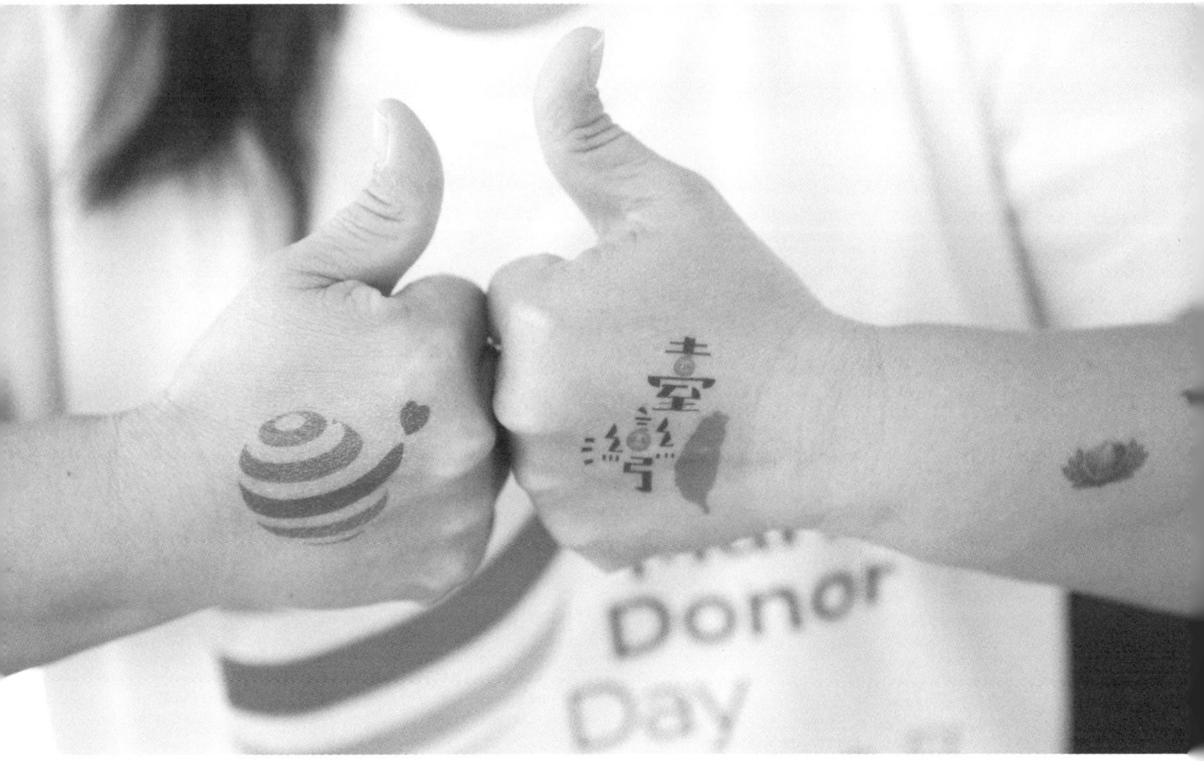
Donor
Day

PART 4

跨界招募，心髓相連

爲了吸引更多人加入造血幹細胞驗血登記，
慈濟骨髓幹細胞中心不斷自我突破，
不管是進到企業體或是與各類社團、社福機構等合辦活動，
或是與運動賽事合作，也出版兒童繪本，向下扎根；
漫畫家及作家合作，與青少年的奇幻世界同步；
邀網路媒體工作者呼籲青年族群……

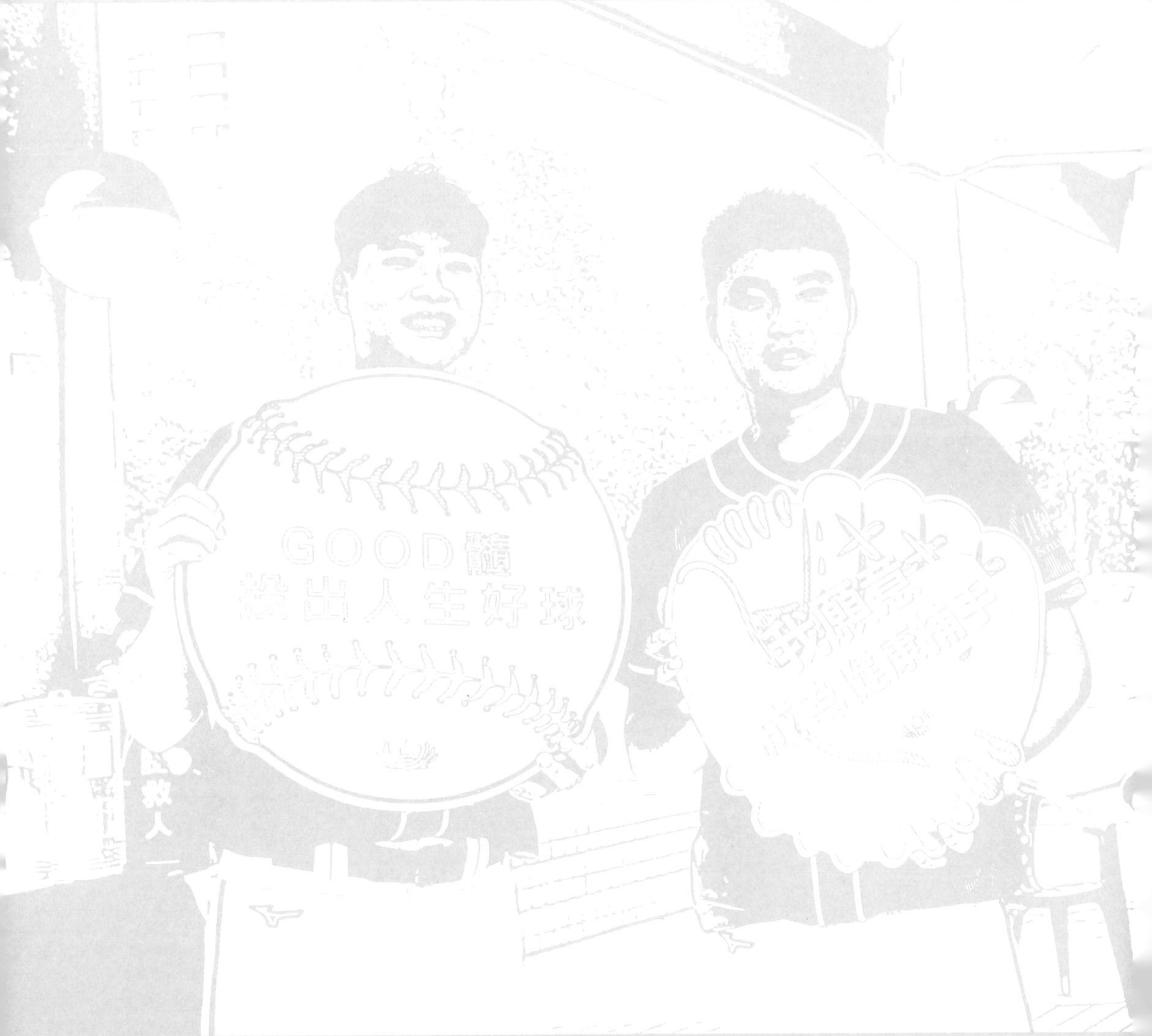
GOOD髓
投出人生好球

相約棒球場，開出一記好球

二〇二〇年初，慈濟骨髓幹細胞中心接獲一通電話，對方是職棒球評潘忠韋的好友，他們在詢問，是否可以透過體育界的力量，邀約中職知名球員，透過各體育頻道，大家一起集氣為潘忠韋加油，也協助召募更多人來加入造血幹細胞捐贈建檔的行列。

當時，媒體人劉孟釗經由昔日老同事——大愛臺潘盛娟，得知造血幹細胞捐贈建檔召募與捐贈上的困難，在獲得骨髓幹細胞中心的文宣協助後，開始大力奔走，從北到南，邀約棒球界的好友共同錄製影片為潘忠韋加油打氣。包括王建民、彭政閔、林智勝、洪一中、林威助、胡金龍、高國輝、陳禹勳、曾豪駒、王柏融，球友們每個人舉牌為他加油打氣，也呼籲民眾伸出雙手，救人一命，無損己身，搶救善行，你我同行。

影片播出後引起球迷熱烈回應，桃猿樂天球隊首先釋出善意，於二〇二〇年六月二十七日與慈濟骨髓幹細胞中心首次合辦驗血活動，爾後臺中兄弟象隊、富邦悍將、味全龍隊都紛紛響應。

二〇二〇年七月十二日，中華職棒中信兄弟對上富邦悍將在臺中洲際棒球場熱血開打，當大家都在矚目中信兄弟象能否上半季封王，但對於主場兄弟球隊，場上還有另一件更重要的事情，就是幫現任球評的知名棒球選手潘忠韋，邀約更多人加入造血幹細胞建檔，希望讓所有等待移植的血液疾病患者都能獲得重生，場外挽袖響應建檔的球迷從臺北到高雄都有，

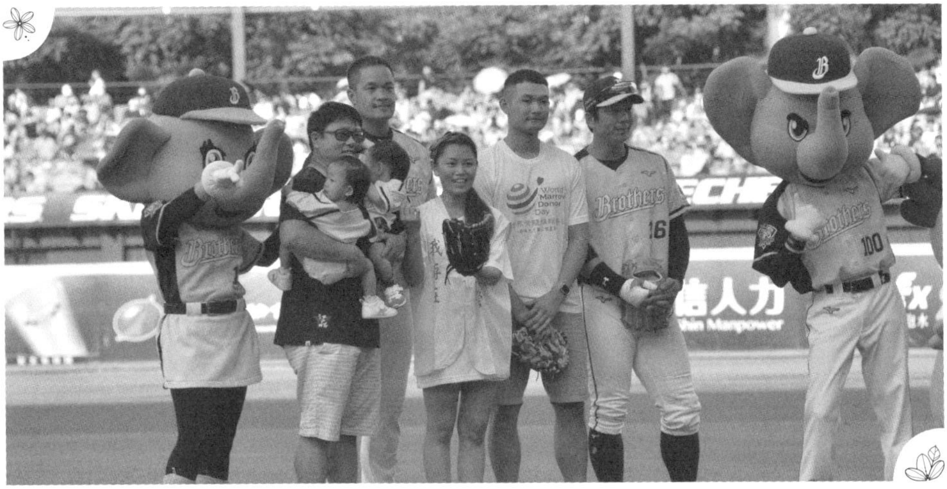

二〇二〇年七月十二日在臺中洲際棒球場，由接受造血幹細移植重獲新生的李亞倪（著背心者）、李捷宇（中）來開球。李亞倪的先生抱著一歲多的龍鳳雙胞胎一起出現，體育系畢業的李捷宇也為了這天開球專程練習。攝影／李威德

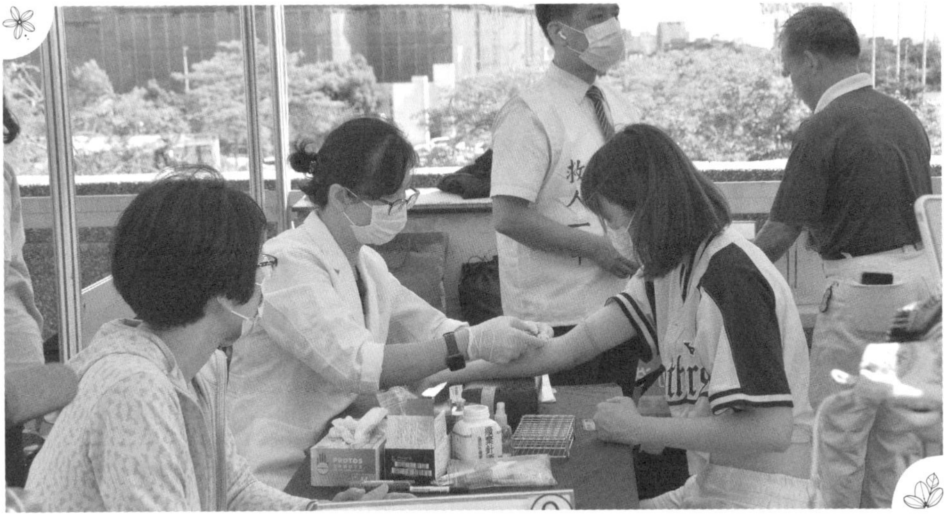

熱情球迷也願意捐出十西西血建檔，給予球評暨知名棒球選手潘忠韋多一線生機。攝影／李威德

傍晚募集超過一百位響應，中職更把開球這一刻，交給兩位移植成功恢復健康的受贈者，讓他們「髓緣」投出象徵希望重生的一球！

李亞倪說，在發病前拿過捐血中心頒發的榮譽卡，踏入社會第三年即完成人生中第一個夢想，開了一家餐飲店，正在享受著人生勝利的喜悅時，身體常感到疲累，檢查後發現罹患血癌，令她不得不開始與血癌搏鬥的生活。

過程經歷六次化療、八次電療、七次中樞神經預防性化療，終於在造血幹細胞移植後恢復健康。她堅信打敗自己的不是病魔，而是心魔，最後還是因為接受移植而活了下來。

陽光男孩李捷宇發病時才十八歲，喜歡打籃球的他中學時還擔任籃球隊長，高三得知罹血癌後需造血幹細胞移植，姊姊和他的 HLA 配型不符合，後來在慈濟骨髓幹細胞中心配對成功、獲得移植。雖然因為復原過程休養了一年，但李捷宇有運動員的耐力與體力，順利從輔大體育系畢業，如今自行創業有將近三十名員工。

兩位受贈者雖曾經歷約半年排斥期，但都憑著毅力恢復健康，兩人目前的人生健康圓滿，能重拾人生的美好，他們的心裡除了感恩捐贈者的愛，也感恩所有醫療團隊與志工，還有廣大的建檔民眾，因此他們恢復健康後也積極投入社會公益。中職與慈濟骨髓幹細胞中心一起廣邀民眾響應驗血建檔，讓更多亟待移植的病人，都能揮出人生的好球。

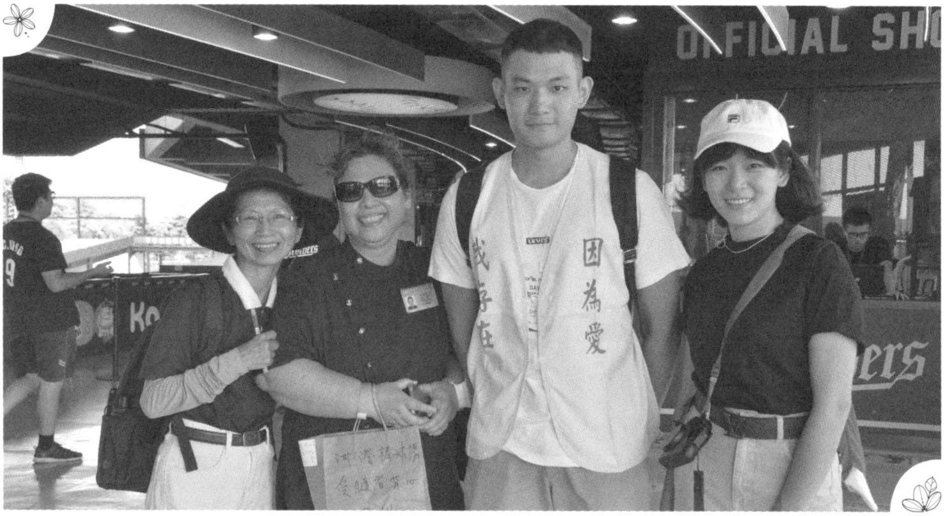

姊姊（右一）與李捷宇（右二）的 HLA 配型不符，幸有捐贈者同意，才得以重獲新生，也感謝醫療團隊與志工的協助，來到球場當見證。攝影／李威德

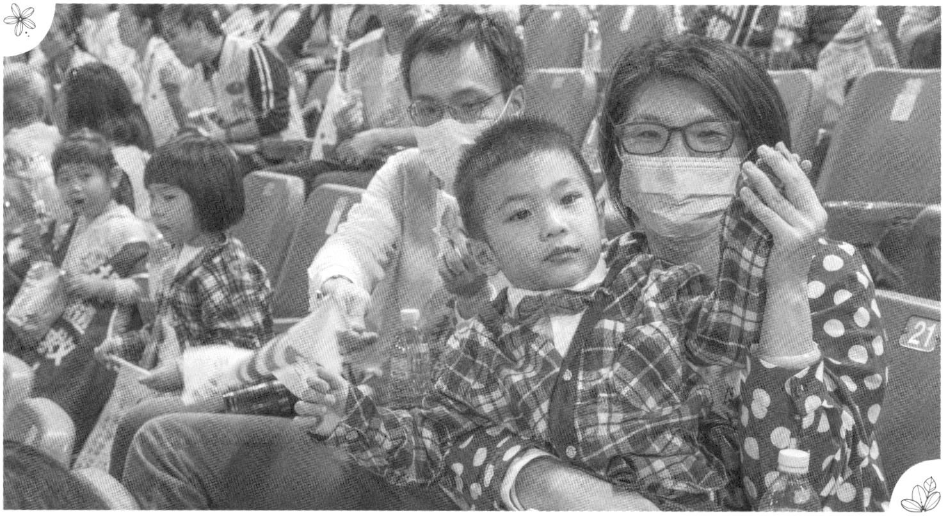

二〇二〇年九月二十六日在桃園國際棒球場，配合世界骨髓捐贈者日活動，慈濟骨髓幹細胞中心邀請四百三十位捐贈者、受贈者及家屬進場觀看球賽。攝影／張振成

棒球場上　捐受贈者齊聲喊加油

二〇二〇年九月二十六日傍晚，在桃園國際棒球場，開球儀式中，受贈者古小妮懷著感恩的心，踏上球場的投手丘，謹慎又認真地將手中的棒球，穩穩地投進捕手的手套內，這一球不僅為自己的重生而投，最重要的是鼓舞所有血癌病友，堅持與等待就能看到希望！

而球場外七十多位的慈濟志工，則穿梭在排隊等待進場看球賽的隊伍中，向球迷宣導造血幹細胞捐贈的正確觀念，並邀約熱心民眾挽袖抽十西西血完成驗血建檔活動。

響應世界骨髓捐贈者日　樂天球場愛心總動員

二〇一五年起，世界骨髓庫協會訂定每年九月的第三個星期六為「世界骨髓捐贈者日」，藉以感恩所有的捐贈者以無私大愛搶救生命。慈濟骨髓幹細胞中心，身為世界骨髓庫一員，在臺灣每年也會在各地舉辦感恩捐贈者及造血幹細胞捐贈的宣導活動。

慈濟桃園區骨髓關懷小組志工劉淑華表示：二〇二〇年世界骨髓捐贈者日，慈濟骨髓幹細胞中心與樂天猿隊球團合作，結合職棒賽事，以健康、活力、陽光的棒球活動，邀請四百三十位的捐贈者、受贈者和家屬，一起觀賞球賽之餘，也共同見證捐贈者「我捐贈，我健康」，以及受贈者「因為愛，我存在」的髓緣大愛。

長相甜美秀麗的朱麗和夫婿邱禹璿也來到球場，看球賽外也希望在建檔區做志工，「希望可以完成哥哥沒有做完的事情，他希望募到十萬人來建檔。」想到去年底，因血癌病逝的哥哥，朱麗不禁紅了眼眶表示，希望一步一步完成哥哥朱頤的遺願。

看棒球賽兼做善事　一舉兩得

位於桃園市領航北路的樂天桃園棒球場，蜂巢狀的外觀設計極具現代感，是年輕人假日休閒的好去處，在球賽開打日，總會有許多忠誠的球迷，穿著喜歡球隊的球衣看球賽給予支持和鼓勵。

是日下午，微涼的天氣伴著偶爾飄下的細雨，不減球迷的熱情，排隊等待進場，七十多位慈濟志工穿梭在長如人龍的隊伍中，向球迷宣導造血幹細胞捐贈的正確觀念，並邀約熱心民眾前往美食街外廣場慈濟驗血活動攤位，挽袖抽十西西血完成驗血建檔。

頭戴藍色球帽，身穿綠色球衣，裝扮非常搶眼的黃俊凱，就讀高雄醫學院，熟知造血幹細胞捐贈的醫學知識，一如他對棒球的熱情，聽完志工的介紹，便立刻響應建檔，平常就有捐血習慣的他也表示，如果配對成功願意捐贈，同行的好友也一起響應驗血建檔。

戴著紅色球帽的董玉蘭，和先生及國二的兒子，專程從臺北來看球賽，董玉蘭曾經看過大愛臺的戲劇，知道配對成功可以救人，因此就把握機會建檔。當董玉蘭挽袖抽血時，一旁陪伴的兒子和先生，則貼心地使用手機照明功能幫忙打燈，讓醫檢師更容易抽血，黃先生表示支持太太捐髓助人。

投出好球　感恩捐贈者也鼓勵病友

配合WMDD世界骨髓捐贈者日的球賽別具意義，開球儀式也很特別，邀請受贈者古小妮擔任投手，代表受贈者對所有捐贈者的感恩。當古小妮振臂奮力一投，這球不偏不倚落入樂天桃猿隊捕手的手套內，全場響起熱烈掌聲，捐贈者、受贈者和家屬熱情地揮舞著WMDD（世界骨髓捐贈者日）的小旗幟，球場內巨型的LED電視牆也投射出旗海飛揚的景象。

香港出生的古小妮，高中畢業後隻身來臺求學，踏上臺灣土地後，便被這裡的一草一木及濃濃的人情味所吸引，自此落地生根於臺灣。一九九五年，古小妮完成骨髓捐贈建檔，當時她最大的願望是能配對成功，成為救人的捐贈者。然而願望未實現，自己卻罹患急性淋巴白血病，二〇

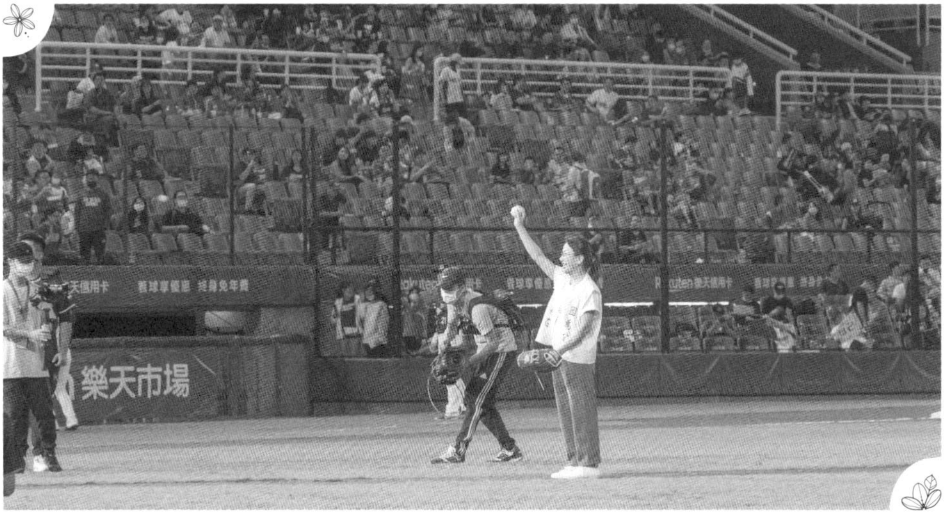

二〇二〇年九月二十六日傍晚時分，由受贈者古小妮在桃園國際棒球場開球。攝影／張振成

一二年，古小妮反倒成為受贈者，受人之恩始終烙印在古小妮心版上。

「我踏上投手丘的時候，心裡想我一定要成功，這一球很重要，是為了所有白血病患投出一個好球。」從來沒有打過棒球的古小妮，憑著堅定的信念和認真的態度，就好像她想要在造血幹細胞捐贈這區塊很認真地去付出。

從球場的螢幕看到自己，感覺很高興、很幸福，古小妮說：「因為我還活著，我曾經的『受』現在改為『施』，最重要的是我想給所有的病友看到一個希望——你即使是生病了，你還是會康復的。」

你的一針　他的一生

球賽進行到三局下半，由啦啦隊帶動

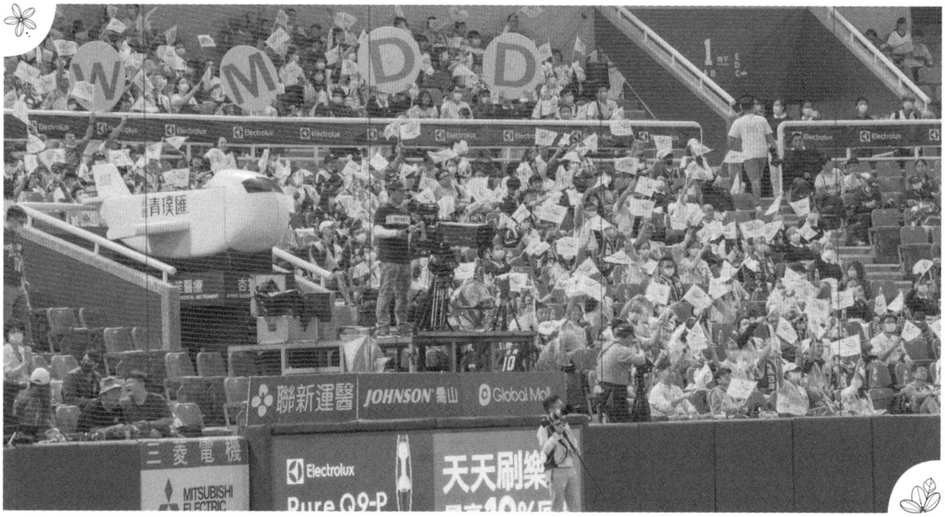

▲ 球場觀眾席上的世界骨髓捐贈者日 WMDD 標語，讓全球看見臺灣的髓緣之愛。當日有六十四位民眾參與抽血建檔。攝影／張振成

現場炒熱氣氛，隨後啦啦隊隊長阿誠，邀請受贈者陳先生一起乘坐小飛機。當場內燈光投射在緩緩升起的小飛機，大家的目光都聚焦在小飛機上。陳先生內心充滿難以言喻的感恩，用力揮動手中WMDD小旗幟，觀眾席上則是掌聲不斷，給予祝福。

走過生命嚴酷考驗的陳先生，二〇一五年底發病，治療將近一年後獲知配對成功，內心重燃起生命的希望，他說：「今天是特別日子，世界骨髓捐贈者日，謝謝捐髓者，雖然我們都不認識，但藉由這個日子謝謝他們，也謝謝慈濟持續辦驗血活動，讓我們生病的人有機會活下來，謝謝！」即便戴著口罩，依然能感受到他眼神所流露出感激之情。

觀眾席上的捐贈者看到受贈者重獲新生，大家都感到無比快樂。捐贈者廖先生

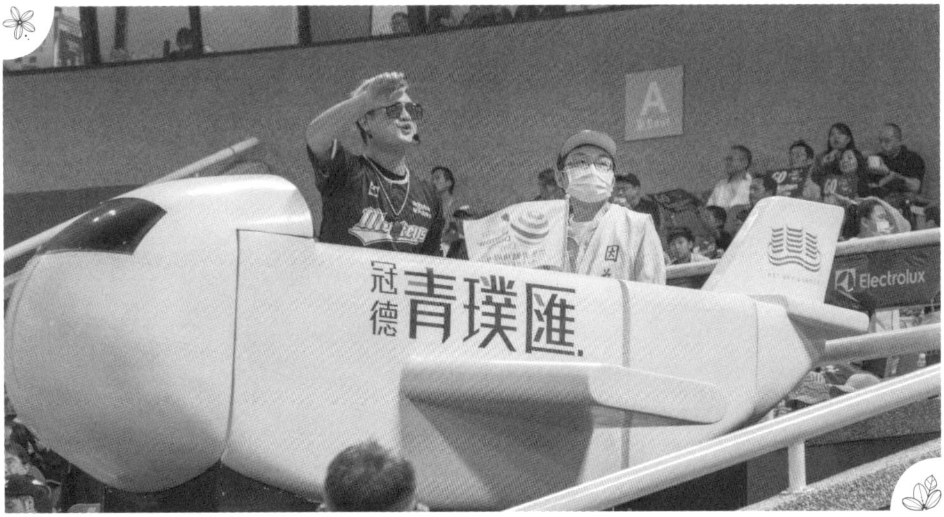

球賽三局下半，啦啦隊長邀請受贈者陳先生（右）搭乘小飛機，他代表所有受贈者向捐贈者致上感謝救命恩。攝影／張振成

帶著太太和一雙幼兒來參加活動，廖先生在五年前就讀大學時參與建檔，一年後接獲配對成功的通知，當時還是女友身分的廖太太，非常支持他去做捐贈。今天廖太太也完成了驗血建檔，因為先生捐贈後，連著兩年小朋友接續出生，證明「捐贈無損己身！」

造血幹細胞捐贈是以二十三對染色體中的第六對來判定，第六對染色體相符，即配對成功。因為愛，讓沒有血緣關係的人，在第六對相遇而重生，然而造血幹細胞配對成功僅十萬分之一的機率，因此需更多愛心人士挽袖抽血建檔，讓血液疾病患者多一分活下去的機會，因為「你的一針，是他的一生」。

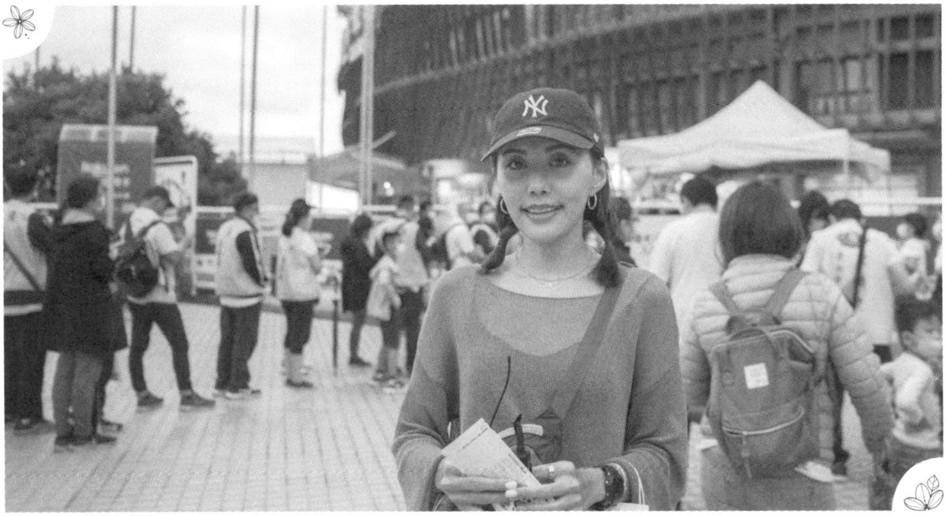

哥哥朱頤因血癌病逝，為了完成哥哥募十萬筆建檔遺願，長相甜美秀麗的朱麗也來到球場，要在建檔區做志工，還能欣賞球賽。攝影／張振成

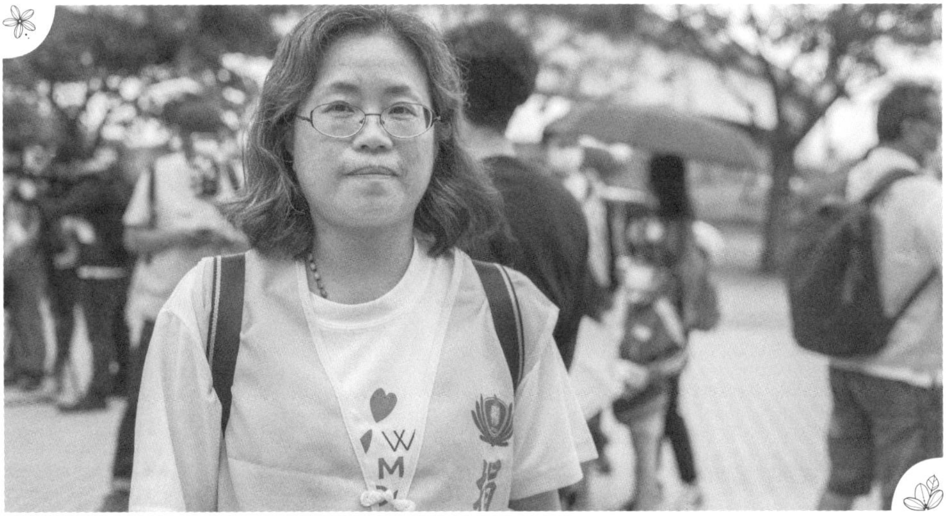

捐贈者彭小姐覺得能救人真好，因此她常常向同事說：「只要 10CC 的血去建檔，就能救活一個人、一個家庭，希望你們共同來參與。」攝影／張振成

想念兔小妹　親子繪本推廣

全臺灣第一本傳達造血幹細胞捐贈與移植配對的繪本誕生了。童話繪本，圖文並茂、深入淺出的內容，讓孩子認識造血幹細胞捐贈，將正確的知識向下扎根，愛與助人的觀念，從小培育。

「慈濟骨髓幹細胞中心」策畫、小天下出版、花蓮扶輪社共同教育支持的《想念兔小妹》繪本，二〇二二年一月九日下午在臺北靜思書軒信義誠品店舉辦新書發表會。發表會上來賓、繪本作者、受贈者以及許多民眾親子共聚一堂。

一個讓愛延伸的故事

《想念兔小妹》故事主角，兔小妹不幸得了血癌，是最凶猛的「急性白血病」，她等不到適合的造血幹細胞進行移植，就離開了她最愛的家人。心中已植入捐髓觀念的爸爸，有一天，接到通知有位病人和他的造血幹細胞「配對」成功，爸爸決定要救這位病友的生命，讓另一個家庭不要再發生和他們一樣的悲劇。

大姊姊葉怡芯透過繪本影片導讀《想念兔小妹》，在一個飄著細雨的早晨，兔小妹被小天使帶走了，兔媽媽抱著兔爸爸哭了。葉怡芯描述時，觀看的大人與孩子，引頸專注地聆聽，葉怡芯與孩子做互動，問：「若你是兔小妹，說說你最想做什麼？最想完成的心願是什麼？」

純真的孩子們踴躍舉手發言說：「跟家人一起出去玩」、「我要活下去」、「我希望全家一起去遊樂園玩」、「把錢捐給需要的人」……

從繪本和姊姊導讀故事，小學一年級的陳小妹說：「讓我知道長大要如何捐贈造血幹細胞、捐血救人，和學會救人，也可以把《想念兔小妹》書送給同學，讓他們一起了解和告訴同學如何捐造血幹細胞。」

本書作者王元容表示，因認同慈濟骨髓幹細胞捐贈救人，期能以出書盡一分心力。《想念兔小妹》是以孩子的教育觀點做發想，童話繪本大都以動物世界去構思，所以以動物兔子當主角，能更貼近的讓孩子融入故事裡，孩子的接受度也會比較高。

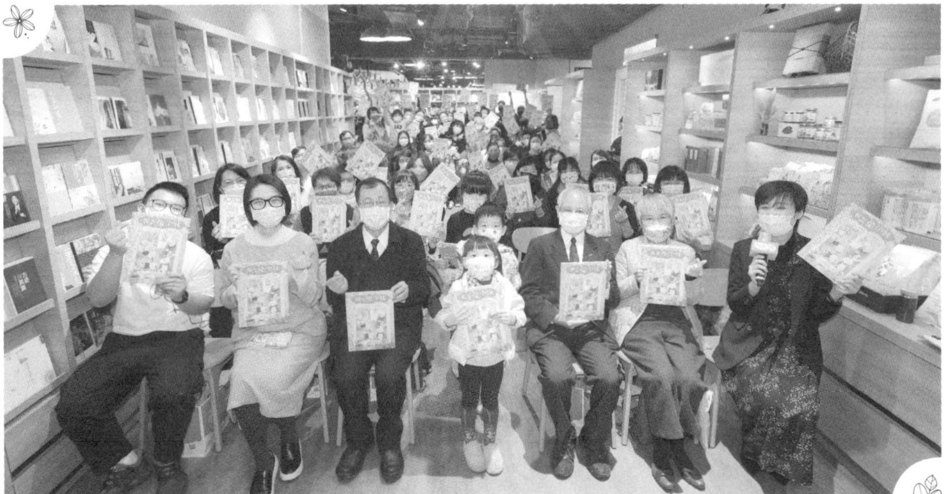

慈濟骨髓幹細胞中心策畫，小天下出版、花蓮扶輪社共同教育支持的《想念兔小妹》繪本，在臺北靜思書軒信義誠品店舉辦新書發表會。攝影／蔡政勳

書中以兔小妹做串聯，其因是自己有養過兔子，是從出生的小寶寶照顧到年老善終。書寫此書就是以這隻小兔撰寫，重病全身癱瘓小兔送進動物醫院醫治，生命將盡時，兔子的求生意志很強，牠想要活下去。所以，特別將這份情感撰寫入書，除了可以讓書寫得更生動，也紀念小兔。

在創作時，寫到求生場景，是邊寫邊哭，想念起父親因病無法醫治而離世，父親求生意志強，是帶著遺憾離世，這些都是寫作融入的心境題材，「親人想要活下去，我想要親人活下去！」這是心的拉拔。

本書繪者，任職創意家藝術總監的黃淑華表示，歷經大約兩年的運鏡轉角撰書，《想念兔小妹》終於產出了，祈願看完這本書的家長跟孩子們，會很喜歡它，在他們心中種下一顆愛與助人的種子，再把這種子散

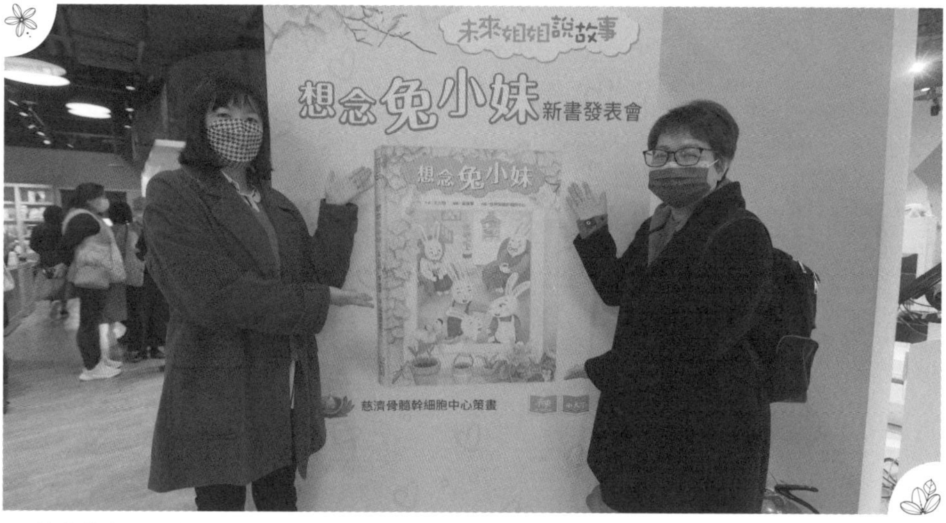

繪者黃淑華（右）說：「書猶如自己的小孩，生出來了；每次拿起來看，每次都很感動。」
攝影／蔡政勳

播出去，讓更多人知道造血幹細胞的捐贈，它是一個很有意義的活動，也祈願這本書推廣到全世界，讓全世界的人都一起來推動加入。

黃淑華說：「出書猶如自己的小孩，每次拿起來看，都很感動，再期望，看這本書的人，都能與我一樣，很感動和有積極的心，推廣抽血建檔資料。」黃淑華呼籲社會大眾一起挽起袖子，響應抽血建檔，救助等待配對的患者和他的家庭。

醫師群擔任顧問　將正確觀念向下扎根

慈濟骨髓幹細胞中心主任楊國梁表示，慈濟骨髓幹細胞中心目的就是要幫助全世界血液疾病的病人，親屬間找不到幫助時，透過非親屬資料庫，尋求他們再生的機會。本著救人如救火，不分宗教、族群、國籍等，骨髓捐贈是需要有多元化的捐贈者，幫助不同族群，建檔骨髓資料庫豐富性，需要社會大眾的支持，將愛持續傳遞給更多社會大眾。

楊國梁主任強調，骨髓幹細胞捐贈的認識，需要從小建立理念，讓孩子在成長過程中，認識有愛就有希望，期望經由《想念兔小妹》這本書開始，啟發對骨髓幹細胞捐贈的支持及付出，幫助更多血液疾病患者。

花蓮慈濟醫院副院長吳彬安說，慈濟骨髓幹細胞中心在臺灣推動骨髓捐贈不遺餘力，品質與世界接軌，成果有目共睹。透過《想念兔小妹》書籍的教育解讀，教孩子認識骨髓幹細胞捐贈的正確觀念，讓國人多一分了解，讓大家理解而付出行動，讓血液疾病患者能有更多配對成功的機會。更感恩花蓮扶輪社教育支持推廣。

「繪本可以建立家屬與小朋友的溝通與彼此的心情分享，影響力很大。」財團法人器官捐贈移植登錄及病人自主推廣中心副執行長柯彤文說，《想念兔小妹》是一本傳達同理心跟生命教育的好書。德蕾莎修女曾說：「愛，是在別人的需要上，看到自己的責任。」期望這本書帶給大家一個啟示，將正確觀念向下扎根。

未來親子學習平臺社長許耀雲說：「臺灣人透過慈濟骨髓幹細胞捐贈，把我們的愛散播到全世界，拯救無數人，是對世界的貢獻。」繪本《想念兔小妹》，雖是著作給小孩子看的，但它深入淺出，圖文並茂，將慈

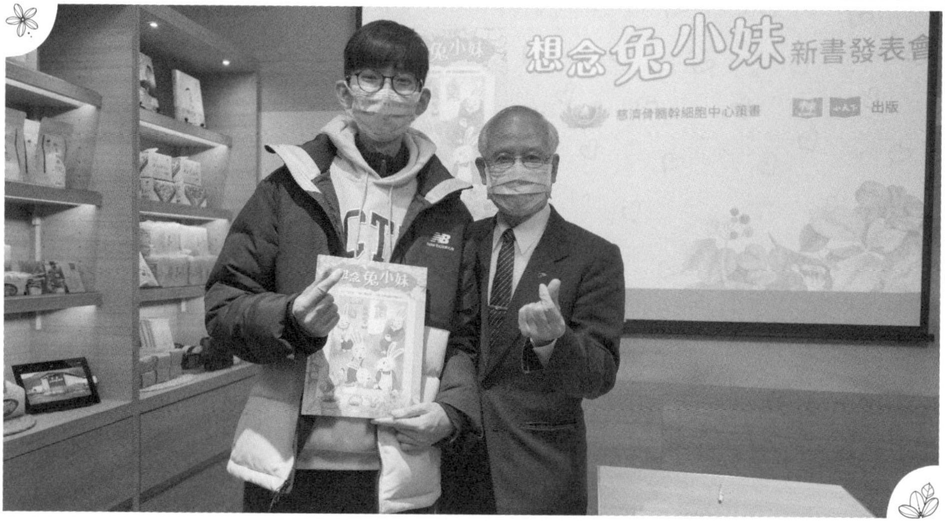

受贈者江翰威特地在母親的陪同下前來支持慈濟骨髓幹細胞中心首本兒童繪本的新書發表會。圖／小天下提供

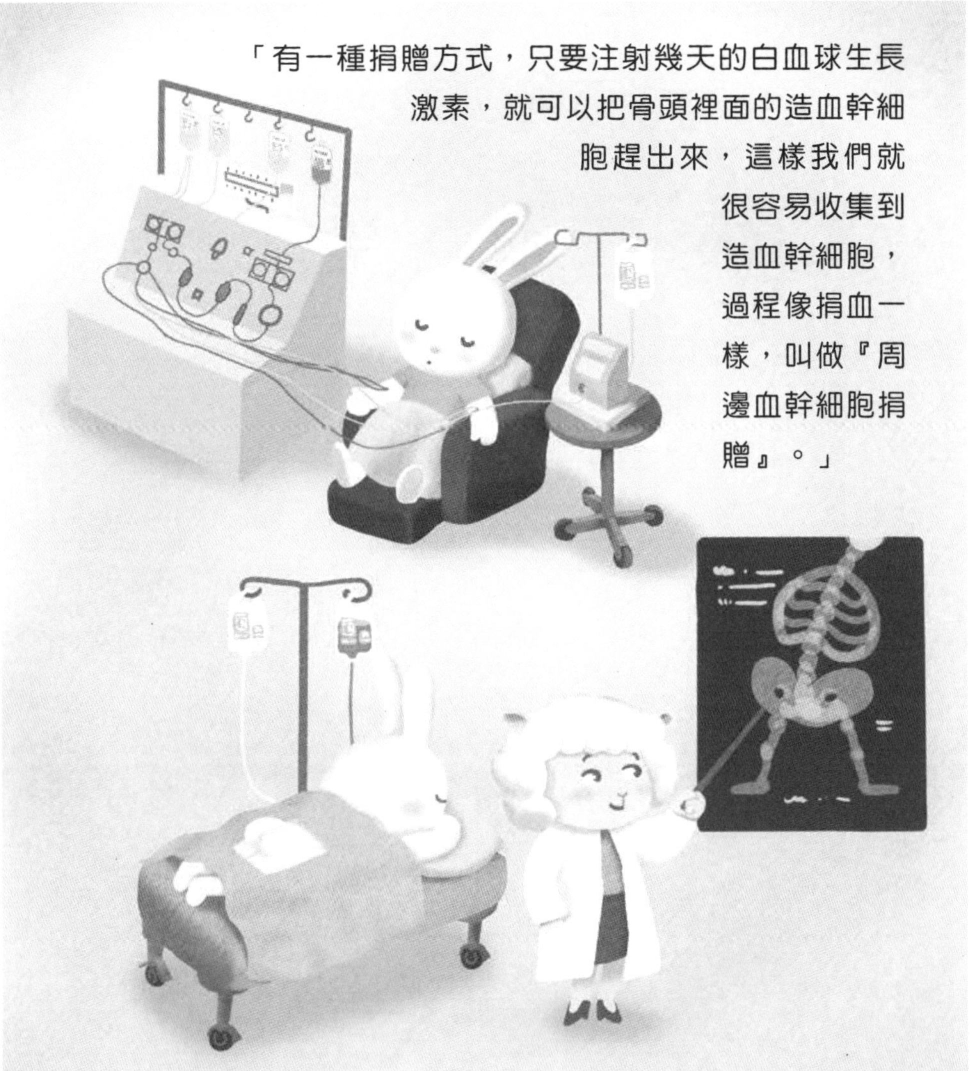
「有一種捐贈方式，只要注射幾天的白血球生長激素，就可以把骨頭裡面的造血幹細胞趕出來，這樣我們就很容易收集到造血幹細胞，過程像捐血一樣，叫做『周邊血幹細胞捐贈』。」
「另一種是『骨髓幹細胞捐贈』，需要全身麻醉，從我們小時候打針的部位上方，屁股裡面的骨頭去抽取造血幹細胞。兩種方式都已經推行 20 到 30 年，全球超過 100 萬人捐贈過。」

《想念兔小妹》透過擬人畫法將造血幹細胞捐贈的方法深入淺出介紹。

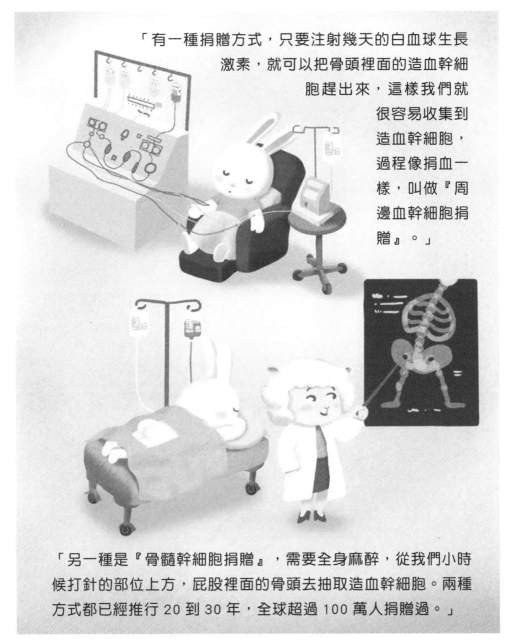

濟骨髓幹細胞捐贈複雜的概念，透過簡單文字傳達出來。無論是孩子或大人，只要看了這本書，就能很快瞭解理念的宣達。

救一個人，等於救一家人，受贈者王皖伶與兒子小初一起出席新書發表會。王皖伶表示，被診斷出罹患血癌時，兒子才十個月大，當時心中所想的是「我一定要活下去，我要陪著孩子長大。」親屬配對不成功，很幸運在慈濟骨髓資料庫配對成功，給了一線生機得以移植重生，很感謝捐贈者的大愛，因為有他，讓孩子有媽媽陪伴成長。王皖伶兒子小初透過烏克麗麗自彈自唱〈感謝〉，向救助「媽媽的恩人」表達感謝。

生命無價「髓」來救？期透過繪本傳達正確捐贈移植觀念，讓萬分之一的傳愛機會，由孩子開始培育愛與善，從小了解生命雖然有限，但愛是可以無限擴大，讓未來的善種子，走入助人救人的行列。

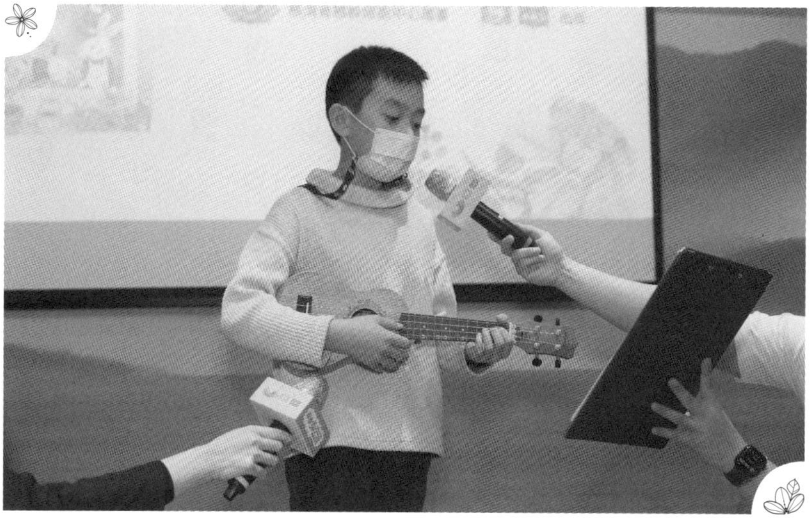

▲新書發表會上，小初特別透過彈奏烏克麗麗，唱出感謝的歌曲，感謝媽媽的救命恩人。圖／小天下提供

為髓而畫，作家攜手漫畫家

為了幫助血液疾病患者，國立臺南藝術大學助理教授羅禾淋在高雄西北扶輪社前社長林昶仲的邀約下，以藝術家為出發點概念發想，構思「造血幹細胞資料庫創作計畫」，獲臺灣人氣作家吳曉樂共鳴響應，進而攜手金漫大獎得主星期一回收日跨領域共同創作。

經慈濟骨髓幹細胞中心團隊陪伴及提供資料，誕生臺灣首部以漫畫形式宣導及推廣造血幹細胞建檔的作品《Have I Found You？》，在二〇二三臺北國際書展向更多大眾傳遞溫馨感人的故事，三位跨領域結合的年輕人，也透過座談會與眾分享心路歷程。

漫畫《Have I Found You?》二〇二三年二月二日在臺北國際書展的臺灣漫畫原生網站「CCC 數位平臺」參展，該平臺以「CCC 夢境博物館」為主題參展，讓讀者用欣賞「夢境」的方式，體驗豐富精采的臺灣漫畫作品，吸引不少家庭親子駐足觀賞。

漫畫家星期一回收日表示，打破造血幹細胞捐贈、血液疾病患者的議題給人悲苦、冰冷的感覺，她選擇以接近血液的粉紅色為繪畫定調色系，希望大家閱讀起來甚至談論過程可以傳遞溫暖的氣息，並期望帶動更多人響應，進而導正觀念。

臺北國際書展紅沙龍區域的座談會上，由藝術家羅禾淋主持，與吳曉樂、星期一回收日兩位創作者共談分享如何透過漫畫的形式，推廣造血幹細胞建檔的觀念，以幫助更多血癌患者。

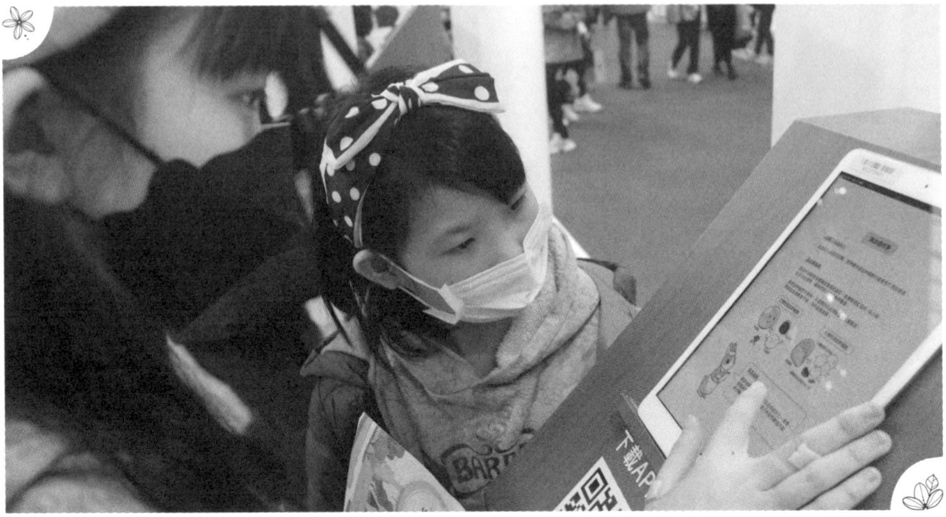

漫畫《Have I Found You？》在臺北國際書展的臺灣漫畫原生網站「CCC 數位平臺」參展中，吸引不少家庭親子駐足觀賞。攝影／顏福江

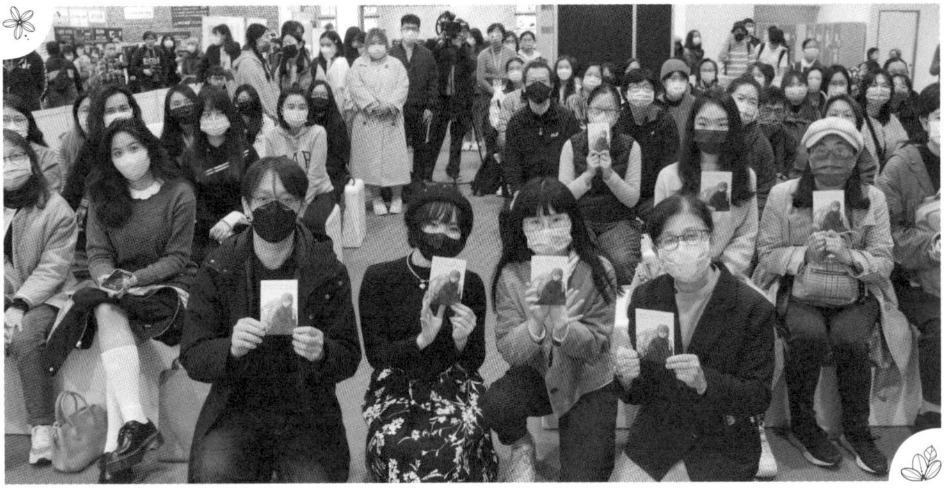

南藝大助理教授羅禾淋（前左一）構思「造血幹細胞資料庫創作計畫」，獲臺灣人氣作家吳曉樂（前右二）共鳴響應，進而攜手金漫大獎得主星期一回收日（前左二）跨領域共同創作。攝影／顏福江

作品描述不擅長與人配對成組的女孩「苡夏」，卻得到了最需要配對的疾病；在入院治療幹細胞的配對，以及過程中與家人修復關係的動人故事。

臺灣人氣作家吳曉樂表示，寫《Have I Found You?》期間，花了三天釐清血癌，又花了十倍的時間了解血癌患者、與家屬內心的惶恐跟孤寂。有些資料來自臺灣，有些來自國外，有些人最終有等到配對，有些人沒有，他們懷抱著憂傷跟困惑告別了世界。

有些人配對成功之後仍因其他原因而逝去，由於考慮到主題是相當考驗專業知識的「血癌」議題，因此在慈濟骨髓幹細胞中心團隊的安排下，參閱大量個案的生命故事，也實地到訪花蓮慈濟醫院的造血幹細胞採集室了解捐贈過程，或與相關科別的醫師進行訪談，確保傳遞的訊息正確無誤。

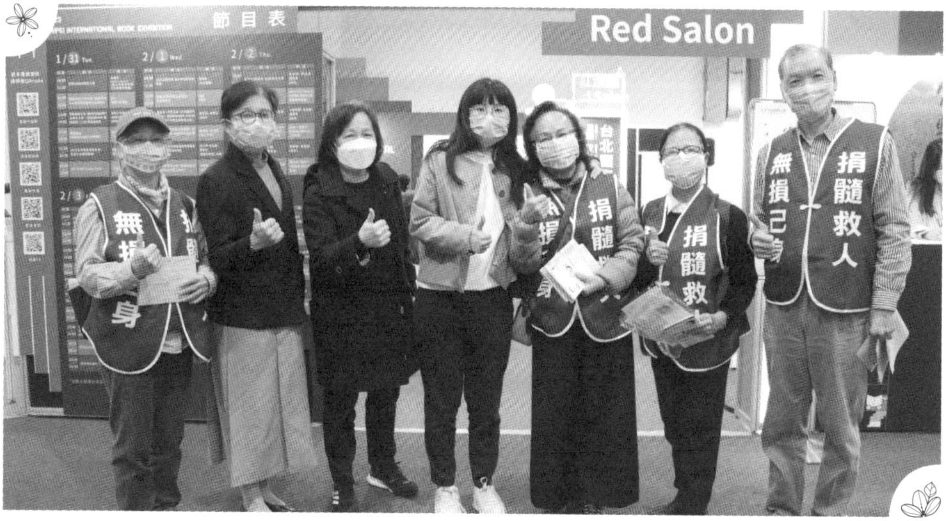

考慮到主題是相當考驗專業知識的「血癌」議題，作家吳曉樂（中）在慈濟骨髓幹細胞中心團隊的安排下，參閱大量個案的生命故事，也結識志工團隊。攝影／顏福江

慈濟骨髓幹細胞中心資料庫組長蘇蕙鈺表示，醫療技術越來越發達，現今配對成功的捐贈者，大多以周邊血採集幹細胞方式捐贈，只需要挽起袖子、露出手臂，約莫半天即能完成採集捐贈完成，但臺灣的造血幹細胞資料庫卻依然在縮減。

南藝大副教授羅禾淋談起造血幹細胞捐贈，強調尤以資料庫青年建檔這件事非常重要，計畫發想的初衷，就是想用正向創作的方式，讓這些公衛知識或者是健康訊息可以有效傳播，這次結合兩位年輕藝術家的創作，真誠傳遞呼籲大眾一起來響應。

光耀扶輪社　共善愛相髓

光的使者　轉動扶輪

「當你成為光，就不怕黑暗。」二〇一九年十二月二十二日冬至這天，一心想要號召十萬人建檔的血癌青年朱頤，遺憾離世。一直認為帶著使命而來的他，留下了光一般溫暖的愛在人間，光的使命隨著他的愛，產生了光的效應。在花蓮扶輪社的努力下，通過「召募十萬青年骨髓建檔——為血癌青年圓夢」全球獎助金計畫案，二〇二一年十二月二十三日，由國際扶輪 3490 地區總監及直前總監，花蓮、宜蘭、北門等扶輪社社友參加捐贈典禮，挹注七萬六千二百一十七美元（新臺幣兩百一十二萬兩千六百九十六元）給慈濟骨髓幹細胞中心。

朱頤帶起的光效應，由花蓮扶輪社與慈濟骨髓幹細胞中心接力延續。花蓮扶輪社社友在得知朱頤的遺願後，立即展開行動，多次前往慈濟骨髓幹細胞中心了解與實際參與驗血建檔活動，為如何召募青年造血幹細胞建檔，雙方不斷溝通討論，歷時將近兩年，終於通過此全球獎助金計畫案，期待透過強化骨髓幹細胞建檔以挽救更多生命。

花蓮扶輪社申辦全球獎助金期間的推廣歷程：

• 二〇一九年十二月二十七日　花蓮扶輪社詢問慈濟骨髓幹細胞中心，如何協助「頤願未了——召募十萬青年骨髓建檔」。

• 二〇一九年十二月三十日　花蓮扶輪社社長鍾政昌率領社員任聿新、黃旭睿、蔡翼鍾前往花蓮慈濟幹細胞中心參訪。

• 二〇二〇年一月三日　邀請慈濟骨髓幹細胞中心參與花蓮扶輪社例會進行專題演講「傳說中的骨髓捐贈」。

• 二〇二〇年一月七日　社員蔡翼鍾邀請花蓮捐血中心吳怡瑩與慈濟骨髓幹細胞中心討論二月九日合辦驗血活動事宜。前後任社長趙瑞平、鍾政昌皆與會參加。

• 二〇二〇年二月九日　花蓮扶輪社與捐血中心於中正路舉辦捐血活動，正式邀請慈濟骨髓幹細胞中心共同合辦並廣為宣傳。

• 二〇二〇年二月十二日　花蓮扶輪社與慈濟骨髓幹細胞中心拜會衛生局長朱家祥，請益醫療儀器採購規範。

• 二〇二〇年九月十九日　花蓮扶輪社參與二〇二〇年度WMDD世界骨髓捐贈者日活動，特別和慈濟骨髓幹細胞中心在花蓮遠東百貨前廣場，聯合舉辦捐血暨驗血建檔活動。

・二〇二一年十一月一日　花蓮扶輪社參與二〇二一年度 WMDD 世界骨髓捐贈者日活動，在花蓮縣富里稻田圈向世界捐贈者說感恩。

代表接受的花蓮慈院院長吳彬安表示，扶輪社與慈濟的理念很相似，都是在濟弱扶貧。這項捐贈計畫，分別應用在前端教育宣導、驗血建檔活動現場電子化作業到後端擴增 HLA 實驗室儀器設備。

包含儲存 HLA 檢驗試劑或捐者與病患的檢體使用 -20/30℃低溫醫學冷凍櫃、貯存血樣使用的 4℃恆溫冷藏櫃、擴增捐贈者或者是病人血樣 DNA 使用的溫度梯度型高速聚合酶連鎖反應器、精準分注微量 DNA 與試劑使用的電子分注器等設備，強化造血幹細胞建檔的體質，期待讓召募十萬青年建檔的計畫落實執行，因為每增加一筆建檔，即多一個配對重生的機會。

由花蓮扶輪社二〇二〇到二〇二一年度第六十屆主辦之全球獎助金強化骨髓幹細胞建檔以挽救更多生命計畫，不僅獲得臺灣友社宜蘭扶輪社與 3482 地區臺北北門扶輪社支持，國外日本 2630 地區鳥羽扶輪社、橫濱西扶輪社等也共同捐助圓滿此計畫。

3490 地區總監黃文龍與直前總監陳向緯親自到場，花蓮扶輪社（六十屆）直前社長鍾政昌與（六十一屆）現任社長邱錫樑分別上臺，分享計畫緣起與繼續傳愛的心願。總計這次臺北、宜蘭、花蓮扶輪社共四十名社員出席參與盛會。花蓮扶輪社直前社長鍾政昌表示，扶輪基金會全球獎助金的申請案，必須結合國內外扶輪社共同完成，期望將計畫推向國際，讓更多人看見計畫的重要性和公益性。

「朱頤的爸爸朱文慶是我們花蓮扶輪社第四十七屆社長，在扶輪大家庭中深得敬重，父子情深更讓人動容，朱頤的光效應，是一個大愛的契機和使命，導引扶輪和慈濟的合作，為重大疾病患者帶來重生的希望。朱頤的大愛，牽起我們一起為需要幫助的人，貢獻一己之力，展現扶輪『超我服務』的精神，連續兩個年度的國際扶輪主題『扶輪打開機會』、『以服務

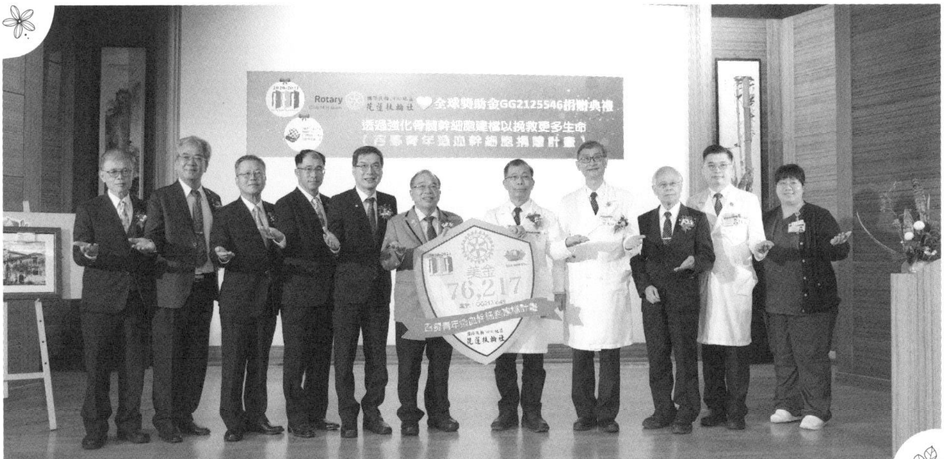

花蓮、臺北北門與宜蘭扶輪社等代表共同與國際扶輪 3490 地區總監黃文龍（中左）一起頒贈全球獎助金給慈濟骨髓幹細胞中心，由花蓮慈濟醫院副院長吳彬安（中右）代表接受。攝影／鍾懷諠

改善人生』，更為這個計畫帶來完美註解，期盼人間有愛、幸福祥和。」

一個計畫的完成，不只出錢、還要出力、出時間，扶輪完成初步的捐贈，加強了儀器設備，接下來是社會大眾共同愛的灌溉和推展，直前社長鍾政昌說希望更多的志工和扶輪人，一起投入推動宣傳「召募青年造血幹細胞捐贈」這個大願，造福人間。

父子最後的約定　盼來生再續緣

朱頤的父親朱文慶兩年來常因思念垂淚，因為害怕失態一直很害怕公開面對大家的關心，這一天他也帶著朱頤遺照來到現場觀禮，並在典禮最後勇敢上臺向大家致意，感謝扶輪社友與花蓮慈濟醫院、慈濟骨髓幹細胞中心的努力，並且分享和朱頤生命最後的約定。

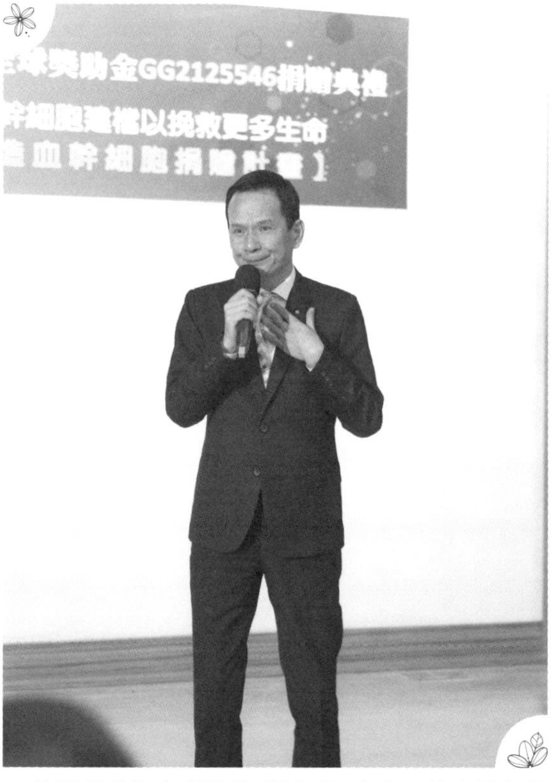

朱頤爸爸朱文慶致詞感謝兩年來大家的支持與對血液疾病患者的重要性。攝影／鍾懷諠

「當你成為光就不用害怕黑暗。第一次罹癌一直走在黑暗裡，那現在我想要立志成為那道光。」朱頤在生命最後的影片中，留下了這句話。朱文慶表示，很感謝花蓮慈濟醫院的醫護團隊，讓他跟朱頤多相處了兩年多的時間，尤其是黃威翰醫師，永不放棄的和他們一起走到最後，完成「人生四道——道謝、道歉、道愛、道別」。

朱文慶說，因為身為血癌病人的家屬，所以，特別能體會等待配對的煎熬，知道朱頤當時只配對到一例，而且對方還是十幾年前建檔的，更擔心現在還適不適合進行移植，還好對方同意了，身體狀況也很好。「那時我們才知道骨髓捐贈對一個血癌病患多麼重要，所以朱頤就發大願要召募十萬個青年建檔。只是遺憾的是，兩次移植後，血癌還是復發了，最後癌症轉移到腦部，但朱

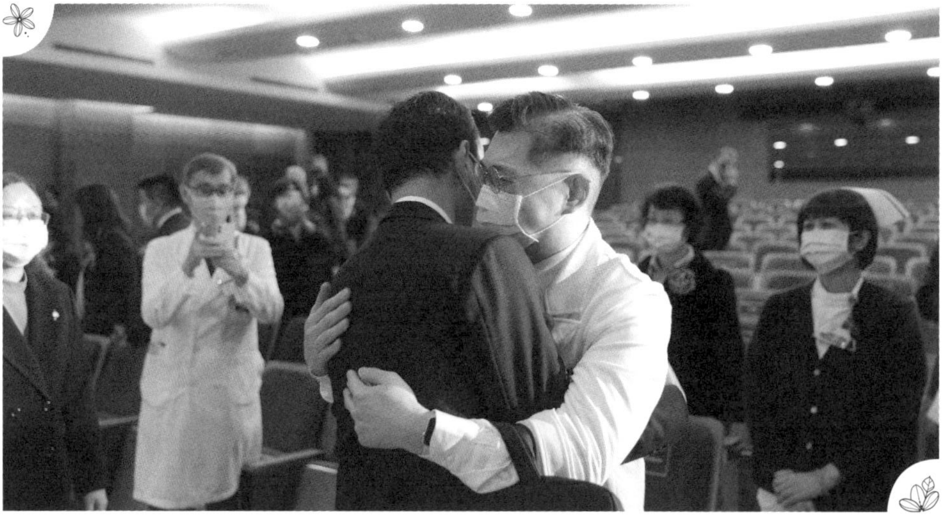

▲朱文慶分享兒子朱頤生命最後的願望，讓大家忍不住流下淚水，朱頤的主治醫師黃威翰也給朱爸爸一個溫暖的擁抱。攝影／鍾懷諠

頭說的最後一句話，還是很貼心地希望我能照顧好自己。」

「喪子之痛，真的很痛！」朱文慶也跟朱頭約定，未來的下輩子還要再續父子緣。「這輩子能當父子，是上輩子的約定，你——帶著愛離開，你——帶著約定先走，等待下一次輪迴。」

坐在觀眾席上，朱頭的主治醫師黃威翰聽到朱爸爸講到兩年來，無時無刻不在想念兒子時，身為人父的他也忍不住淚水潰堤，兩年多治療期間，他見證了這段父子情，一起在醫療線上用心陪伴，他在臉書上分享「有些人進入你的生命，不一定是為了停留，有時候是為了幫你上一堂課。」

同樣在醫療線上始終守住淚腺的護理長楊佩雯也被朱爸爸的真情感動淚流，當年共同在守護朱頭生命康復路上的努力，雖然最終的結果不如人願，但期間彼此的信任建立起深厚的溫馨醫病情，即使斯人已遠去，感恩與祝福仍存在彼此的心中，久久不散。

光的效應　繁花似錦

在花蓮扶輪社全球獎助金計畫進行的同時，一位攝影家蔡瑛真因罹血癌病逝，她的家人依她的遺願，舉辦回顧展並將她的攝影作品義賣所得全數捐贈給慈濟骨髓幹細胞中心。此愛心義賣會再度牽起國際扶輪 3521 地區的愛，擴大髓緣，繼續慈濟與扶輪的髓緣共善。

「繁花似錦」蔡瑛真攝影回顧展，是蔡瑛真老師的家人及攝影界的先進同好們為她所準備的最後一份禮物。蔡瑛真老師的家人表示，二〇二一年二月二十七日這天適逢蔡老師七七圓滿之日，特地選擇此日為回顧個展的開幕茶會，邀請她的親朋好友一起參與她想開個展的生前心願，也讓她的攝影粉絲有機會欣賞她的作品，感受蔡老師在攝影當下的快樂與感動，同時以義賣方式讓來賓收藏，義賣所得全數捐給慈濟骨髓幹細胞中心。

蔡瑛真老師的兒子董家熏表示，母親生前因骨髓增生異常症候群及急性白血病需要骨髓移植時，慈濟骨髓幹細胞中心不遺餘力且積極地尋找適當的捐贈者，可惜在生前兩天得知有百分之一百的配對成功者時，已來不及再次接受移植手術便離開人世，「希望透過這一次的義賣活動，讓跟母親一樣的病友有機會獲得新生，讓未來充滿無限可能。」

同年十月，蔡瑛真的好友，雙溪扶輪當時的社長蔡忠川，看著好友受白血病之苦，雖然好不容易配對到，卻等不及受贈移植就往生，因此結合另一位曾經是捐贈者的社友陳俊仁，兩人一起發願要募集一千位建檔者。因此牽起了國際 3521 地區第六分區一起，二〇二一年底在臺北青年公園舉辦的「六合一社區預防保健及捐血救人公益活動」，加入了驗血建檔活動。

髓緣扶輪情　國際扶輪 3521 接續轉動

「1＋1大於2」的熱血行動！國際扶輪 3521 地區第六分區二〇二一年十月三日在臺北市二二八公園舉辦「六合一社區預防保健及捐血救人公益活動」，特地結合慈濟骨髓幹細胞中心「造血幹細胞捐贈驗血建檔」，讓前來的民眾除了捐血一袋，「再加碼」驗血一管，加入造血幹細包資料庫，讓尋求重生的血液疾病患者增加重生的契機，同樣都是挽袖救人卻產生雙重的善效應。

這場活動，延伸出社區健康關懷行動，包含口腔黏膜篩檢、耳鼻喉科諮詢、聽力檢測、失智症照護諮詢等，國際扶輪 3521 地區第六分區陳俊仁副助理總監表示，這場超級熱血的公益結合確實因緣不可思議，原來他本身就是一位造血幹細胞捐贈者，與慈濟早已結下超過二十年的「髓」緣情誼。

陳俊仁表示，二十年前他剛退伍不久後順利覓得良職，在同儕中，間接結緣了慈濟團體，即便當時社會新鮮人的身分收入不多，仍啟發善心點滴捐助幫忙花蓮慈濟醫院添購病床，也在彼時就加入造血幹細胞捐贈驗血建檔，直到二〇一九年才接獲配對成功通知，當時家住新北市板橋區的他早已結婚生子並成為公司老闆，接獲慈濟來電時非常興奮，風趣地表示：「我一直居住在板橋，當時留下的家裡電話號碼都沒有換，彷彿就為了等待這殊勝的緣分。」

熱心公益的陳俊仁從慈濟結緣入善門，進而廣開公益大視窗，眼界所及之處皆與慈濟理念一樣，哪裡有苦難就給予救助，也成就這場熱血公益活動。

慈濟骨髓幹細胞中心楊國梁主任接受國際扶輪感謝狀表示，因新冠肺炎疫情關係，用冷凍幹細胞的輸送方式，讓取髓過程倍增困難，加上捐者受疫情限制，或接種疫苗等影響，都會導致在這場疫情期間影響捐贈量的驟減，希望疫情能早日消弭。

慈濟骨髓捐贈關懷小組、中正區慈濟志工則動員兩百多人，除帳篷區量體溫、解說、建檔、抽血及菩薩招生區，在二二八公園周邊包括臺大醫院、臺北車站附近捷運站出口等定點，都有志工穿著背心舉牌，在大太陽下召募驗血建檔者，預計建檔一百三十支。

因為願意來捐血的民眾，多半懷有救人的胸懷，志工在抽血車門口等待捐血出來的民眾，幾句勸說有著相當高比例的捐血者，願意到慈濟帳棚下去聽解並建檔驗血。

二〇二二年扶輪之愛繼續轉動，十一月五日在北園山花博公園再次合辦捐血與驗血活動，主委黃意進表示扶輪人想要做的事情，一定積極的做出來，又加上跟慈濟整合，讓扶輪日的效果達到最大化。

當天上午十點半不到，建檔人數即破百，到下午共計建檔二百八十三人。響應的熱情，是慈濟骨髓中心歷年來在全臺各地舉辦的場次中最多的一次，足見國際扶輪 3521 地區高人氣帶來的旺盛人流，現場更感受到扶輪人的活力、團結與執行力。

李澤汝總監說：「所有扶輪人一起呼應今年『想像扶輪 Imagine Rotary』的主題，對各種事物打破框架，發揮想像力並付諸行動，創造更多的可能。相信這個愛的力量，可以為血癌患者帶來更多重生的契機。」

公司推驗血建檔　同仁親友共成就

在花博的驗血建檔活動會場內，意外地發現綠色口罩部隊，兩兩成對相偕來建檔，一問之下他們皆是馬路科技顧問公司的員工，當天共有二十八位公司同仁及親友來參加驗血建檔。

總經理張昭明表示，二〇二一年他就帶了二十幾個人來參加。二〇二二年，為什麼還可以再找到二十幾個人呢？因為他們辦一個「幹細胞捐贈驗血活動」的說明會，有很多同事透過親身的經驗分享，同事就帶著家人、朋友一起來參加驗血建檔。

張昭明總經理積極推廣幹細胞捐贈驗血活動，起因是同事的親人罹患血癌，以及了解志工在路邊宣導勸捐的不易。有感於大家都很有愛心，只是對造血幹細胞驗血建檔活動的了解還不夠，所以覺得要舉辦說明會讓參加過的同事分享親身經驗，同時播放「髓緣之愛」的宣導影片。

張總積極表示：「有機會就要繼續推廣，因為你真的可以幫到一個人，就像同事古東正講的口號一樣，他說：『我們的幾分鐘，可能是別人的一輩子。』」

說明會之後，有的同事毫不考慮的就答應要參加建檔；其中有一個同事比較謹慎，他做很多功課，確認造血幹細胞真的對身體沒有傷害，才報名參加。

怕痛　依然勇敢建檔

馬路科技的員工劉泳琪是第一個舉手報名要來參加骨捐驗血建檔的人。在她就讀國小時，就聽說過慈濟捐贈骨髓建檔的活動，但一直以為是要抽脊髓，所以遲遲不敢參加，因為她真的很怕痛！

經過說明會後，公司同仁也有很多人要一起參加，她就更有勇氣了。驗血建檔當天，抽血的時候，因為泳琪血管很沉，連續打了第一針、第二針，直到第三針才成功，泳琪就是秉持著「我要勇敢，一定要成功，才有機會找到適合配對成功的那一位有緣人。」

林雨潔也是馬路科技的員工，二〇二一年已經建檔過，這天特地邀約先生廖元偉一起來建檔。廖元偉提到能夠參與到

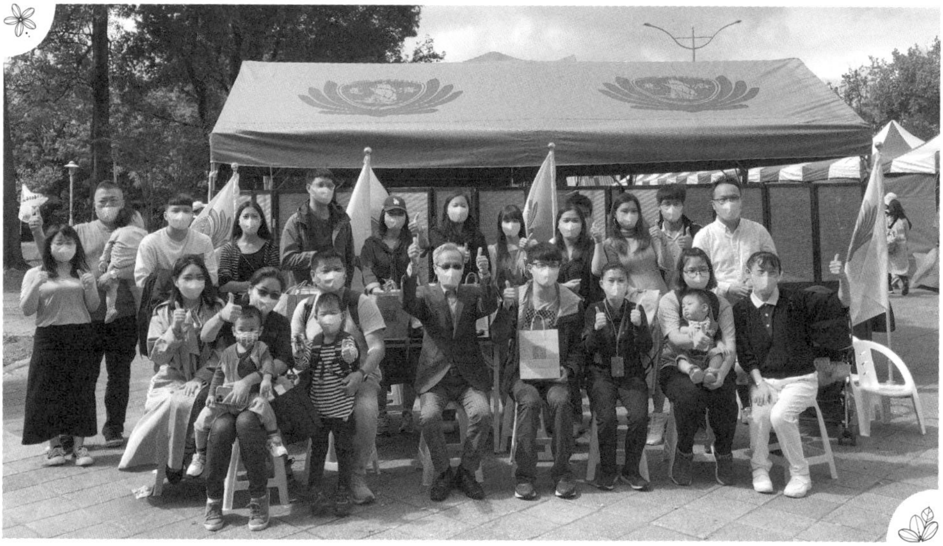

▲馬路科技公司張昭明總經理（前排中）積極鼓勵同仁參加驗血建檔。攝影／林郁珊

這個活動覺得很榮幸，抽一點點血，就能夠有機會救到一命，其實也算是功德一件。廖元偉抽血時，兒子在旁邊握緊拳頭喊著：「爸爸加油！」模樣真是可愛。

李詩璇平時有捐血的習慣，聽完說明會之後，解除需抽脊髓的迷思，了解到現在是採周邊血的方式收集造血幹細胞，就比較安心了，於是邀約大學同學一起來參加建檔活動。她表示經過志工熱心、細心地解說，體驗下來就是會希望自己將這些想法跟感受去跟家人、朋友講解，希望大家可以來建檔，增加這個配對機率可以去拯救其他人。

陳曉程來自中國大陸，看到公司說明會的宣導影片，當下很觸動，心想為什麼以前在大陸都沒有聽過，原來造血幹細胞捐贈可以救血癌患者，但是她也很猶豫是否要參與驗血建檔。她晚上回家就邀約先生，沒想到先生鄭宗彬一口就答應同行。完成建檔後，宗彬表示這個是很有意義的事情，值得去跟親友、同事做推廣，希望可以幫助到更多人。

青春熱血　愛相髓

「我覺得這是很好的事，我們四個人就一起來了！」活潑開朗的國立臺北護理大學的學生，蔡欣潔、謝岱娜、郭嗳伊、鄭詩云，日前在北投公園遇到慈濟宣傳造血幹細胞捐贈，大家很有默契的記下十一月五日這個行善的日子。其中郭嗳伊分享自己曾經在馬偕兒童癌症病房服務過，所以知道造血幹細胞捐贈的重要性，於是她把這些訊息發到群組及社群，邀約大家一起來救人。

還有一位熱血青年，就讀大學的袁偵玲和一位同學一起來驗血建檔，那是她努力宣導的成績。袁偵玲在慈濟委員媽媽的薰陶下，努力向同學宣導，但是大都被以「回家問家人」、「考慮後再回覆」帶過，讓她頗受挫，嘆宣導好難，但是媽媽鼓勵她，多一個建檔就讓一個家庭多一個希望，千萬別放棄。抽好血之後，袁偵玲穿起志工背心，跟著媽媽又去宣導，這回多了自身經驗可以遊說他人，來年她還是要繼續宣導任務，期望成績會更好。

郭應庭和朋友本要到美術館看展，經過花博，被志工邀約進來，巧的是郭爸爸最近配對成功即將捐贈，郭應庭沒想到出來一趟竟有緣驗血建檔，迫不及待傳訊息告訴爸爸，希望有機會也能配對成功。他知道爸爸一定也會為他感到高興。

十五天前剛過十八歲生日的蘇義涵，是當天參與驗血建檔最年輕的學子，把這當成自己的成年生日大禮，過了一個最有意義的十八歲。蘇義涵一開始也很怕痛，但在家人的鼓勵下勇敢挽起袖子，他發現，原來只是抽個血，沒有想像中那麼痛，「能因此有救人一命的機會，感覺很不錯。」

志工街頭宣導　尋覓有緣人

許多年輕的夫妻都是帶著小孩一起來響應造血幹細胞捐贈的活動，伍佰茹小姐身為人母，之前看到電視報導有位小孩出生不久就罹患白血病，讓她覺得很難過，想到萬一發生在自己身上怎麼辦，於是上網搜尋慈濟建檔活動。

這天和先生帶著小孩一起到行天宮拜拜，剛好遇到慈濟志工吳麗環在宣導造血幹細胞建檔活動，立刻邀先生一起響應。慈濟志工立刻用接駁車接送伍佰茹一家四口到圓山公園參與驗血建檔。平時有在捐血的鍾先生表示：「我再幾天就要過四十六歲生日，算是提前送給自己一份特別的生日禮物！」

慈濟志工黃靜英在行天宮附近宣導時，王奕臻帶著一位年約四歲的孩子，主動表明想去做驗血建檔，靜英就帶著母女倆搭接駁車來到花博現場。因為孩子還很小，為了讓媽媽可以安心地聽解說並完成建檔，靜英義不容辭地擔任起褓母的工作，擔心孩子口渴，就牽著孩子走到數百公尺外的便利商店購買礦泉水，志工「有求必應、隨時補位」的精神令人感佩。奕臻感謝志工的協助，也分享參與的心得，「多一個配對的機會，有配對成功的話，其實就能幫助到一整個家庭和孩子。」

二十五歲的李幸容，活動前在迪化街遇到慈濟在宣傳造血幹細胞捐贈，當場上網預約驗血建檔，這天中午依約從桃園趕來抽十西西血建檔。她表示自己的朋友罹患血液疾病，期盼等配對，但是都沒有這個機緣，不幸於年初過世，她要把握機會付出愛心，希望能幫助需要幫助的人。

勇於參與付出　最佳的救人見證

二十五位歷年捐贈者穿著印有捐髓者字樣的淺藍背心，在 QR Code 填表區及電腦列印區一字排開，顯得特別醒目。他們平時有個交流群組，一有宣導驗血活動便相約而來，除了幫忙工作，更是最好的救人見證。

早期是十七歲就可以驗血建檔，所以莊于萱在十七歲那年就建檔了。經過十多年沒有配對成功的消息，卻在朋友因急性白血病往生的一年後，被通知配對成功，那年她剛從外地調回臺北工作，想都不想，接到電話就同意捐贈了。

之後遇到有宣導活動，莊于萱都盡量抽空參加，她說：「捐贈周邊血幹細胞，是血液分離的方式，不會有什麼生命危險，對健康也沒有什麼影響。」呼籲大家踴躍來參與。

捐贈者二十六歲的李後寬是第三年參加驗血活動當志工，回憶起二〇一六年建檔時他很怕打針，在二〇一九年六月就配對成功完成捐贈，二〇二〇年就開始加入志工行列，只要時間允許，他都會參加，他說其實捐贈過程和捐血的過程沒什麼差別，大家不要害怕。

蔡子彥先生是 RH 陰性血型，平時樂於捐血助人，二年前他就想驗血建檔，最近看到社群有人分享慈濟驗血建檔活動，就立刻記下日期。仍在做月子的老婆很早就建檔，今天特地陪先生來完成他的心願。

他表示，幾個月前也捐血救一個十個月大的血液疾病孩子，回家就跟兒子說：「爸爸去拯救世界回來囉！」雖然小孩現在還小，但在這麼有愛的家庭中長大，以後也一定會是個有愛心的人，他們希望能把這份愛一直延續下去。

打火弟兄　救人不遑多讓

臺北市消防局消防隊員不遑多讓，來到現場共襄盛舉。平時就是出生入死救人於火熱中的打火弟兄，當得知有另一管道可以救命，每人都很開心，相約一起來參加驗血建檔。松江分隊小隊長李國彰說：「這是多一個幫助不認識的人的機會，希望我們的善心能夠透過慈濟，傳達到全世界，讓他在危急或無助時，能獲得我們的幫助。」

吳芃修在學校念書以及後來服務於大直消防分隊時，都曾見過慈濟周邊血捐贈的宣導，但是因學業或工作繁忙都錯過了。這次驗血建檔地點離住家不遠，就決定參加；沒想到早上臨時又有事情耽誤，幸好很順利地處理完成，終於可以來幫助人。他表示：「雖然不差我一人，但希望透過一己的力量，多建檔一個名額，讓患者有多一分希望，如果有配對到就是我對這個社會的回饋及貢獻。」

年輕醫師陳迺文和女朋友趁週末逛花博，看到造血幹細胞捐贈驗血宣導，二話不說走進慈濟驗血帳篷，因為這是他深藏已久的心願。曾在血液科病房實習的陳迺文，看到病患等待救命的苦，很是不捨，他也清楚捐贈造血幹細胞救人一命無損己身，總想盡一分力，只是苦於無管道參與。這個難得的意外機緣，終於讓他們在出遊的同時完成心願。

透過造血幹細胞捐贈驗血活動，可以讓更多人知道造血幹細胞的捐贈方法，不是抽龍骨，而是利用周邊血，過程就像捐血一樣容易。就如同「馬路科技顧問公司」的員工完成建檔時，齊聚高喊：「救人一命，無損己身，大家一起來，讚！」不但有機會成為他人生命中的貴人，救了他的一輩子，也能讓一個家庭重拾歡樂。

走入企業　呼籲建檔

在慈濟義診，常會聽見一句話，「他走不出來，我們走進去。」這句話，也開啟了骨髓幹細胞中心舉辦企業建檔的行動。

慈濟骨髓幹細胞中心一般舉辦造血幹細胞捐贈驗血建檔活動，都選在星期六、日，需要足夠大的空間、要布置場地，也因此需要很多志工人力分工一起準備才能就緒。二〇一八年九月十二日，在臺北市大安區首次嘗試「髓緣之愛走入企業建檔」，用簡便的方式、精簡的人力，進入企業體內推廣暨驗血建檔活動。

富邦人壽富鑽通訊處總監鄭美懿表示：感謝蔡明興董事長，有這個場所可以把有愛的人聚集在這裡，同仁裡有兩個年輕人竟然是在十萬分之一機率被配對成功，像是一股強而有力的生命力，覺得很感動。自己過了四十五歲的驗血建檔年限，但很鼓勵年輕的同仁們共襄盛舉，很熱情地幫忙宣導，還提醒可以用臉書打卡分享出去。

藉助於企業的早會，骨髓捐贈關懷小組志工林淑惠播放兩分鐘影片，是受贈者劉昕硯的故事，透過影片先讓企業同仁感受造血幹細胞捐贈救人的見證，了解驗血建檔活動的意義；接著簡報造血幹細胞捐贈的緣起、捐贈流程、方式，以及每一管驗血建檔需花費萬餘元成本，所以強調提醒欲捐者須有強烈的意願，才不至於浪費資源。

雖是利用企業現有的空間進行驗血建檔，應有的流程也如同大型驗血活動一樣都沒有短少，請有意願者填寫資料，白色紙的健康調查問卷，務必如實填寫以保護受贈者，再來志工做「覆核」，需要更明白的，則另找一隅，一對一詳細說明。小小會議室則是抽血區，一位護理師處理集血管具、一位再次和欲驗血建檔者重複確認資料，再由另位護理師執行抽血。有的同仁害怕打針會皺眉，有的則拿手機自拍，歡歡喜喜將自己做公益現況用手機分享出去，同時等待抽血建檔的長龍已排到會議室外頭。

大學二年級時參加建檔，十二年後，於二〇一七年十二月配對成功的企業同仁王世璋，也完成捐贈；他主動加入宣導，因為過程中發現不少身邊的人對造血幹細胞捐贈有誤解，而他樂當見證人；他說：「平常很多人在捐血，不會知道捐的血是誰在用，而周邊血捐贈造血幹細胞，就是伸出手臂，直接救到人、救到一個家庭，何樂不為呢！」

此次企業建檔的聯絡人陳南宏，表示自己在配對成功後的捐贈過程中倍受感動，爾後即培訓成為慈濟志工，並加入骨髓捐贈關懷小組。他非常開心地說，很感恩老闆鄭美懿的支持和推動，這天驗血建檔支數比原預期的多；「有更多人投入資料庫，配對成功的機會可以提升。」陳南宏希望能有更多企業一起來響應走入企業建檔，讓有意願造血幹細胞捐贈的人更方便來做公益。

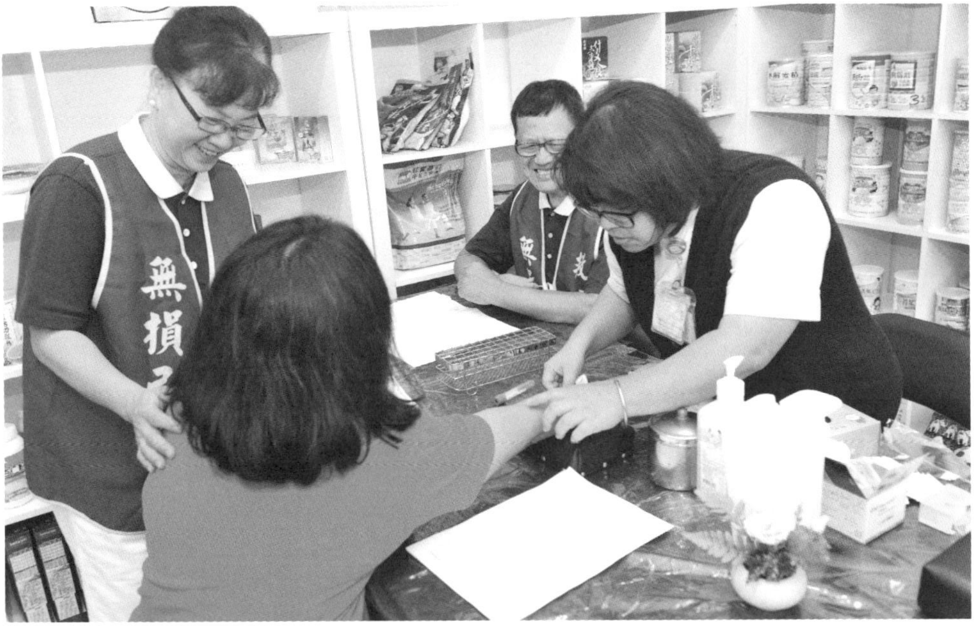

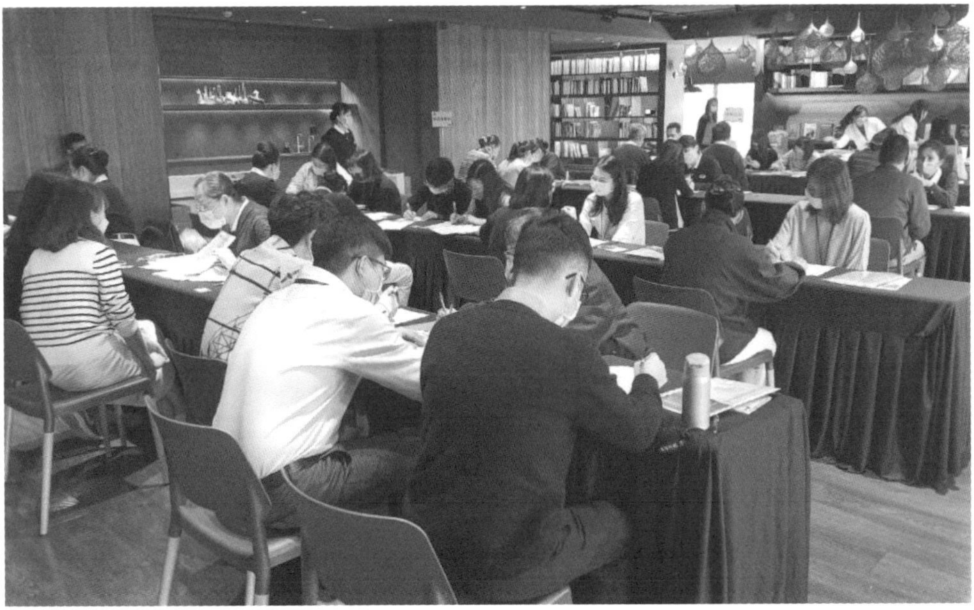

志工主動出擊，若企業同意，即前往舉辦宣導及驗血活動。上圖攝影／張國徽

創造有價值的人生

「挽起袖子十西西的驗血，你可能會救一個家，也會幫助你的人生創造不一樣的價值。」志工在宣導會場，熱情的邀約與呼應。二〇二一年十一月七日週日清晨，因新冠疫情趨緩，桃園靜思堂舉辦今年度壓軸的一場造血幹細胞捐贈驗血活動。

推動造血幹細胞捐贈近十五年志工吳政潔表示：「今年因為疫情的關係停辦，到了年底，十一月疫情比較緩和，所以我們就趕快來辦這一場驗血活動。」以往都是借用同德國中作為活動場地，因五月疫情爆發後，不方便借用，於是將場地移回靜思堂。

友善企業　攜手散播愛

場地確認以後，志工們即展開宣導活動，除了在靜思堂門口輪班，針對來施打疫苗的會眾宣導以外，也把握機會走入企業去說明，十一月五日傍晚，經由志工陳逢卿的引薦，志工一行人走進永慶不動產公司舉辦月會的餐廳現場，針對與會的二百三十位同仁做說明宣導。

公司有一位同仁葉琬琳小姐在兩、三年前驗血建檔，是一位捐贈者，她看到慈濟志工來辦驗血建檔活動，熱情地發言，分享自己捐贈的過程沒有任何不舒服，在捐完後遇到血癌患者的家屬，說有些病人來不及等到捐贈者就往生了。她感慨地說：「你就會覺得，好險！我有做（捐造血幹細胞）這件事情！」

活動當場有二十二位填寫驗血意願表，雖然與會的有二百三十位，去掉年齡限制，實際符合資格的有限，現場報名約有一成的人，比起以往在街上宣導報名的願意者多。最令人感動的是，當志工打電話回訪確認，幾乎每個人都回覆 **OK**，很感恩他們的支持！

骨髓中心切實遵守新冠疫情期間防疫規定，疫情趨緩後，又自二〇二一年底開始，於各地陸續舉辦企業的驗血建檔活動，包括高雄、臺北、桃園等地的企業，把握機緣募集更多人的愛心。

PART 5

念念追髓，志心堅定

在臺灣，慈濟骨髓資料庫的成立，
歷經全球專業人才召募、尋求醫療資源，接下來就是找尋捐髓者。
如何打破根深蒂固的保守觀念，推廣骨髓捐贈觀念，
證嚴上人一呼百應，骨髓捐贈關懷小組成立，
一路走來，忍辱負重前行，努力付出救人功不可沒。

「骨髓捐贈關懷小組」志工如同不請之師，
走入人群耐心細心解說宣導，
或走進捐贈者、受贈者的生命中，
在付出中學習醫療新知與完成救人使命的成就與自信。

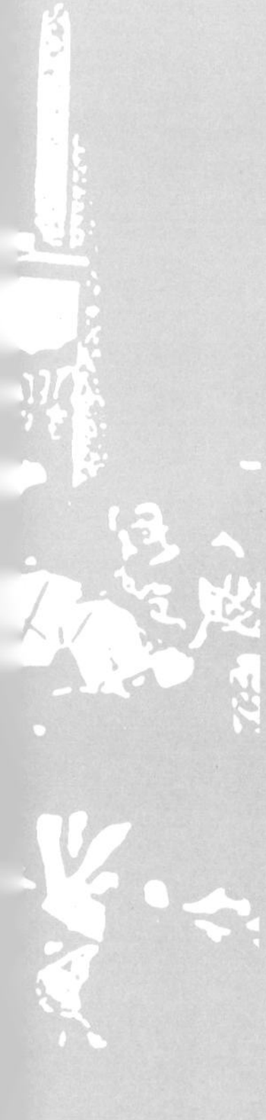

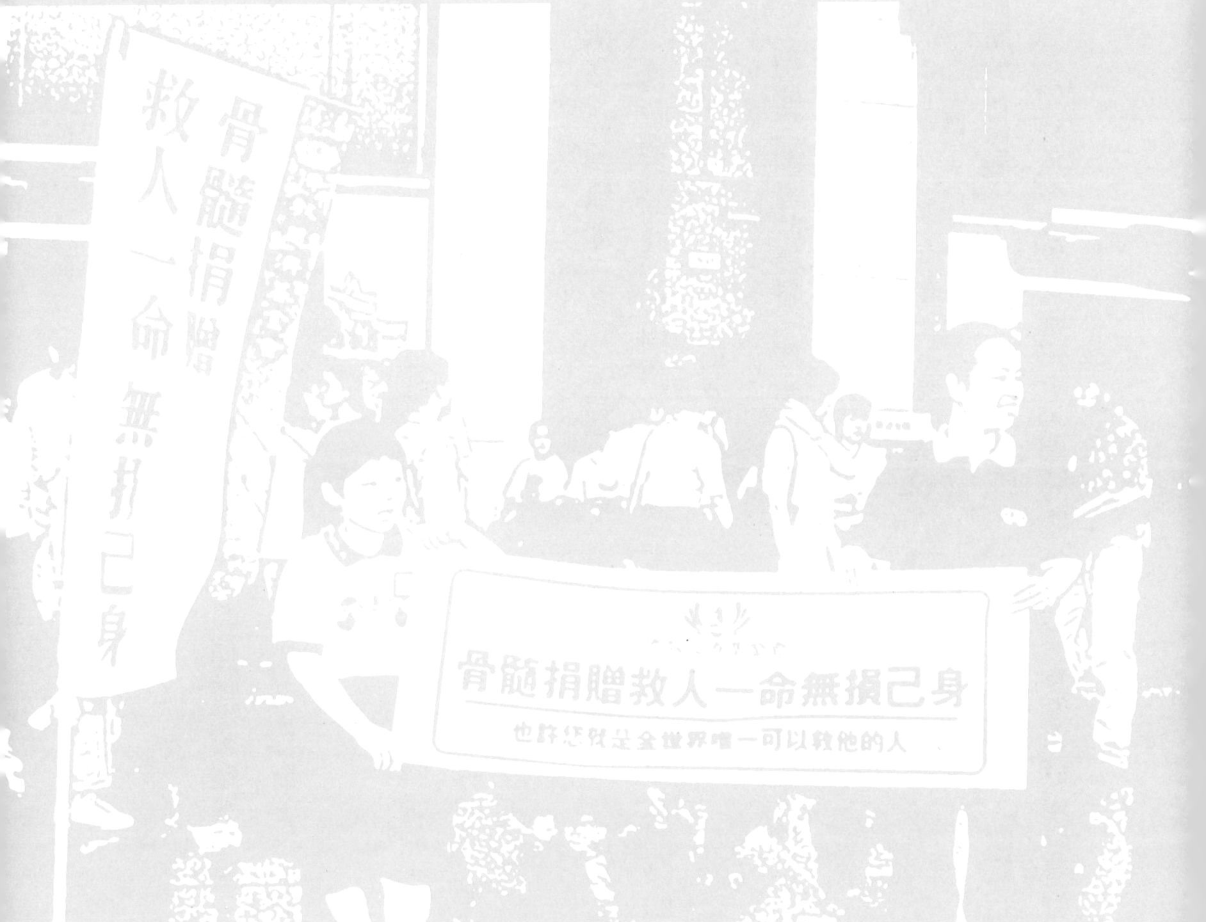
骨髓捐贈
救人一命無損己身
骨髓捐贈救人一命無損己身
也許您就是全世界唯一可以救他的人

勸髓救人不畏難——造血幹細胞捐贈關懷小組

一九九四年六月二十二日，慈濟骨髓幹細胞中心成立「造血幹細胞捐贈關懷小組」，由各地慈濟委員及慈誠擔任勸捐與關懷工作。並於六月二十九日在花蓮慈濟醫院第一會議室舉行首次「骨髓捐贈宣導工作全臺研討會」。

資深志工王林美鳳在一九九三年慈濟骨髓庫成立時即投入這個領域，當時她和宋秀端等人都在臺北市忠孝東路臺北分會擔任醫務志工，為了協助推動骨髓捐贈，所有的志工開始不斷地上課，充實醫療資訊。

「差不多一個月要兩次，好像填鴨式的，一直灌輸你這方面的一些資訊，一直在上課。雖說那時候普遍社會對（當時為骨髓幹細胞捐贈）這方面都非常的陌生，而且剛開始，你想，光是講捐血的時候，大家就怕死了，何況還要講捐髓？」

當年社會風氣保守，想要推動骨髓捐贈，實屬不易，慈濟志工因為精神領袖師父的一句話「不會為了救一個人去傷害另一個人。」便全力支持推動。

「上人想做的事情，我們當人家弟子的一定盡力去做，對不對。」

慈濟志工為了推動新的醫療觀念，不斷充實醫療資訊，即使戴上老花眼鏡，即使一開始像鴨子聽雷，但因為一念心的堅定，他們在確認後，即開始走進街頭走向人群去宣導解說。

「那時候要宣導，幾乎沒有人願意停下來聽你講，那我就跟著人潮，設定一個人，一個對象，例如停在路口，紅燈停時，一直跟他講，綠燈他走過去，我就陪著過馬路一邊講，到過完馬路，他離開了，再返回頭設定下一個目標……」王林美鳳回顧當年為了推廣可說是到了無孔不入、無所不能、完全不顧旁人眼光的地步。

公車上勸髓　交換醫療新知積功德

「有一次，很好玩的，因為我被分配到那個公車嘛，宣導驗血（建檔）活動的事。公車從左邊過來，等公車的人就轉左邊看，我就站他們的左邊，一直講，好像肖耶（臺語：瘋子）。然後車子來，人家上車，就沒對象了。」反覆兩三次以後，王林美鳳心想：「好啊！我就跟著你們上車！」

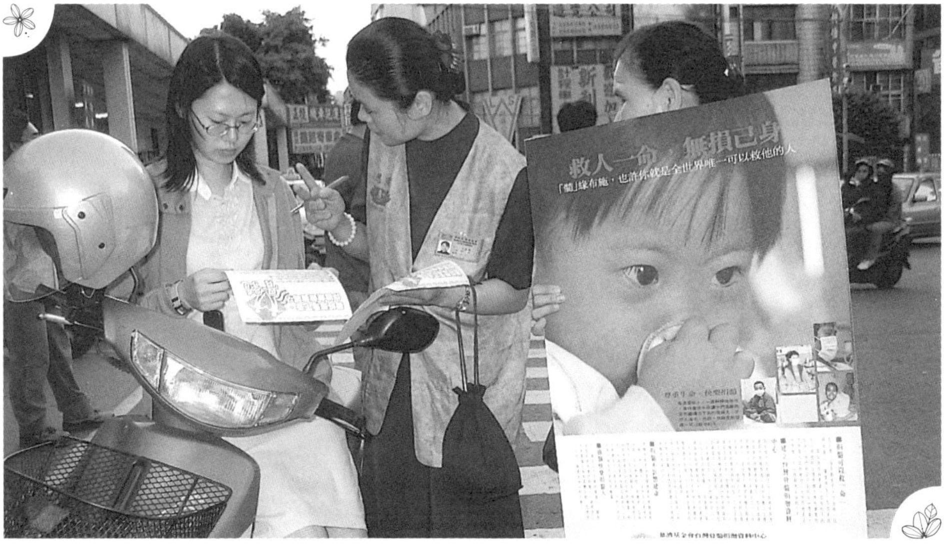

「上人的心願，我們用行動支持。」慈濟志工推動骨髓捐贈，走進街頭宣導解說。

她把宣導傳單拿在手上，跟著上公車，先跟司機大哥打招呼：「司機先生我們一起來做好事好不好？今天假使有功德也會全部迴向給你，我們一起來做好事。」司機回問她做什麼好事，她說：「等下你就知道了。」

然後我就在公車上發傳單人手一張，然後站在公車的中間，我就這樣子講：「各位先生小姐們，你們手上拿這一張就是救人的一張，雖然說小小一張薄紙，但是它可以救到人的生命。那我們某某時間、在某個地方，我們會有一場驗血建檔活動，這是一張有心人出錢印出來的，希望說這也是一個知識的交換。」、「你們都知道什麼是捐血，現在捐髓是什麼？你們一定不知道，你們把我當成知識交換……」。

王林美鳳把握在公車上的時間，一邊講著：「每年我們整個臺灣差不多有一千位的白血病患，這些人需要我們去救，那我們現在臺灣剛成立一個骨髓資料庫，現在就是必須要有心人來參與，讓更多的人有被救的那種機會。」、「因為時間倉促我講的比較不周全，看這張傳單，裡面寫得非常清楚，拜託你們一定要看。」

公車上有一個人看完傳單，抬起頭說：「師姊，好感動喔！妳是什麼團體？」旁邊一位女生回應說：「這一定是慈濟人啦！不然沒有那麼大膽。」美鳳就笑笑地點頭。那時候有些人已經有手機了，把傳單還給美鳳，並回答說：「師姊，我們把它用手機照相起來，我記在腦海裡，妳這一張傳單可以再去給需要的人。」

在慈濟骨髓中心剛成立的時期，志工推廣時付出的心力及方法，真的是一部心酸血淚史。而且，最最重要的是，他們所有的付出，只是想救某個不認識的人，勞心、勞力、花時間、花自己的錢，還要賠上自己的尊嚴。

慈濟骨髓中心成立之初，尚未有正式文宣品，志工發揮巧思，徒手繪製，於是各種文宣百花齊放，各自表述，那是一段很精彩、很認真、很賣力，屬於關懷小組志工的「文創」時代。

護髓元老搭起生命橋

要堅持推動一件事長達二、三十年，若不是強大信念、天性中有著不畏艱難的毅力支持，應該很容易就半途而廢了。一九九一年八月受證成為慈濟委員的林雪珠，是一九九三年慈濟舉辦第一場骨髓捐贈驗血活動的現場工作人員，也是慈濟骨髓關懷小組成立的第一批志工之一。

慈濟志工在社區進行訪視工作時，發現照顧戶常需要醫療相關的衛教或關懷，所以慈濟臺中分會在一九九二年成立醫務室，募集了一百多位醫務志工，由林雪珠承擔醫務組的志工組長。

一九九三年十月二十一日，證嚴上人行腳來到慈濟臺中分會。「師父說，她想成立臺灣第一座骨髓資料庫，但是必須在最快時間募到兩萬人才能正式成立，問我們的意見，說同意的請舉手。」即使對於骨髓捐贈還不了解，雪珠說：「因為我們相信師父，大家都很勇敢的舉手。」

這群聽話的弟子就這樣開始投入這項從無到有、從零啟動的全新任務，完全不知道推動這件好事竟然會遇到那麼多的困難。

「林美蘭師姊向上人報告，二十四日剛好有一個健行活動，地點在彰化八卦山旁的成功營區，上人建議我們可以在那裡設一個攤位，當民眾健行下山來，可以順便建檔募集骨髓資料。」中區這群醫務志工理所當然成為那天驗血活動現場的醫務志工。

一九九三年十月二十四日慈濟在彰化八卦山的淨山活動，臨時加入一場骨髓捐贈宣導及驗血活動。「上人一說要做，我

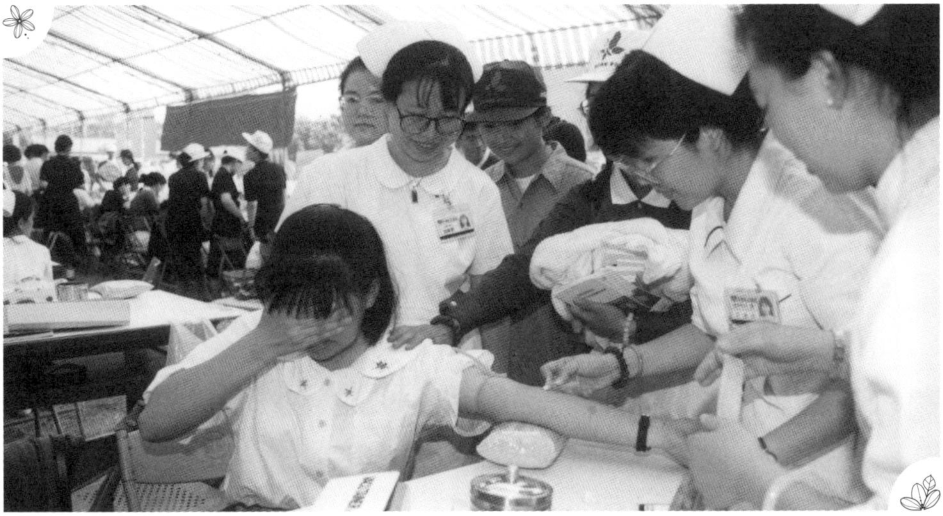

▲ 一九九三年十月二十四日於彰化八卦山舉行慈濟第一場大型骨髓捐贈驗血活動，當天有八百四十人抽血建檔。

們馬上行動。」當時籌辦這場驗血活動的中區志工蕭惠特和鄧春治說。鄧春治馬上針對志工開辦捐髓說明會，蕭惠特趕到臺北邀請臺大血液腫瘤科醫師陳耀昌到場解說。

身為慈濟臺中分會醫務室志工的林雪珠，理所當然地成為工作人員，「那時我們都不了解骨髓，但是上人說要辦，我們相信他、也支持他。」慈濟有史以來首場的驗血活動，獲得八百四十位大眾支持，讓「慈濟骨髓資料庫」成形。「八百四十個，我是其中一個哩！」眾人瞬間的愛心集結，林雪珠回憶起當時，仍難掩興奮。

上人那次行腳至新竹地區，已聽聞此訊息的新竹志工曾碧玲，率先取得兒子、友人等七人加入資料庫的承諾；一九九三年十一月二十八日，慈濟第二場於臺北分會舉辦的驗血活動，曾碧玲成為資料庫的一員，並承接了骨髓捐贈的文宣負責人，「我想第一天就能募到七個人，應該很容易，就承擔下來了。」曾碧玲說。

和林雪珠、曾碧玲有同樣單純想法，而率先擁護資料庫成立的，還有臺北的王靜慧、宋秀端；高雄的許雪娥，及花蓮地區的彭動君、林惠美夫婦等；他們一致的理念是：「上人的心願，我們用行動支持。」

骨髓資料庫下設關懷志工，慈濟應該是全世界首創，因為是首創，沒有經驗可循，志工只好從實務過程中學習，邊做邊汲取經驗。

被捐者無私付出感動　一心一志做該做的事

早年志工人力較少，從竹南到雲林都屬林雪珠的關懷範圍，她常披星戴月尋找捐贈者，有時返抵家門已夜深，「畢竟，一個生命在我手上，不能輕易讓它流逝掉。」

林雪珠堅持而不退轉的勇氣和毅力，來自於對捐贈者和受贈者的敬意與疼惜，能夠這麼多年做著同一件事的心情也是這麼清澈單純，「許多病人與病魔搏鬥的毅力和勇氣，讓我深受震撼，而捐贈者的無私付出更讓我很感動，就這樣一直在關懷小組的行列裡了。」每每接觸到這些生命中的真心摯情，林雪珠說：「我覺得自己任務深重，只有一心一志做該做的事。」

林雪珠笑著說，這整個過程，可是充滿著變數，人人上緊發條、緊張又擔心、又要跟時間賽跑，動員了多少人力配合，甚至花費了許多交通費用才能圓滿。雪珠說：「真是一善念動三千世界啊！」

數十年始終如一，林雪珠強調：「我們只是一個橋梁，有人想救人，有人想被救，我們都是站在尊重生命的立場，鼓勵對方，為了打造生命的希望工程，讓捐者心安，受者平安，能成就每一個到來的因緣。」

走入人群　號召捐髓

這些抱持單純想法、立願跟著上人推動骨髓資料庫成立的志工們，從此和骨髓捐贈關懷之路結下不解之緣，馬不停蹄地奔走宣導，只期望有人肯聽取解說，進而加入救人的行列。

宣導建檔，志願者只需抽取十西西血樣；配對成功，才是實際捐髓的開始。林雪珠談到，建檔時常發生字跡潦草致姓名難辨、地址或電話號碼更改……尋人困難度因而提高。被拒絕是常有的事；林雪珠還曾碰上父親不捨兒子捐髓，打電話來責罵志工，甚至要告慈濟的情形。

志工碰到的困難，豈只三言兩語可數；但他們仍盡心盡力，花費自己的時間、金錢，努力找到捐髓者、取得捐贈同意，終而促成非親屬間骨髓移植的歷史腳印。

老闆娘走上街頭 只為多救一位血癌病人 林雪珠 臺中區慈濟委員

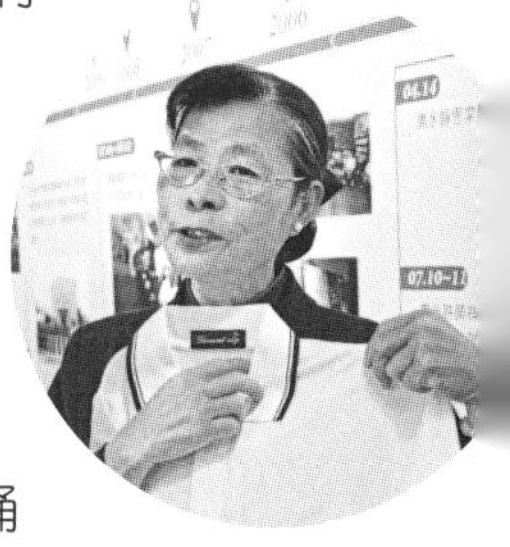

「走入真善美的慈濟世界，已有一萬多個日子，在這裡有歡笑、有淚水，也有刻骨銘心的往事，更有一路走來不離不棄的善知識。」

富貴命的老闆娘林雪珠，原本連去花蓮都懶得去，後來被同學拉去花蓮的靜思精舍，自此為證嚴上人所感動，什麼慈濟事都參與。九二一大地震時，她看到沙鹿童綜合醫院湧入一、兩百個傷患，馬上結集了四、五十個志工，承擔起整個志工團隊的「桶摳」，讓團隊發揮安撫傷患、通報訊息的功能。

一九九三年慈濟在彰化八卦山舉辦全臺灣第一場骨髓捐贈驗血活動，當時擔任慈濟臺中分會醫療志工的林雪珠，從此成為骨髓捐贈關懷小組的成員之一。林雪珠說，身為關懷小組的一員，不求掌聲只求共鳴，不管困難再大，只要她還做得動，勸髓關懷的工作，就會一直堅持下去。

歡喜當他人生命中的貴人

口述◎王林美鳳　內湖區志工

因為我們當時是臺北分會的醫務志工，在臺北分會的舊址（忠孝東路），現在的大安聯絡處值班，一九九三年慈濟骨髓庫創立，我們幾個人自然就成為關懷小組的成員。當年我四十五歲，轉眼三十年過去了。

醫務志工的工作內容，就是如果去訪查關懷的個案有醫療需求，由我們負責帶他們去看醫生治療。雖然是醫務志工，對醫療的專業知識比一般人好一點點，但對於骨髓捐贈與移植，是遠遠不夠的。所以，靠的是「填鴨式」的學習，當時洪美惠師姊邀請一些醫生一直幫我們上課，給我們骨髓捐贈這方面的資訊。

從第一次配對成功到順利捐贈　機率低又低

內湖區的第一個捐贈成功者是在二〇〇〇年，第二例是二〇〇一年，中間幾年就比較少，現在反而愈來愈多配對到，我們內湖區一年差不多有七、八十位血樣初次配對成功，第二次血樣也配對成功剩五、六位，但是這五、六位當中也可能會在中間的健檢被刷下來，健檢的時候會發現潛在捐贈者一些影響捐贈的身體狀況，記得二〇二二年也刷掉二個，二〇二一年也刷掉二個，等於一年完成捐贈者約四到五位。

住家變平地也找到人　進補到媽媽也認同

最困難的，就是找不到捐贈者。例如二〇〇四年捐贈的潘杜慶，我循著驗血登記的地址去找，我都白天去找，因為晚上找住址比較不好找。結果一到地址處一看，怎麼變平地？四周都圍著，準備要蓋房子了。我就拜託一位平日開計程車的師兄說：「你內湖穿梭一下，看這個住址的人移到哪裡？」師兄下午就打電話來，說他找到了。我就晚上跟他一起過去，結果，找到一家修理廠。

原來他們一群拆遷住戶都移到這塊區域，都是隨便搭建的房子，我心想：「這是要到哪兒找？」腳才踩進其中一塊空地兩步，突然一陣狗叫狂吠聲，嚇得我趕緊狂跑離開。

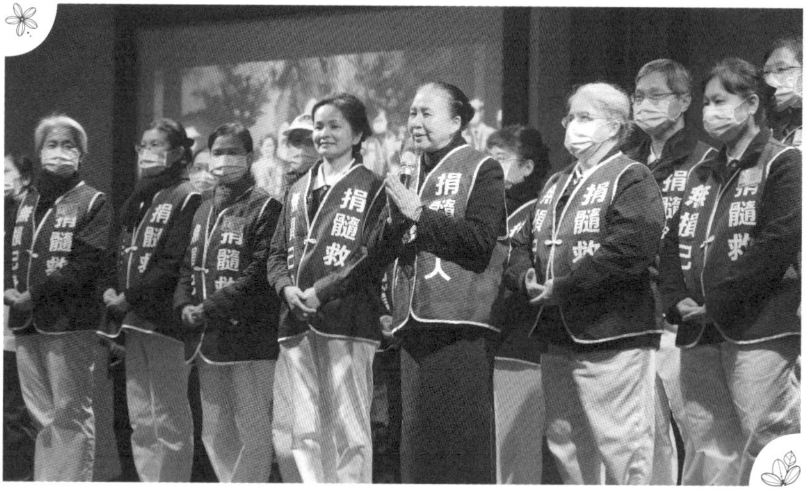

二〇二一年一月九日歲末祝福時刻，臺北市內湖區骨髓捐贈關懷小組志工團隊上臺分享。王林美鳳師姊（手持麥克風者）分享：「能成為他人生命中的貴人，內心很歡喜。」其左為陳瑋瑋師姊。攝影／黃麗琴回家後又想，這下要怎麼辦？住址也沒有。只能一直打資料上的手機號碼，沒人接也繼續打，後來終於有一次接通了，我趕緊說：「潘先生嗎？我想去拜訪你，恭喜你喔！你有配對到。」接著問他：「你願意嗎？」得到他說願意的答案！真是太好了。

請他給我家裡電話，因為希望家人也同意。他爸爸接電話，一開始就拒絕：「要幹什麼？我怎麼知道妳是不是詐騙集團？免談啦！這件事，到我這一關就不能通過！你們不要來找我們啦。」

我問杜慶怎麼辦，他說：「師姑，不用管我阿爸，你們來。」我們就去他家拜訪他，這次的目標是要抽血進行第二次的血樣配對，所以請醫護人員杜淑玲隨行，她也是資深志工。去的時候，杜慶的爸爸拿著一張矮凳在那兒坐著，他對著兒子說：「跟你說，你都不信，到時怎麼樣回來哭苦！」結果第二次血樣配對成功了。

杜慶當時二十多歲，在電子公司上班，他捐贈的意志很堅定，他說媽媽沒有意見，爸爸持反對意見，但請我們不用理會。其實我們中間去他們家好幾趟，都被杜慶的爸爸轟出來，因為他不聽我們的說明，而是聽外面朋友說捐骨髓會半身不遂、無法生育，而他的兒子是獨子，所以堅決反對。

從得知配對成功到捐贈完成，再到捐贈後，我們一直幫杜慶食補養身體，補到他媽媽說：「這是什麼團體？怎麼這麼好！」我們補到他的媽媽陳美華也被感動，後來也加入慈濟受證委員。

當她的娘家後盾　當孝女還兼坐月子

王小玉（化名）也是我印象非常深的捐者。小玉捐贈的時候，二十多歲，正跟男朋友在談到要結婚的階段。我說她特別，是因為我們在她捐完後還陪伴了許久。

小玉的爸爸是榮民，爸媽年紀差很多，她是從小被爸媽寵大的，所以很單純，容易被騙，後來真的被騙。男朋友要她拿爸爸名下房子的所有權狀去借錢花用，後來她懷孕，男朋友還會動手打她。

我們去看她時，她都邊哭邊訴苦。後來她真的離開那個男朋友，但已經大肚子了，然後回娘家住。她要生的時候，通知我們，吳淑珍師姊陪她去生產。我們後來還幫她坐月子。

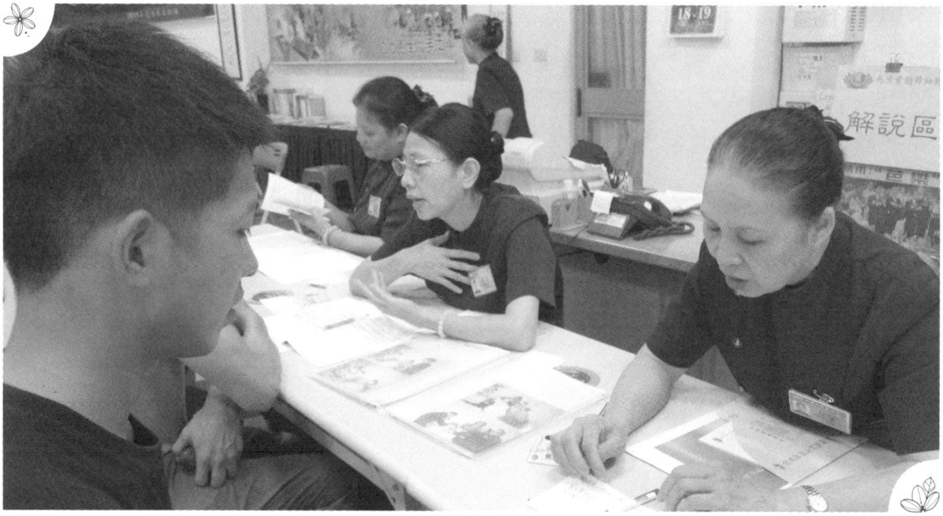

二〇一二年八月，王林美鳳（右）向民眾解說骨髓捐贈的流程。攝影／林明徐

她生產完第三天，她的媽媽往生，她打電話來哭著說：「我媽媽沒了！」我問她：「妳在哪裡？」她說：「我在家裡，媽媽在（殯儀館）二館，我現在要去那裡幫媽媽做佛事……」聽到她說要把才出生三天的小嬰兒揹過去，我忙說：「妳在家裡好好照顧小孩，小孩帶到那裡不適合。」她說：「怎麼辦？只有我一個女兒，他們說做佛事一定要有家人。」我說：「沒關係，我今天充當妳，我今天去作孝女。」

小嬰兒才出生，不適合帶到人多的地方，而且需要媽媽照顧，我請她留在家裡顧小寶寶，然後我過去殯儀館，司儀說拜，我就拜。有人問我跟往生者什麼關係，我說：「是孝女。」拜了一陣子，小玉的舅舅來，問她父親：「這位是誰？」她父親：「是志工。」舅舅：「怎麼這樣呢？」父親回：「對，小玉生產，他們（志工）叫她在家裡，孩子不好帶來，就充當她的角色。」我去拜了整整半天吧。然後那個月都在忙著幫小玉坐月子。所以說，當志工也滿好玩的。

當保姆也難不倒　血紅素不足就補到足

二〇〇六年捐贈的張臘珍，平日的工作是保姆，第二次血樣配對成功時，她家裡帶著三個小孩。剛開始，臘珍的先生不同意，他說：「小孩這麼多，妳要捐什麼髓！捐了要出問題的話，這些小孩要怎麼辦？」而臘珍說：「師姊，我是很願意捐，但是我三個小蘿蔔頭，怎麼辦？沒人帶。」所以就由我們幾個人輪流當保姆，讓她可以出門去完成捐贈所需經過的流程。

帶她去健檢，結果報告出來，她的血紅素不夠，我們就開始進補計畫，三天兩頭帶四物湯去她家給她吃，一直補到再次抽血時，那時在臺北市南海路捐血中心，血紅素還是不夠，就請她趕快再喝四物湯，然後緩一緩，過一會兒再去抽血，這次血紅素就達標了。臘珍讓我很感動，她原本條件不符，血紅素不夠，但硬是要救人，要捐，也終於成功了。

希望捐不成的複雜心情　捐後超健康

還有一位非常有愛心的女士，為了救人捐了兩次，後來還受證成為慈濟委員。范芬玲是在二〇〇七年捐贈，她在勞保局上班，我們連絡上她時，正好她因為爸爸在三總住院，每天下班顧不得吃，一定先去醫院探望爸爸，然後才回家，所以吃不像吃、睡不像睡，滿是煩惱，臉色蒼白，唇色也白，身體的狀況很不好。

還記得她的先生站在門邊，雙手交叉抱在胸前，說：「我跟你們講喔，你們任何一個人，沒有人比我了解我太太的身體狀況，她隨時都在『喔伊！喔伊！』跑急診的人，還想捐什麼髓？」

范芬玲那段時間每個月都會莫名其妙地暈倒，就送急診。所以她先生不讓她捐，但她又很堅持要捐，直接把手臂伸出來給我們，一邊說沒關係、沒關係。由護理師杜淑玲師姊為她抽血，送回去檢查。那時候心裡求菩薩保佑「不過、不過，我們另外再找身體好一點的……」，不希望她配對到，不然發生任何狀況她先生怪罪起來，我們承擔不起。

誰知道結果居然「過了」。既然過了，就拚命幫她進補，請擅長料理的林秀碧師姊燉煮一大鍋，送到她家，給整家人一起吃。

原本也是有血紅素不足的問題，就再補，也加葉酸、鐵劑，想辦法補到通過標準。

二〇〇七年那時，用周邊血收集造血幹細胞的方式剛開始施行，因為比較不是侵入式的，所以建議范芳玲用周邊血捐贈。想不到捐完才隔五十多天，中心又傳來移植醫院的訊息，希望她捐第二次，因為她周邊血幹細胞的量不夠。

我們這幾個陪伴她的人，當下聽到這個消息，真的是「頭頂出煙」，聽到時真的起雞皮疙瘩！我們都替她害怕，但范芬玲居然願意再捐。她說：「我願意，因為我能夠感同身受那種病人家屬的苦，因為我爸爸就是在三總住院，他就是要常常這樣進出醫院受苦。」

更不巧的是，她第二次捐贈時遇到月經來，真是對身體的大考驗。「她真的很勇敢！」我是好煩惱喔！能做的就是繼續幫她補，人家坐月子是滿月，我們幫巧玲頭尾補了半年。

反轉的結局是，她先生說：「還好太太堅持來捐，現在身體好好。」整個人的身體狀態脫胎換骨，更健康，而且芬玲和先生兩人都受證，成為慈濟大家庭的一分子，而芬玲也加入關懷小組了。真是一位勇敢付出有愛心的菩薩。

捐者家族的生日快樂聚會

陳瑋瑋師姊補充說明：「前面談到二〇〇六年捐的張臘珍，她剛開始是不願意捐贈的。我們帶她到三軍總醫院的血液腫瘤科看病患，她親眼看到癌症病人有多辛苦，她就同意，願意捐了。」

「美鳳師姊最大的強項，就是這些捐髓者捐完以後，她都持續陪伴關懷。」瑋瑋師姊說：「我們有辦活動，美鳳師姊都會邀請他們來參加。而且每年會集中給他們過『生日』，祝福『生日快樂』。每年也會為捐者、受贈者舉辦新春團拜，邀請他們好像回娘家一樣，在內湖園區佛堂，是我們內湖區自己辦的。」「而美鳳師姊陪伴的捐髓者，因為捐贈而受證也好幾位，現在都參與我們的驗血建檔活動。」

王林美鳳師姊感謝團隊的共同成就，「我自己一個人沒有這樣的力量，是一整個團隊的力量。」

結好緣　事事圓

口述◎林愛娥　嘉義區志工

慈濟志工林愛娥，出生在日治時代的嘉義，父親是贅婿，且過世早，母親靠著賣碗粿，含辛茹苦將三男三女撫養長大。愛娥小時候曾受日本教育，念過公學校，國小畢業，習得美髮手藝後，自己開店經營美髮生意。婚後為方便照顧孩子而改行賣童裝，在嘉義噴水圓環附近開了一家「三番街」童裝店。

當時有一位臺南的大盤商徐春長，他的衣服質料很好，愛娥經常跟他批衣服賣，徐春長常常拿《慈濟月刊》及錄音帶跟林愛娥結緣，她看著月刊，覺得花蓮這位證嚴法師頗能契合己心，於是在徐春長的邀約下，成為慈濟會員定期捐款。

幾個月後，邀請林愛娥夫婦一起搭乘慈濟列車去花蓮參訪。林愛娥說：「聽到上人講話，我的眼淚就一直流、一直流……」因為感動，從花蓮回來後，愛娥發心開始邀約親朋好友共同成就善事，並於一九九二年受證成為慈濟委員。

有一天店裡來了一位客人，愁眉不展的問愛娥：「慈濟可不可以讓人布施棺材？」愛娥關心的問她為什麼要捐棺材？這位客人說，因為兒子得了「血癌」，她想要捐棺材，看能不能「過運」，讓病趕快好起來。

林愛娥搖搖頭說：「慈濟功德會沒有讓人捐棺材。」不久之後，這個客人的孩子就過世了，但這位客人為兒子擔憂的神情，一直烙印在愛娥的腦海中。後來，慈濟成立了「骨髓資料庫」，也開始推動骨髓捐贈，愛娥覺得很高興，因為血癌患者終於有更多機會可以得到救治！

勇於承擔

早期嘉義地區的慈濟人並不多，因此每位慈濟委員必須身兼數職，還記得第一次出骨髓捐贈的任務，是和慈濟志工許允居去水上機場接一位剛捐完骨髓的女孩子，並送她回斗南的住家，由於這女孩子剛捐完，身體較為虛弱，走路不太穩，再加上家中無人在家，於是先帶她去她同學家休息。

到了下午五點多，愛娥再打電話去女孩子家中，確認女孩子回到家了，一個月後，她還去拜訪這個女孩，關心身體狀況。後來，慈濟嘉義聯絡處成立「骨髓捐贈關懷小組」，慈濟志工干壽榮邀請她來負責，林愛娥馬上答應。

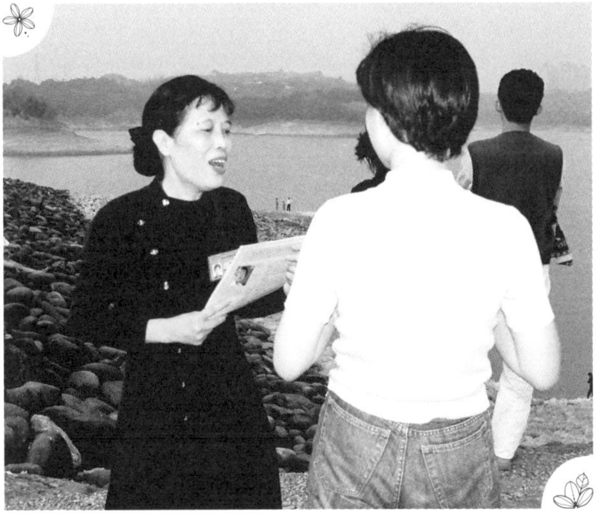

肩負著「救人一命 無損己身」的使命，承擔骨髓幹事的林愛娥（左），為血癌患者奔走不遺餘力。

在陪伴這些骨髓捐贈者時，愛娥也深受他們感動，有一位當時就讀中正大學研究所的男孩子，配對成功時，正如火如荼地撰寫碩士論文，當時教授不希望他請假，但這位男孩子很有心，還是請假去捐了。

早期骨髓捐贈是抽腸骨會比較痛，男孩子捐完後，愛娥持續關心他，還邀請他到自己的店裡，除了燉補湯給他喝，還送他襯衫，祝福他論文口試順利。愛娥認為，捐贈者捐完之後，慈濟人的關心和陪伴，更能讓他們感受到溫暖。

還有一次，愛娥送髓去花蓮，受髓者是一位才剛當兵回來、得急性血癌的年輕人，看到她，受髓者的媽媽感激地要下跪，這位媽媽說：「之前有好幾次配對成功，但是這些配對成功的人都反悔了，就在快絕望的時候，在慈濟找到救兒子的人，真的很感激！」

這位媽媽感激愛娥能成功說服配對成功的捐髓者，救她兒子一命！愛娥趕快把她扶起來，說：「我們最應該感激的，是慈濟證嚴上人成立骨髓資料庫，救了很多人，也造福很多家庭！」

看到很多配對成功的捐髓者最後反悔不捐的情形，愛娥不禁感嘆，大部分的民眾還是以為捐骨髓是抽「龍骨髓」，殊不知現在醫學進步，利用「周邊血」就可以培養骨髓幹細胞去救人，可見「救人一命，無損己身」的觀念還沒有完全深入民眾心中。

因此，如何跟捐贈者、捐贈家屬溝通就變得很重要，溝通的時候要有技巧，除了說明捐贈過程讓家屬安心外，還可適時的加入「做善事蔭三代」、「保佑闔家平安福氣來」等好話，通常志願者及其家人都會樂意捐贈。愛娥笑著說，還好她因為開店，長久訓練下來的反應能力及說話技巧，讓她能屢次說服捐贈者，完成救人的使命。

證嚴上人曾說：「骨髓捐贈的人，他們的腳已踏一半在慈濟門內了，我們更應該把他們帶進來。」嘉義的徐麗華就是愛娥帶進來的人，麗華原本是捐髓者，在愛娥不斷陪伴下，也受證成為慈濟委員。麗華曾上臺分享，如果以後再一次配對到，她還是義無反顧要捐！

擔任骨髓捐贈幹事二十幾個年頭了，

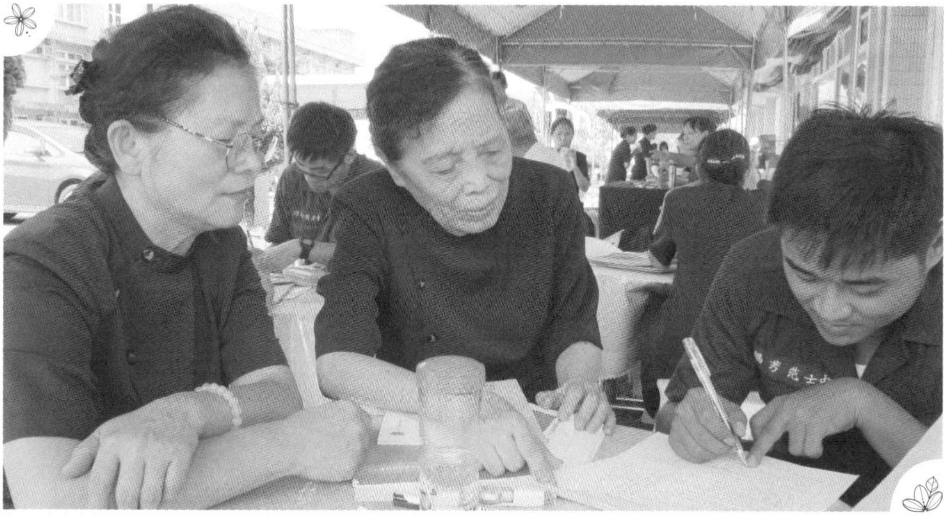

二〇一三年六月，志工前往空軍基地舉辦骨髓捐贈驗血活動，邀請國軍弟兄踴躍響應；郭翠桃（左）、林愛娥（中）向軍人詳細解說。攝影／郭富美

看到血癌患者因此得救，心中就有著滿滿的歡喜。而看到那些為了生命延續，而痛苦流淚、掙扎著想要活下去的人們，愛娥不禁感嘆：「生命是如此珍貴，為何有人會這麼不珍惜生命？」

人圓事圓的美善人生

愛娥的先生是長子，下面有六個弟弟、三個妹妹。俗語說：「長嫂如母。」愛娥對這些小叔、小姑十分照顧，甚至還協助處理小姑的婚事。因此小叔、小姑們都很敬重她，而小叔各自成家後，愛娥對於妯娌也是以「同理心」相待，因此妯娌之間從來沒有吵過架。

愛娥有三個兒子，一個女兒，都非常孝順。這樣美滿的家庭，還曾經受到嘉義市政府「幸福家庭」的表揚！曾經有位志

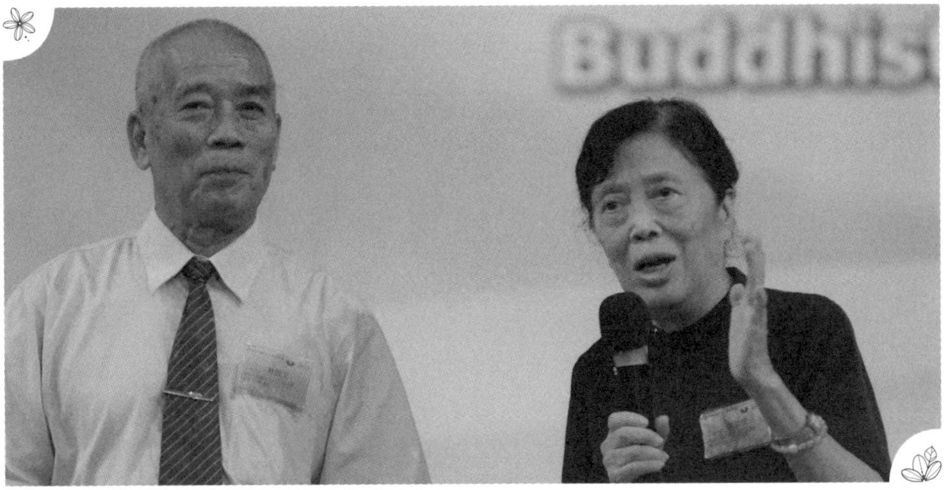

▲超過八十歲的雲嘉南慈濟志工林愛娥投入骨捐關懷二十多年，因上人的一句：「歡喜心、肯做、免驚。」讓她愈做愈歡喜，連兒子都誇她愈來愈開朗。左為林啟文師兄。攝影／林佳禾

工拿她的名字開玩笑地對她說：「林愛娥，就是『你愛我』！」她笑著說：「對啊！你愛我，我也愛你，愛人好、愛人美、愛人健康，這樣多圓滿啊！」

承擔骨髓幹事有其機動性，隨時要接電話、加以記錄，有時變化球一來，馬上要出門拜訪配對成功者，鼓勵他們捐髓救命；擔任骨髓幹事也要有其積極性，面對數個個案，要一一溝通，將事情圓滿完成。然而，愛娥不會開車，這麼多繁雜的事情，她是如何使命必達，圓滿完成任務呢？

原來，是背後一群菩薩鼎力相助！如果是骨髓捐贈，志工林啟文就成為她的菩薩，載她去完成任務；而慈善訪視方面，志工許允居也總是義不容辭地幫忙載送。而當她出門成就她的慈濟志業的時候，她的先生就成了她強而有力的後盾，幫忙顧店、接電話、收傳真……而最近幾年，愛娥的兒子就成了她的腳，載著她去拜訪這些捐贈者。

林愛娥說：「感恩啊，一路走來雖然很辛苦，但也很幸福！」「甘願做、歡喜受」這就是林愛娥「結好緣、事事圓」的美善人生。

接力傳遞希望

血癌病人有活下去的勇氣，只等活下去的機會；慈濟骨髓捐贈關懷小組為他們找尋生機。志工團隊中，有捐髓者證明無損己身，還有受髓者將心比心，在搶救生命的跑道上接力，傳遞希望。

受證慈濟委員後不久，就有人邀請林淑芬加入「骨髓捐贈關懷小組」，同來號召民眾「救人一命、無損己身」。她自忖，雖然也曾抽血建檔，成為志願捐髓者一員，但此事攸關醫療專業，她連開口講都不敢了，遑論跟陌生人勸捐。

「等我哪天捐了骨髓，再來參加吧！」當下隨口回應，卻像是老天設計好的巧合，因為說出那句話一年後，林淑芬就被通知「妳配對上了」！

抽血複驗、全身體檢後，她捐出骨髓幹細胞；為了圓夢並兌現承諾，她成為勸髓志工，第一次出任務很順利，捐髓者完成捐贈；她也信心滿滿，希望將捐髓救人的勇氣與希望，一棒棒傳遞下去。

但她很快就遇到挫折了。對方是位現役軍人，他雖很願意捐髓，但父親堅決反對；她前往分享親身經驗，結果卻被趕出門。

無奈返家，林淑芬關在房內哭了一小時，「好好一樁救人美事，是不是我哪裡講得不對？」她自責任務失敗，相當牽掛那位等待骨髓移植的病患該怎麼辦？資深志工安慰她，用平常心面對，只自問是否盡了力，無法強逼他人，更不能為對方做決定。

林淑芬想到，先生當初也是反對的，但在她詳細說明，還有先生主動上網閱讀資料，最後改變了態度，甚至陪伴她走完捐贈流程；她將心比心，家人的反對是出於關心，並不是沒有愛心或善意。

既然當初已發願承擔勸髓志工，她所能做的就是盡量讓更多人了解骨髓捐贈；在每次調適情緒後，繼續為延續希望而奔忙。

生命之間息息相關

慈濟骨髓庫成立翌年，志工組成關懷小組，其中有許多像林淑芬這樣的捐贈

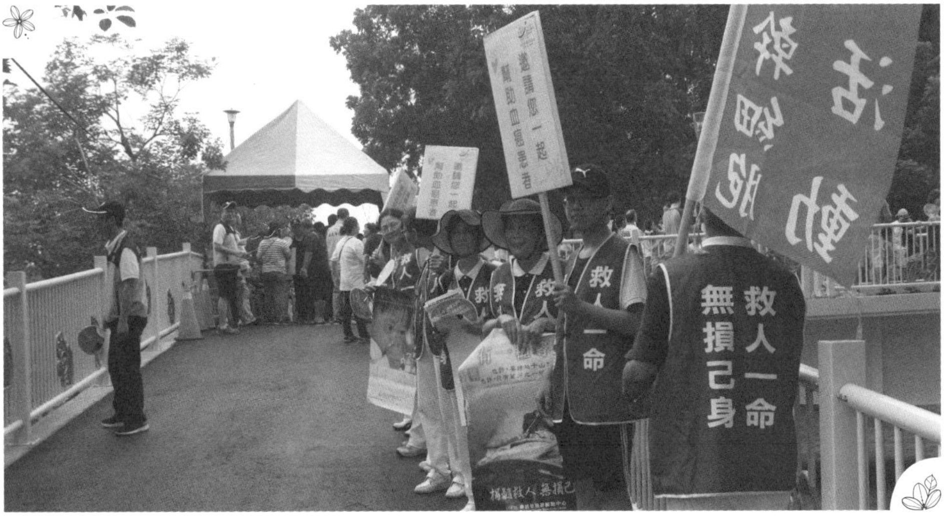

二〇一八年九月十五日嘉義縣彌陀映月橋上，慈濟志工拿著布條、看板，走上街頭巷尾宣導捐髓救血癌患者。右起第三位為林愛娥。攝影／楊孟仁

者，親身走過「驗血活動」、「捐者血樣複檢」、「身體檢查」、「捐贈階段」到「捐後追蹤」等過程，與民眾分享也較有說服力。

即使能以己身證明捐髓無損健康，甚至覺得自己更有使命來推動，但林淑芬十餘年勸髓路依舊挫敗不斷；她和關懷小組志工曾被志願捐贈者的父親「押」往警察局，因為他堅持要志工們「備案」，白紙黑字承諾，絕不會帶他的孩子去捐髓。

二〇一二年十月，林淑芬從臺南北上，參加在慈濟蘆洲靜思堂舉辦的捐受贈者相見歡活動。其中有位受贈者是十歲的小女孩，在母親懷胎八個月時，被檢查出罹患白血病，她在出生三個月開始化療，十個月後接受造血幹細胞移植……

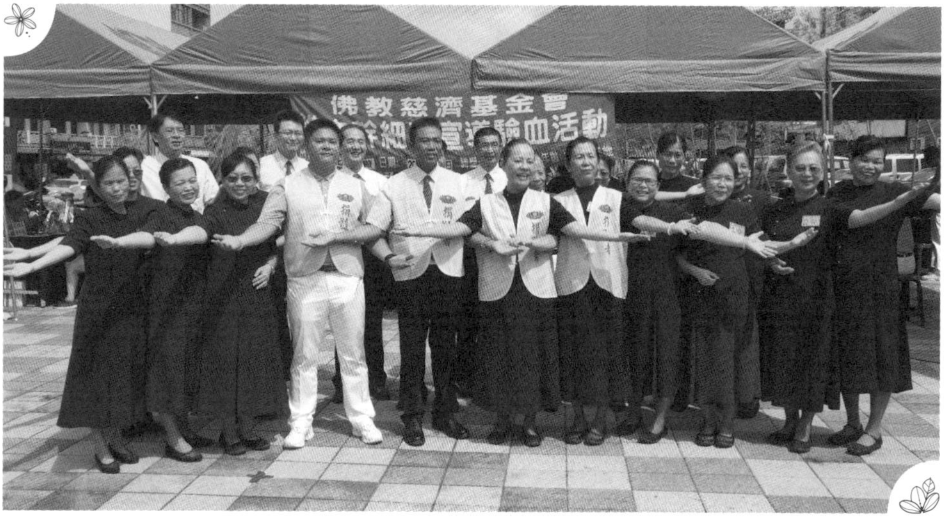

二〇一六年九月臺南市新化區，捐髓者林淑芬(左六)，帶領著一群捐髓者在現場宣導「我捐髓過，我很健康，歡迎大家加入搶救生命的行列」見證說明。攝影／茆勝利

小妹妹的救命恩人上臺了，臺下的林淑芬瞧了直覺眼熟，原來那是十年前她關懷的捐贈者！內心淌過一股暖流、一種踏實感，「用心陪伴過的這位捐贈者，沒想到竟救了一個小孩及她的家庭！」

記憶中，那年輕人的雙親當年是反對的，也是志工費盡唇舌才讓他們點頭同意。曾經的挫折無力，在看到這小女孩健健康康後，煙消雲散，「一切辛苦，很值得。」

她積極走入軍營，進入校園，希望大家把握因緣，成為別人生命中的善緣。「因為某位病患的唯一希望，可能就是我們。只要能多一筆血液資料建檔，就能多一些配對成功的機會。」

不是醫師也能救人

偶爾，林淑芬也會想起，接受自己骨髓的病患，當年好像是二十多歲的年輕人，若他如今健康無恙，不知為人夫、為人父了嗎？

不同於勸髓，在關懷尋求配對的病患和家庭時，心情是相當苦澀的。在她記憶中，印象很深的是一位二十二歲、樂觀陽光的青年，移植後半年，白血病竟然復發和轉移；當癌細胞壓迫視神經，他看不到了，脾氣愈來愈差……

年輕人七歲喪父，與母親相依為命，半工半讀完成學業；林淑芬每次到醫院探望，都會將肩頭借給那位不願在孩子面前落淚的傷心母親。

曾見到生命在移植後生機昂然，也曾陪伴生命從陽光燦爛到絕望黯淡；有些病患有活下去的勇氣，卻得不到活下去的機會。儘管勸髓這條路有時走來委屈，但林淑芬只求內心的踏實，安慰自己總有那麼一天，捐髓也會像捐血般普遍為人們所接受。

志工不僅憑一腔救人熱忱，而是需要更多令人信任的專業。隨著慈濟骨髓庫通過國際認證，確保臺灣勸髓與捐髓的品質與全球一致；志工也要接受國際認證的考試及考核，才算是合格的關懷小組志工或「認證講師」，林淑芬已成為講師之一。「你不必讀七年醫學院，也可以一起來救人喔！」林淑

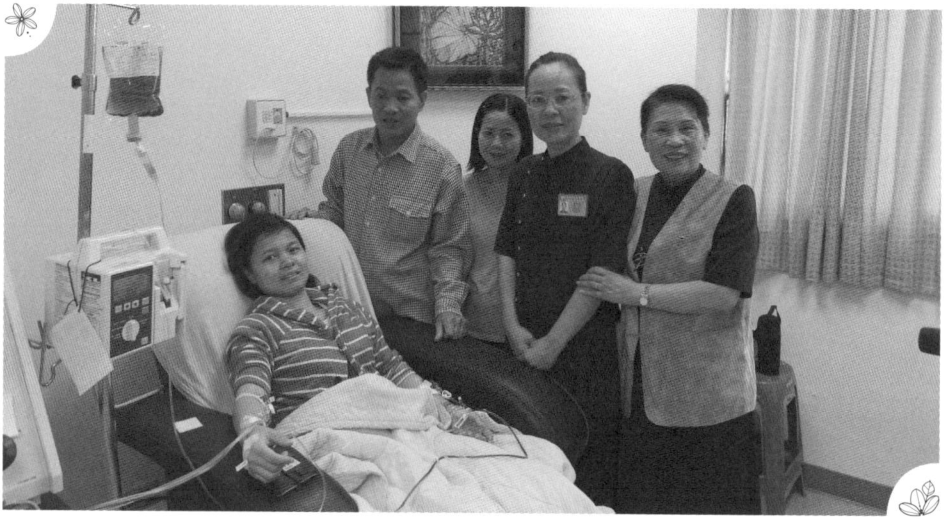

▲二〇一一年五月三日花蓮慈濟醫院首例海外人士親屬間周邊血幹細胞移植，林淑芬（右二）全程陪伴捐贈者完成造血幹細胞的收集。攝影／黃思齊

芬想對大家說：「加入骨髓庫，我們可以讓世界變得不一樣！」

一位她關懷的病患接受移植，在發病前本已參加驗血建檔，想著有一天能救人，沒想到世事無常，換她罹患白血病需要別人的造血幹細胞來救命。移植完成後，她收到捐贈者的卡片：「我們是大隊接力的團隊，現在最後一棒交給了妳，妳要好好跑下去……，不只要健康跑下去，還要跑到讓更多人知道，一起來參與。」

慈濟志工林淑芬：「這麼樣疫情嚴峻的時候，兩年來，我們完成四十一座捐贈者紀念牌，也就是有四十一個家庭能夠得救，這是我們最感恩的。」疫情考驗下，臺南慈濟志工不懈怠，持續找尋黑夜中的點點希望，讓這分愛放出光亮，救脫病苦！

多活一天就多賺一天

「這是臺灣警察專科學校，我在這裡上班。我喜歡跑步，每週至少三到五次，因為我熱愛我的生命，活著真好！每天都可以動，其實是一個幸福。」韓進忠說出他的心聲，這是二〇二三年春夏，距離他生命之燈差點熄滅的那一刻，已超過二十年。

相見歡　圓一個緣

剛考上中央警察大學研究所的韓進忠，二〇〇四年八月十四日這天從新竹專程來到花蓮；背包內藏著錄取通知書，他準備等下要展現給「救命恩人」看。

罹患血癌的韓進忠幸運地熬過換髓的艱辛，終於能見到那位捐髓給他的「救命恩人」，這個日子他等了快兩年！

當他站在捐受髓者相見歡典禮的臺上，看見捐髓給他的洪耀德出現時，他衝上前去抱住對方，泣不成聲、哭糊了臉。

見到了洪耀德，韓進忠滿足了。「多活一天，就當多賺一天。」這天剛好是他移植後第八百天，歷經生死掙扎，他變得豁達了，性情也較以往開朗；因為移植成功後的每一天，對他的新生命來說，都像是新的一天！

病人的心聲：年輕人請愛惜生命

韓進忠於二〇〇一年大學畢業，隔沒幾個月，他突然連走一百公尺的路都喘，在臺北榮總確診罹患急性骨髓性血癌，二十四歲的他自此開始了住院治療的日子。

骨髓關懷小組志工宋秀端：「慈濟骨髓幹細胞中心給我們他的資料，請我們到醫院裡面去關懷他，所以在那個時候我們認識了韓進忠。那時候他大學剛畢業，因為生病而有點沮喪，後來他配對到的時候，精神各方面恢復得還不錯，求生的意志力滿強的，他是一個非常可愛也非常勇敢的一個年輕人。」

韓進忠待在醫院無菌室期間，旁邊是大度路，半夜常有一陣陣的飆車車陣呼嘯而過，他對宋秀端說：「師姑、師姑，妳

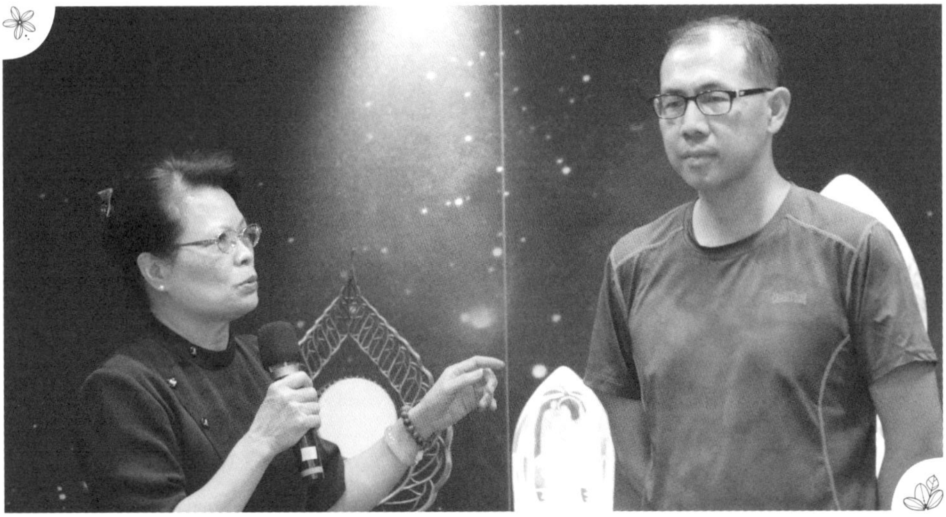

二〇一八年五月十八日臺北市士林區造血幹細胞捐贈驗血活動說明會，韓進忠（右）現身見證，左為宋秀端師姊。攝影／吳嘉博

幫我去跟這些年輕人講，你看我生病了我都還要為了生命在這邊努力奮鬥，他們為什麼這麼不珍惜生命！」

恢復健康的回饋　帶來生命的希望

「他考上警官大學研究所的時候，他拿著錄取通知單到我家裡來。他的行為給我的感覺是，他這個孩子很懂事。他知道我們一路陪伴，希望他能夠健康起來，所以他健康了就想要回饋，讓我們知道他很健康。」

宋秀端師姊說出她的心情：「陪伴很多血癌病人，對我們來講，是真的看到的都是苦。但進忠可以恢復健康，我覺得很開心，從他身上也看到了很多的希望，生命得以重生的希望，我也因此有勇氣繼續陪伴，繼續做下去。」

反轉悲苦的力量

口述◎宋秀瑞
北投區志工、第一批走入社區關懷受贈病人及捐贈者的志工之一

一九九六年開始，中心通知我們的個案比較多了，就開始走入我們北投區域的社區關懷，先從尋找配對成功的捐者開始，後來開始走入我們區域的醫院，去關懷等待捐贈移植的血液疾病患者。

受助護理師的回饋與現身見證

在二〇〇一年受髓的彭卉榛，本身是護理師，我們在社區辦造血幹細胞驗血活動的時候，她就出來當抽血人員，也是當見證；她說要民眾知道「我就是因為某位有愛心的人（捐髓）幫助我，我今天才能夠站出來在這裡。」

卉榛是在十八歲時發病，那一年她護校才要畢業。那一天去拔牙，竟然血流不止，她試了所有的方法就是沒辦法止血，警覺地判斷「可能是血小板出了問題？」半夜衝到臺北榮總掛急診，並主動要求醫生驗血。當急診室醫師幫她把傷口縫合好的時候，檢驗報告也出爐了。

「白血球數值異常的高，十五萬！妳可能罹患白血病。」醫師暫時用藥物控制，說明需要進行骨髓移植。卉榛定時回診，照樣返校上課，但是當症狀嚴重時難免會影響學習。

兩個弟弟的骨髓幹細胞經過配對檢查都不符合，目睹姊姊受著病苦，想幫忙卻無能為力，只能懊惱難過。很幸運的在半年後，慈濟骨髓幹細胞中心通知配對成功，捐髓者出現了。

堅定康復的心願　以行動參與呼籲提倡

「如果我往生了，把我有用的器官再捐給別人吧！」移植手術前，卉榛告訴爸媽。

在移植室裡，看著醫師手上拿著兩包紅色血袋進來，「那是骨髓幹細胞？」望著骨髓幹細胞一滴滴的注入體內，淚眼婆娑的卉榛在內心深處對自己說：「我一定要好起來，不能浪費她（他）的愛心！」

回想住院期間，外界對慈濟骨髓捐贈捐款費用一些誤解的訊息也不時傳到卉榛耳中，她甚至也因此對慈濟有所不滿。不過經歷自己的病苦與掙扎，加上關懷小組志工的關懷與解說釋疑之後，卉榛一家人反而成為慈濟的會員了，「也更加清楚慈濟很辛苦出錢出力做善事，不是每一個人都能了解的。」

接受移植兩年過去了，我邀請卉榛現身說法。但對於要自己曝光在鎂光燈下，卉榛非常反感地拒絕，因為生病的那段日子實在太痛苦了，不想回憶，而且萬一又因此被人帶著有色的眼光注視？但很快地，卉榛後悔自己無禮的態度，主動打電話給我們，因為她懂得我們的苦心，「當大家見到健康的受髓者在眼前出現，是多麼一件欣慰的事；更重要的，可以讓捐贈者感受到救人的感覺真好！才會有更多人願意參加驗血登記，就有機會救更多的人。」

遇見生命另一半　捐受者牽手一生

大愛臺剛開臺、開播的期間，那時在南港，我載卉榛去上訪談節目，在等待錄影的時候，認識了一位捐贈者，年輕男士，他們彼此互有好感開始交往，後來卉榛覺得隱瞞病情不是辦法，直接問對方：「醫生說，五年之內，如果沒有再復發，就完全脫離這個疾病，你介意我曾有這個疾病嗎？」得到的答案，是他們攜手走上紅毯，成就一段美好因緣。

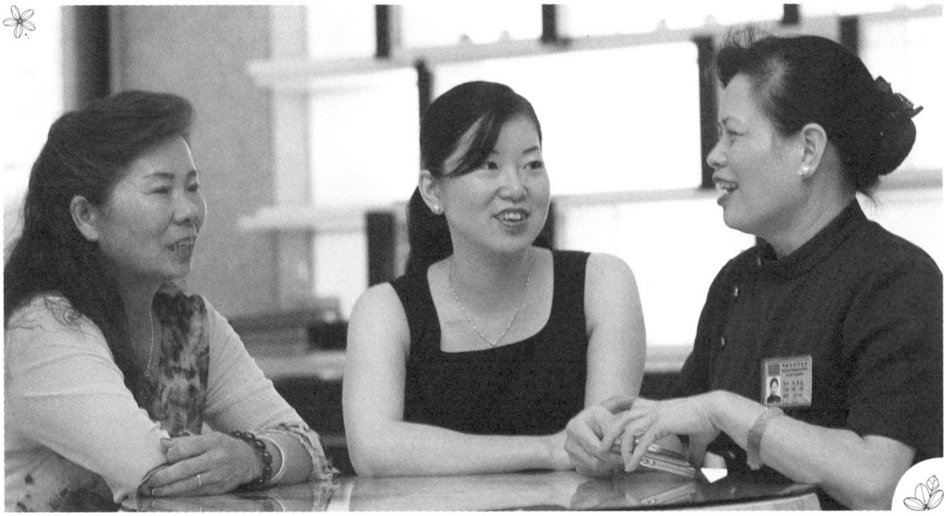

二〇〇三年十月北區骨髓捐贈關懷小組宋秀端（右）師姊關懷捐髓者王慧仙小姐（中）。攝影／林炎煌

比悲傷還讓人悲傷　失眠三天後的決定

臺北榮總就在我家附近，我就理所當然的去關懷在榮總住院的血癌病人。而我在剛接案的初期，很多個案有經濟問題，會讓我覺得很無力，因為我沒有辦法去協助他們。我記得臺北榮總第一個個案是葉金川醫師跟陳乃裕師兄（曾任慈濟骨髓幹細胞中心捐贈活動暨關懷小組總幹事）一起去補助十萬塊錢。

他是我們社區的一個年輕人，有兩個小孩，太太要上班，上班的薪水很少，房子是租的，又要負擔醫療過程的費用，實在有困難，所以我們能給予這樣的補助，至少能幫助順利完成治療。

我碰到的第二個個案，也是位年輕男士。他在結婚的第二天，得知自己罹患血癌。我帶著一位師姊一起去榮總血腫科病房關懷，他太太趴在我身上就開始哭。她哭我們也跟著哭，哭得稀里嘩啦。

一起去的那一位師姊回家以後，三天都沒睡覺。她說：「我的眼睛一闔起來、腦海中就是那一個個案，抱著我哭的畫面……」她就跟我講：「秀端，我不要再去院訪了。我可以支持臍帶血，全部，我來包！但是院區，我真的沒辦法做。」

陪他傷心幫他善後　另類的人生輔導員

而我，只能硬著頭皮，繼續接招、見招拆招，照樣每天去醫院關懷這位年輕丈夫和他的新婚太太，但那個時候不能進入病室，就透過電話跟他聊，他就要求醫生讓我進去，他有話要跟我說。

我心想：「這怎麼辦啊？我也完全都是第一次。」我知道他的父母是一貫道的信仰，我就邀請資深志工林智慧師姊陪同：「智慧媽，妳跟我一起去，因為我們是同一區嘛。」由智慧媽在外面陪爸爸媽媽，我進去陪他們兒子講話。

「你想找我，要談什麼？」年輕丈夫知道我一直在陪伴他太太，他們是高中同學，他說：「我如果怎麼樣的時候，我希望你勸我的太太，可以去再結婚、再改嫁。我知道我不行了！」

我說：「那好，請問你有什麼未了的？你想要跟太太講的，或是什麼未了的一些心願或者是你想講什麼？」他說：「我知道你都跟我太太講說，進來陪我的時候就要講快樂的事。」她也聽話照做，都說著他們兩人認識時的甜蜜，他說：「我都接收到了。」

「好！我也答應你，我會陪著她。」我走出病室一直到回家，整路上心情都很煎熬。因為陪伴病人，我的心情會忍不住跟著病人的病情、他的白血球數變化，上上下下的；然後每次探訪病人的時候，要哭一次；安慰家屬的時候，又哭一次；回家寫記錄的時候，又要哭一次……滿腦子想的是「這個區塊太難做了，我不要！」、「這樣子太辛苦了！這麼多的病人，怎麼這樣子！」

承擔化悲苦為甘甜的福田

智慧媽鼓勵我：「妳沒看到人家需要妳嗎？人家在這個階段還需要妳，叫妳進來跟他、陪他，幫他了結他後面的一些事情嗎？」，她強調：「這一個區塊非妳莫屬！」、「這一塊福田妳要承擔！」

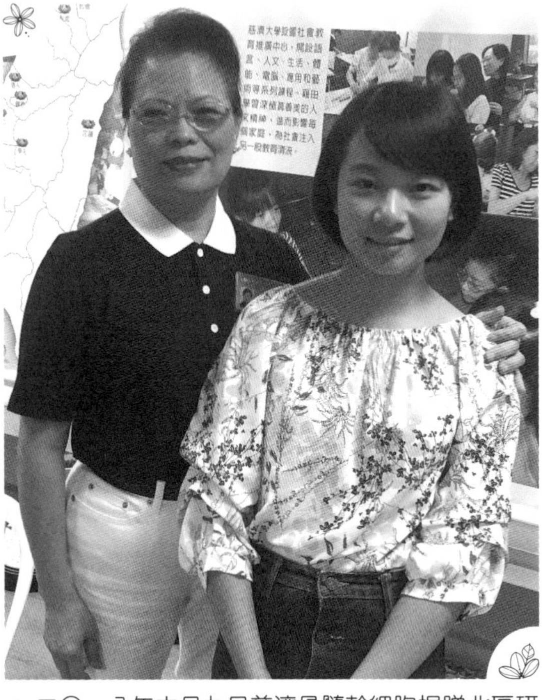

▲二〇一八年六月九日慈濟骨髓幹細胞捐贈北區研習活動，受贈者劉昕硯（右）感恩志工宋秀端（左）在她生病期間的關懷與陪伴。昕硯：「我今天是來傳愛的，有了造血幹細胞，現在可以這麼健康地站在這裡。」圖／宋秀端提供

自此，我很努力的進修，讀《西藏生死書》等各類相關書籍，四處上「臨終關懷」課程，強化自身的能量，讓自己在面對即將往生的病人，懂得如何互動。我甚至有一整個學期是每星期六回花蓮上課。

早上五點鐘起床，從北投開車到羅東，因為那時候臺北到花蓮上午八點前沒有火車，只好到羅東搭六點半往花蓮的火車，七點多到，上完課搭下午五點半的火車回到羅東，再開車回到家約晚上七點半。

因為有骨髓關懷小組這樣一塊福田，我認為自己有所成長。這是我這一輩子覺得非常安慰的一件事情，覺得上人把我資源回收再利用，讓我發揮自己最好的價值。而且我的付出，也回饋到家人的身上。

我兒子後來當了臺北榮總的腫瘤科醫師，當他第一次接到他的新病人在半夜兩點多往生的時候，他立刻打電話給我：「媽媽，我的病人我剛收進來，我連看都還沒有看，沒有開藥給他，他往生了！」長那麼大的兒子，在我的面前沒有隱藏自己的情緒，他哭了。

我跟他說：「你當一個腫瘤科的醫生，這個是你必定會面對到的，你要去承擔的。」兒子說好，請我把手上的相關資料給他，我真的把所有的講義、簡報通通給他。兒子在消化吸收之後，也開了臨終關懷的一些課程去講課分享。

除了死　總是有出路

前兩年有一個血癌病人，她有兩個小孩，想不開，自己無法接受，就重複嘗試自殺，所以她住進醫院，先生就寸步不離的守著。護理長跟我提到她，我就特別留下來跟她聊。

我聽她說，先生也在一旁，我們聊她的病，我也讓她知道我陪過的個案，然後我說：「很多人有同樣的病，不是只有妳一個人生病，想自殺……，最主要還是要妳自己去面對，而且妳不能夠不面對，妳要看到孩子……」

現在，她願意開始治療，我看著她從愁眉不展到帶著喜悅的心情接受造血幹細胞移植，還叫先生來參加我們的驗血建檔，帶著孩子來建檔，到現在也平安過了三年了。

生命的能量寬又廣　傳承志工關懷精神

三十年來，我們從醫院的人不認識我們、不理解我們，轉變為歡迎我們的協助，能夠跟醫護人員溝通；我今天能夠每天穿著慈濟的制服，到人家的醫院、到人家的病房讓人家能夠接受，我覺得，這是很棒的一件事了！

因為我已經七十歲了，我不可能永遠都是這樣子，需要後續有人傳承，志工團隊用時間去陪伴，花時間去陪著他，跟他交心，搏感情，才叫陪伴。

非常感恩上人，因為上人，有了骨髓關懷小組這個區塊，我能夠參加，從不會學到會，覺得生命很有意義，生命的能量真的是又寬又廣。

「生命可貴，要珍惜當下。」我們要認真分秒不空過，步步踏實做。

在臺北榮總，我接觸、經手的病人大概有一千多位了。有非常多的病人到現在都還跟我保持連絡。如果他們來臺北，或是知道我到他們家那邊時，都會相約見面；包括過年或一些節日，會寫 LINE 或寫一些問候。

感謝病人的示現，我們在付出的當下，沒有要求回報。在陪伴的過程中，收穫最多的是自己，無限感恩。

救人一命扛為己任

口述◎潘敏男 宜蘭區志工

我高中時期有一位感情很好的同學，我在臺灣電力公司上班，他在東海大學教書，在中小型工廠生產線設計方面幾乎是權威。我邀請他來臺電演講，公家機關的演講費用很少，但同學不在乎錢，只要時間安排在他回來宜蘭探親的期間就可以，他等於順道來演講。想不到，連絡後不到二十多天，他突然往生了。

那是一九八四年九月，他覺得自己重感冒，到彰化秀傳醫院就醫，醫生請他不能出院，因為那不是感冒，是白血病！白血病奪走他的性命，家人無法接受，他太太和媽媽跪在地上，哭得呼天搶地。

一九九三年，聽到上人要成立骨髓庫時，我就把它跟高中同學因病往生的事件連結了起來，突然間很有感觸，覺得這件事很有意義，於是整個人投進了骨髓捐贈與關懷的志工勤務。

骨髓關懷陪伴，延伸到慈善濟助

投入以後，發現最終受益者是自己。

我很感恩陳乃裕師兄，他覺得宜蘭地區的骨髓捐贈與陪伴需要有窗口，就推薦我。我跟社區志工談的時候，大家發現「潘敏男師兄是玩真的！」早期幾年都是從腸骨抽骨髓幹細胞，我們不是醫生，講啊講的勸捐，挨屁股痛的都是別人啊！我們不能光跟人家講「沒代誌！」要有簡單易懂又符合醫學專業的說明。

我找關懷小組的成員，不是找能力強的，我是要找有心的。不會不懂沒關係，反而怕太能幹，因為這一塊是很專業的，不能亂講話或講錯話。此外，我也會鼓勵合心的志工成員，我到臺北市或新北市聽到很多個案故事，或是捐受贈者相見歡的感人故事，回到宜蘭的每一個月共修課程，就請志工們記得準備手帕，來聽聽這些慈濟人陪伴救了一個人和一整個家庭的故事，讓大家知道，歡迎更多人投入。

記得有位大學二年級男生羅患血癌，在中心配對成功，成為受贈者；而他的姊姊為了回報，參加驗血建檔，之後也配對成功成為捐贈者。過程中，姊姊回來宜蘭要備血的那一天，由我陪伴。

有一次北投區的宋秀端師姊來到羅

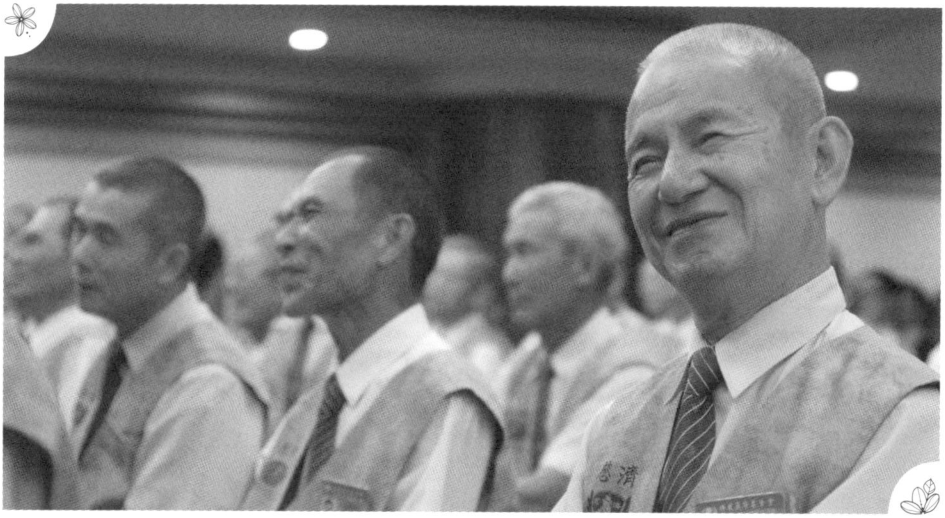

潘敏男（右）覺得投入骨髓幹細胞捐贈與關懷，收穫最多的是自己。攝於二〇一一年九月。攝影／唐崇文

東，說要去看這對姊弟。我跟著一起到了他們家，才從這對姊弟的反應與態度看出秀端師姊跟他們的那種親近，不是普通的親，是骨內的親，才知道她所做的（醫院）院區關懷，已經深入到人家的心。

另外有一位臺北榮總的病人，離婚，有一個孩子，接受移植後回到新竹，孩子由新竹的政府收容。這位受贈的爸爸搬回宜蘭後，轉由我們宜蘭團隊關懷。但是我們一直找不到他，原來他交了一個女朋友，但家裡不接受，他就沒有回家。因為他不好意思一直靠慈濟幫忙，所以覺得身體好一點他就到礁溪打工，結果就昏倒了。

礁溪的朋友於是提報給慈濟，由宜蘭區的慈濟志工給予急難救助，列為宜蘭的照顧戶。我們串聯臺北榮總、新竹、宜蘭三個地方的關懷。可惜他仍不幸往生，最後我有去參加告別式，給予最後的祝福。

從病童照顧到整個家庭　翻轉有希望

有個小學一年級的孩子在花蓮慈濟醫院移植成功，現在已經高中畢業，本來前年要相見歡，可惜捐者在中國大陸工作無法回臺灣。

這個家庭我很有印象，爸爸辛苦打零工，有空就會喝酒來犒賞自己，媽媽還有其他孩子要照顧，這個七歲的孩子就有點像丟給慈濟照顧，他住隔離病房，吃飯怎麼辦？父母沒空替他準備。我們的權宜之計就是跟著另外一個病床一起處理，另一床吃什麼，就多弄一份給孩子吃。移植後的追蹤，媽媽開玩笑地說，孩子個性原本很安靜，移植後轉性，個性活潑得人都抓不住。

最近一次連絡時，又聽著媽媽叨念老公的不好，但孩子維持健康，真是令人欣慰。

但另一個更小的孩子就沒有這麼幸運了。他一個月大時就被宣判為血癌，我們去他們家關懷時，請他全家人記得進進出出要戴口罩，保護孩子免受感染，可是他們連爸爸的兄弟姊妹都住一起，家裡像市場一樣人多空間窄又擁擠。

家訪關懷時，會深入了解他們家庭的狀況及需要什麼樣的幫助。一問，才知道孩子的爸媽都沒有工作，爸爸偶爾打零

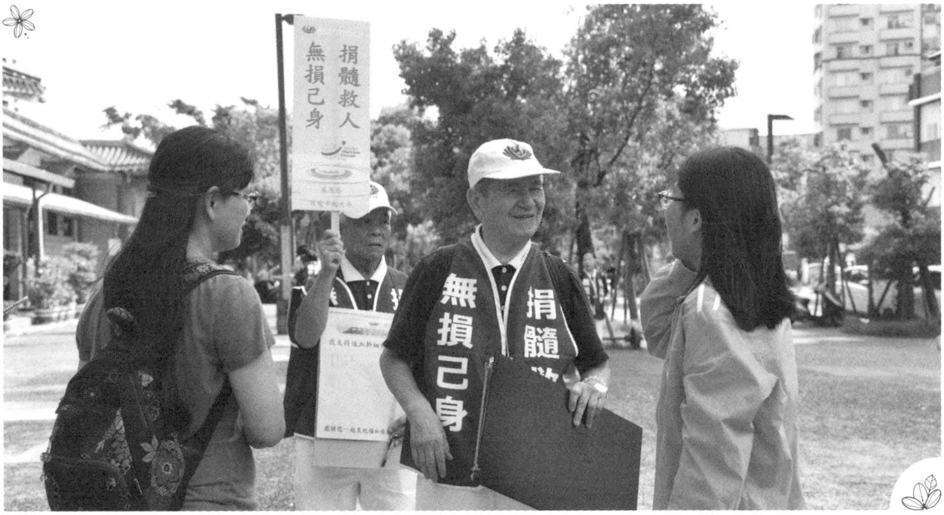

二〇一七年九月世界骨髓捐贈者日在宜蘭羅東火車站的站前廣場快閃活動，潘敏男師兄（右二）為民眾解釋骨捐活動的內容及意義。攝影／賴振豐

工，媽媽則要顧這個孩子而無法外出工作。評估之後，孩子醫療的部分由我們骨髓關懷小組負責協助，並接受臍帶血幹細胞移植；家庭經濟需求，就由住家所在社區的訪視志工申請急難救助金供他們家用。

可惜孩子還是過世了，告別式那天是他的一歲生日。主持的牧師看到十多位慈濟志工出現，特地請我們上前說些話給孩子祝福。

過了兩年的新芽獎學金頒獎典禮上，有位小女孩上臺領獎，在分享時感恩慈濟的幫忙，還試著救她的弟弟，我才知道原來她是那個小小孩的同父異母的姊姊。也以慈濟為榮，我們幫助這個家庭，一幫忙下去是一大串的，不同功能的志工補位盡力去幫忙，讓這個家庭有翻轉的希望。

尊重生命的社會教育

而在一次尋找及陪伴捐贈者的過程中，我發現到社會教育與生命教育的重要性。

有一位國中老師配對到了，該校校長是慈濟教聯會成員，我對校長說：「您們學校這是福地呢！」校長開心地請老師打電話給我連絡，這次的互動從一開頭就很順暢，一路順暢到要身體檢查的前一天，老師打電話告知他的家人反對。

我說：「老師，你從頭到尾都很清楚，為什麼還有這個問題？」

我認為，老師答應捐贈，這是他承諾的社會責任，雖然要救命的對方是他不認識的人。但他卻突然反悔，我也很沮喪。

沮喪一秒後，我恢復情緒，必須弄清楚前後狀況。繼續跟老師對談，我發現這樣不行，這麼優秀的老師突然決定不捐，萬一他將來有一天發覺這麼簡單的事他卻拒絕，讓一個人因此喪生，他會痛苦一輩子，會一直活在悔恨之中。所以我的補救方案是約了一趟家訪，準備上門去仔細對他所有的家人說明解釋。

記得那天下著大雨，我們一行人開了三部車，包括當時大愛劇場上演故事的主角強強跟媽媽也帶去。

老師的媽媽說：「電視上連續劇有演，舅舅捐給年輕人，結果舅舅死掉了！」我問是哪一臺播的？媽媽回答不出來。老師的太太也是一名老師，換太太跳出來講：「我先生是獨子，我們不能捐。」

這時換強強出場，強強雖然是智能不足的孩子，卻很心寬念純，總是快樂付出，知道行善要即時。所以我那時候帶強強去的原因，是讓他看到慈濟的大愛。像這種孩子我們都想辦法要讓他活得快快樂樂，你都已經配對到，可以救到一個人，這麼好的機會，你為什麼不去。

從那次事件以後，我重新整理自己的邏輯和說法，重點是在醫學專業領域裡設法讓一般人一下就聽得懂；如同上人對大愛臺氣象預報的彭啟明博士說：「你說氣象，要讓老人知道，明天可不可以晒棉被嘛！這樣比較快。」重點是，讓人家簡單就聽得懂。

我一定要強調，慈濟骨髓幹細胞中心在做的造血幹細胞募集及捐贈，是為了整個社會承擔的責任；所以，我也願意盡力做我所能做得到的部分。

投入骨髓捐贈關懷也近三十年了，隨著自己年紀漸長，身體也不免出現一些狀況，讓我體會到當病人的苦痛。我在二〇一八年九月七日開始顏面神經出問題，治療了半年多的時間，經過復健，恢復得很好。到現在，每一天，我一直活在感恩中。

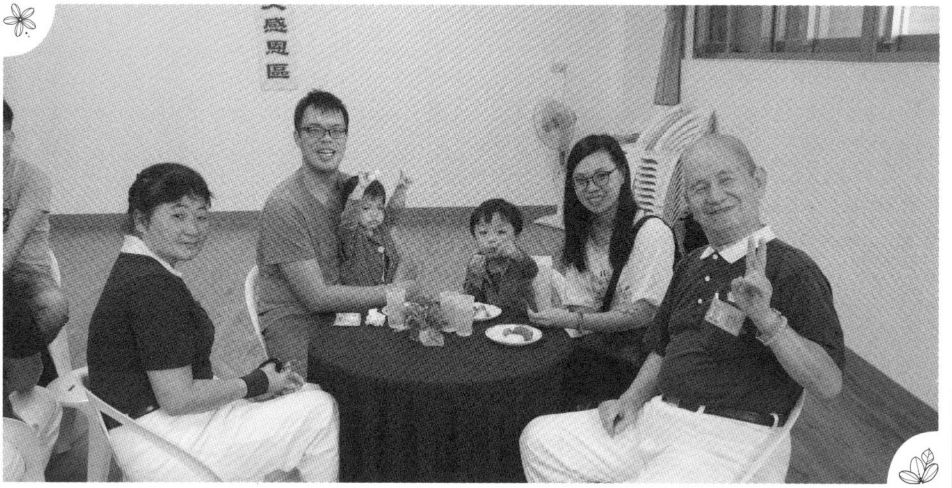

在慈濟宜蘭聯絡處的造血幹細胞驗血建檔活動，李偲瑋（右二）曾因體重未達四十公斤而無法參與驗血建檔，當媽媽之後終於成功，希望未來有機會捐贈救人一命。右一為潘敏男師兄。攝於二〇一七年十月。攝影／李世清

人間溫暖即如天堂

口述◎林蓮 萬華區志工

骨髓關懷小組的「院區關懷」，不是每一個社區都有，因為移植醫院只有臺大醫院、臺北榮總和三軍總醫院，我們平常主要還是負責社區的捐贈者，但是院區關懷對我們來說，真的是很大的心理考驗！

為什麼這麼說？造血幹細胞捐贈方式從早年的腸骨抽取，進步到非侵入性的周邊血收集，治療方式及效果也不斷進步。但我們是經歷過早年初期的年代，我的院區關懷範圍是臺大醫院，一年沒有幾個個案，我們都在告別式助念，因為病人都往生了。有位師姊就因此不做了，她說：「看一個死一個，真的很苦。」我最早期還有做臍帶血幹細胞勸募，臍帶血是母親快樂生產後的結果；關懷臍帶血個案，在產科的普通病房，像天堂一樣；關懷血癌等待移植的個案，在加護病房，病情惡化止不住，最後只能到地下室去；一面天堂、一面地獄。

做著骨髓關懷工作，很多時候，我覺得是很孤單的，也很累。尤其我很多病人住兒童醫院，都是孩子們。

像我們最近要聯絡中心三十周年相見歡的個案，我就把五年前的個案資料拿出來看，一邊看著文字紀錄，一邊想到當時那個人那時候的樣子，想到會不捨，會疼惜。而受贈者對於我們的誠意，我們去關懷的情，也都是有感受到的。

而每一年捐受者相見歡的時刻，尤其是這兩年陸續相見歡活動，我幾位臺大醫院個案都能來，非常歡喜；看著小孩子，能夠打敗病魔順利長大，真是太好了。我從邀請參與，到當天看到他們，這是我最感動的時刻，也是給我自己打氣加油、再充電的時刻。

特別是二〇一九年的相見歡，有一位來自印尼的「順來」。他來臺灣治療的期間是住新竹阿姨家，他住臺大醫院，我們去探視，他姨丈就說：「師姊你們現在來，沒有用，言語不通啦！你們要有會講客家話的，而且是梅縣的……」我就趕快從我們社區去問，真的找到一位師姊。

我們到醫院後，醫生說要埋針，由那位師姊負責翻譯溝通，順來聽懂了，治療的過程就很順利。這種時候，我就覺得慈濟真的很好，什麼人才都有。最終，我們的努力付出，就是讓捐贈者及受贈者感受到人間的溫情，人間溫暖即如天堂。

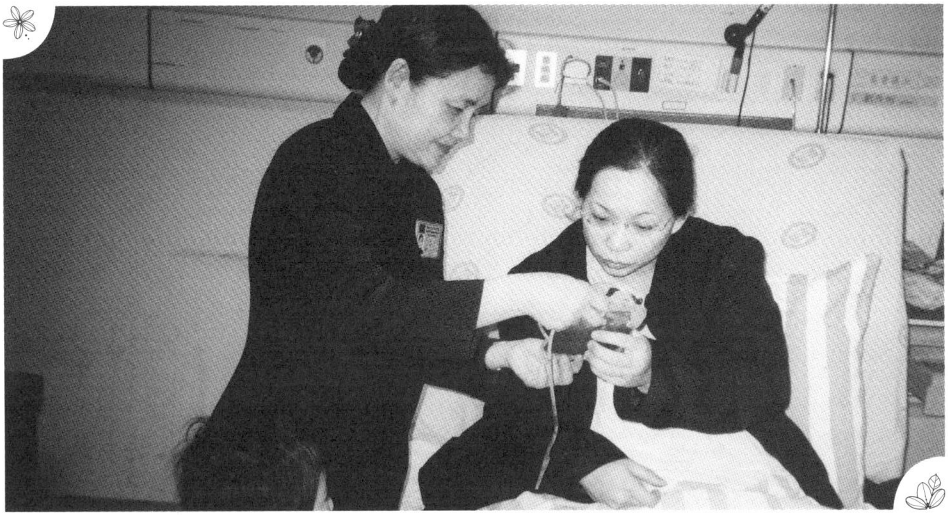

吳采玲於捐髓後一年生產，同時捐出臍帶血。林蓮師姊（左）手拿著這一袋臍帶血讓采玲仔細端詳，這是寶寶出生後付出的一分大愛。攝於二〇〇三年。圖／邱淑珍提供

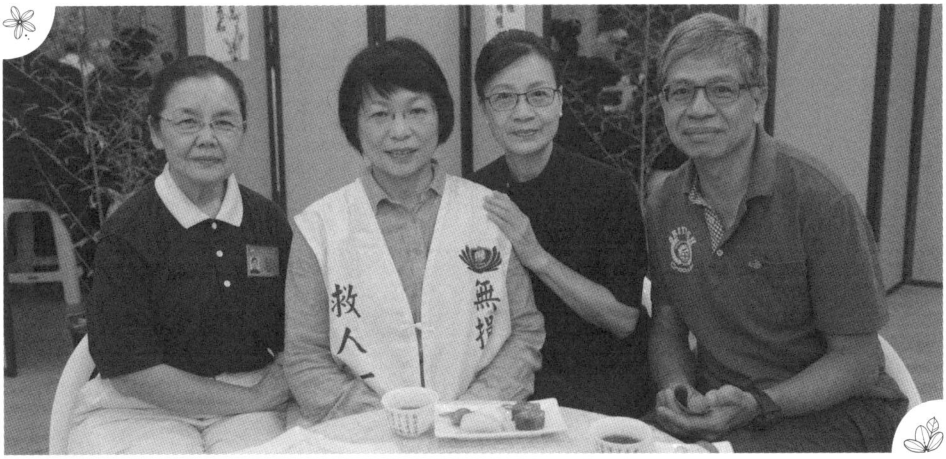

二〇一九年九月於臺北市萬華靜思堂舉辦造血幹細胞捐贈驗血活動，志工林蓮（左一）、謝春梅（右二）與捐髓者吳采玲（左二）及先生（右一）相聚留影。采玲是慈濟護專第一屆畢業生，當年配對成功時志工特地從臺北到當時她在基隆的住所請她填寫資料，時隔十七年後齊聚一堂合影留念。攝影／陳昭賓

為六萬名等待者而努力

口述◎黃心冉　花蓮區志工

我是二〇〇五年受證成為慈濟委員，然後就從臺南搬到花蓮，在靜思書軒工作。

因為帶我認識慈濟的張明露師姊，對於骨髓捐贈非常投入，每一件捐者的案子都帶著我們去跑，去拜訪捐者；而且因為鄰近成大醫院，也有很多關懷受贈者的機會，記得我曾經跟著她一天跑了五個地方去看五個病人，也聽她說起：「今天又去參加告別式，孩子走了，忍不住就跟著他的家人一起哭……」因為是等不到適合骨髓的小病人，被病魔打敗就離開世間。

明露師姊教給我骨髓捐贈相關的知識和宣導的方式，她準備一套很完整的檔案夾，還有她做的筆記、有圖檔、有實際場景的照片等等；我真的有被她感動，所以加入慈濟後也就投入到骨髓捐贈與關懷這一塊區域，而且以她當年宣導與陪伴的方式為榜樣進行。

其實，造血幹細胞捐贈過程中的每一道關卡，關懷小組成員都要去做，我們什麼都要做。例如：配對成功的捐者是在花蓮區，那我們就要去找他。最好找的，就是我一看到名單，就是每天見面的同事，李羚榕師兄，後來也受證慈誠。比較難找的，就是只有地址、電話。按著資料去找到人後，帶著他去血樣複檢……如果血癌病人在花蓮，我們也會出動去關懷。

避免悔捐　確認對方是有心人

我在書軒的工作時程，恰巧跟關懷小組可以相輔相成。例如：書軒週六、日要上班，但平日休假就正好可以去陪伴捐者。而如果有個人有意願捐血樣建檔，我也能夠調配時間去個別說明，邀了很多人參加建檔。

做到現在也十幾年了，所以一遇到需要說明，深植我心中的 SOP（標準流程）就會自動知道該怎麼跟對方說明，包括排除一些常見的迷思。也有配套的照片、檔案資料，讓他們看實際捐贈的狀況，甚至早期腸骨捐贈的方式，我也都有資料可以讓他們了解，即使從腸骨捐贈也是無損己身的。

我們最怕捐者「悔捐」，所以解釋說明一定要清楚明白、要夠專業。因為血癌病人當下都知道有這個捐者，如果悔捐，其實也會給病人很大的打擊。

所以我認為在驗血建檔之前的說明，最重要的一點，就是幫助他們排除種種疑慮恐懼。請對方仔細考慮，想好了，再過來建檔，絕不勉強，以免造成日後配對成功時才反悔的狀況。

我們志工師兄、師姊在找捐者，有時候像大海撈針，其實是很辛苦的。好不容易找到配對成功的捐者，然後後面又不捐，我們再回報給中心，後端就會一團亂，要緊急應變找下一位捐者。如果找不到，我覺得對受贈者是滿殘忍的。

這些年來，如果要說有挫折，就是看到受贈者，經過移植了，後續卻沒有照顧好而往生，會覺得比較遺憾。

前幾年有位年輕的受贈者是臺南人，媽媽陪他來花蓮治病，他們在臺南開的那家咖啡店很有名，我們以前在臺南都有去過他們的店。雖然我沒有直接陪伴他們，但他們休息時會來書軒坐坐，偶爾會關心一下。我們看到他一步一步從移植到恢復健康，氣色愈來愈好，都替他開心。誰知突然某一天就感染而往生了。

相見歡的成就感　見證幸運在身旁

我陪伴了很多捐贈者，但是不會知道這次捐贈移植後的結果的。總是要等到有機會相見歡時，才會知道，「啊！我陪伴過的哪一位捐者，救了的對象原來是這一位！」

我清楚的感受到，造血幹細胞能夠配對成功的這些病人，真的是滿幸運的一群人。因為我們做了那麼久，每天來花蓮慈院捐贈的人數大約一兩位，而其實還有六萬多個病人在等，等著配對成功。

我們也知道骨髓資料庫其實每年都在老化，因為很多人年紀一到五十五歲就過期，無法捐贈，所以我們現在一直鼓勵建檔，尤其是年輕的族群、原住民、新住民，希望幫那六萬多名等待中的人再努力一點，希望再給他們有二次篩選的機會，因為他們第一次在現有的資料庫裡配對不到。

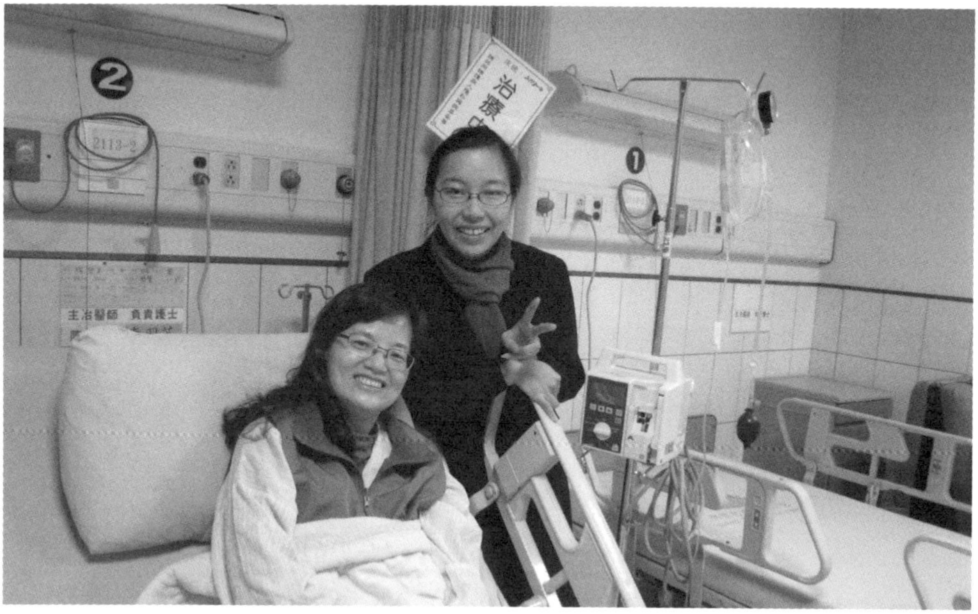

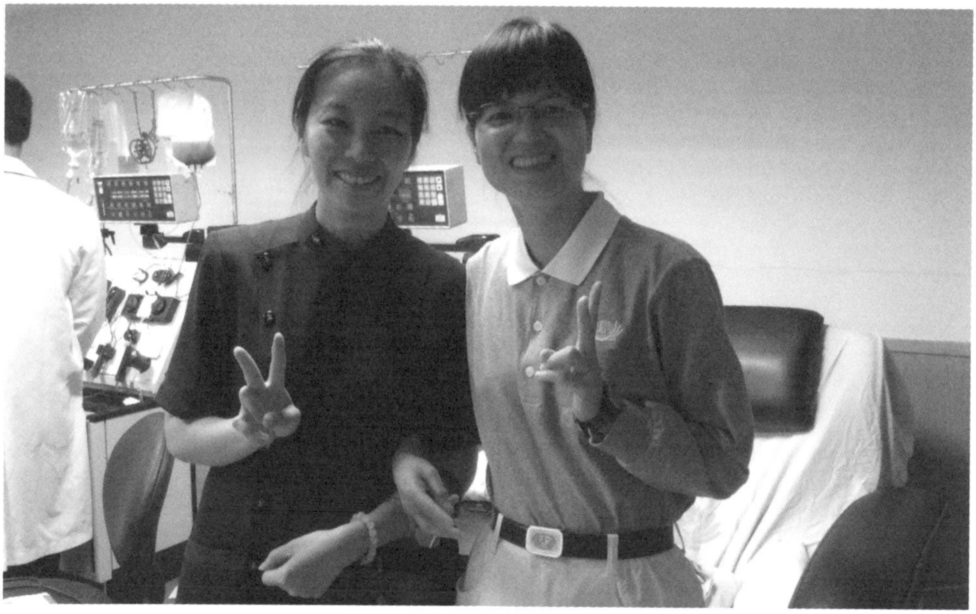

黃心冉陪伴的捐贈者楊碧秀，後來受證成為慈濟委員，做好事又多了一個人參與，讓她很有成就感。圖／黃心冉提供

所以，新冠疫情期間不能辦驗血活動，我就一個一個邀，血樣多一支算一支，就一直這樣做著。感恩很多志工師姊、我們周圍的朋友，有認同的都會自動過來驗血，也會自發性的召集一些健康的人過來建檔。

捐受者相見歡的時刻，就是給我們最大感動與成就的時刻。曾經有一個家族，十幾個人搭一輛遊覽車陪受贈者來感謝捐者，看到一整個大家族開心的程度，看得我也會跟著開心。心裡就覺得，我做的事是值得的。

因為爸爸在四十九歲壯年的時候就離開了我們，一個家庭失去了依靠，爸爸往生前甚至連飛機都沒搭過。一個家庭被抽掉一個人的那種痛苦，我不想別人家庭裡也發生，我希望每個家庭盡量圓圓滿滿，和和樂樂。

因為爸爸沒有到老，沒有到退休的年紀就離開人世。所以我對自己說，不要什麼事等到老了才來做，所以我在不到三十歲的年紀就加入慈濟，投入志工的行列，想做什麼，現在就行動。轉眼，我也從年輕世代變成中生代了。

現今造血幹細胞移植愈加成熟，我看到一位又一位受贈者回歸生活，回歸職場，更加帶給我信心，繼續做著捐贈關懷小組的工作，祝福著每一位受贈者與無私的捐贈者。

國際級認證　關懷小組培訓與講師

慈濟骨髓幹細胞中心至今已培育三百八十九名正式講師，超過一萬名認證志工，每年於社區培育兩千多名志工參與基礎認證，除了有愛心，也需具備國際等級認證的相關醫學專業。

一九九六年五月二十八日，全臺灣各地區關懷小組志工齊聚慈濟醫院二期講堂上課，對造血幹細胞捐贈相關資訊有更深一層的認識，這是首次的培訓課程，藉由專業醫療人員的解說，讓志工更加了解骨髓捐贈的意義、方式、捐贈需知，病患接受治療過程與各種志工可能會遇到民眾的提問進行解說。

二〇〇八年十月十九日，慈濟骨髓幹細胞中心十五周年慶以關懷小組認證開跑，宣布將籌備國際認證。第一屆關懷小組講師教育訓練共兩百六十人通過各科考試，成為籌備講師。

國際認證需確保配對小組、捐者小組、關懷小組、資訊系統、臍帶血庫、HLA實驗室、檢驗單位、健檢醫院、合作醫療院所、收集幹細胞醫院、病患移植醫院等全方位品質保證。

教育訓練課程共可分為：驗血活動、血樣覆檢、社區與院區的身體檢查、社區與院區的捐贈階段和捐後追蹤五大項目；意義就是讓團隊有正確觀念與共識，當下取得骨髓／造血幹細胞捐贈的最新資訊，大家齊心齊力齊步走。二〇一二年十月二十日，首度頒發正式講師證書，共計二十三位。

慈濟骨髓幹細胞中心在二〇〇八年十二月向 WMDA 世界骨髓捐贈者協會申請認證，二〇一〇年十月一日通過初階認證，二〇一五年通過進階認證，二〇二〇年一月再度獲得進階認證通過，證明慈濟骨髓幹細胞中心的品質與捐贈流程符合國際規格化一致性的要求。在全世界九十三個骨髓庫之中，有三十二個骨髓庫通過認證，慈濟骨髓幹細胞中心是第十八個通過認證的骨髓庫。

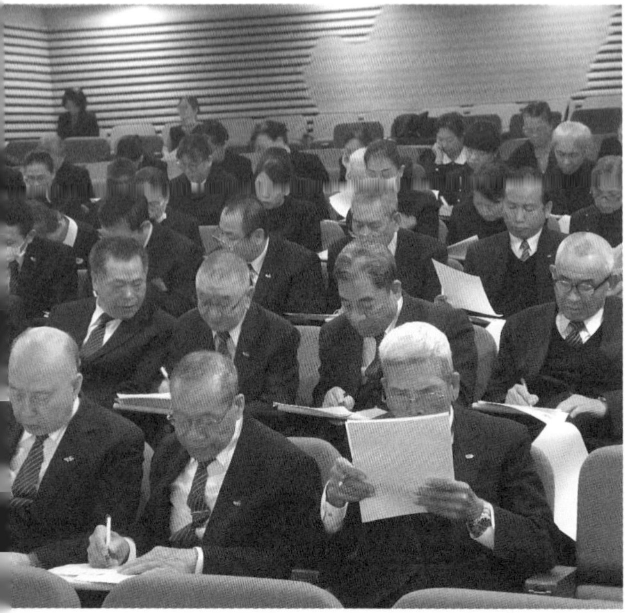

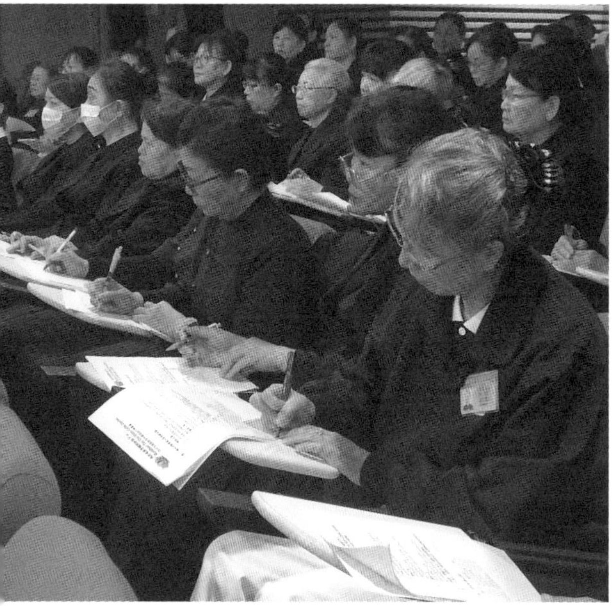

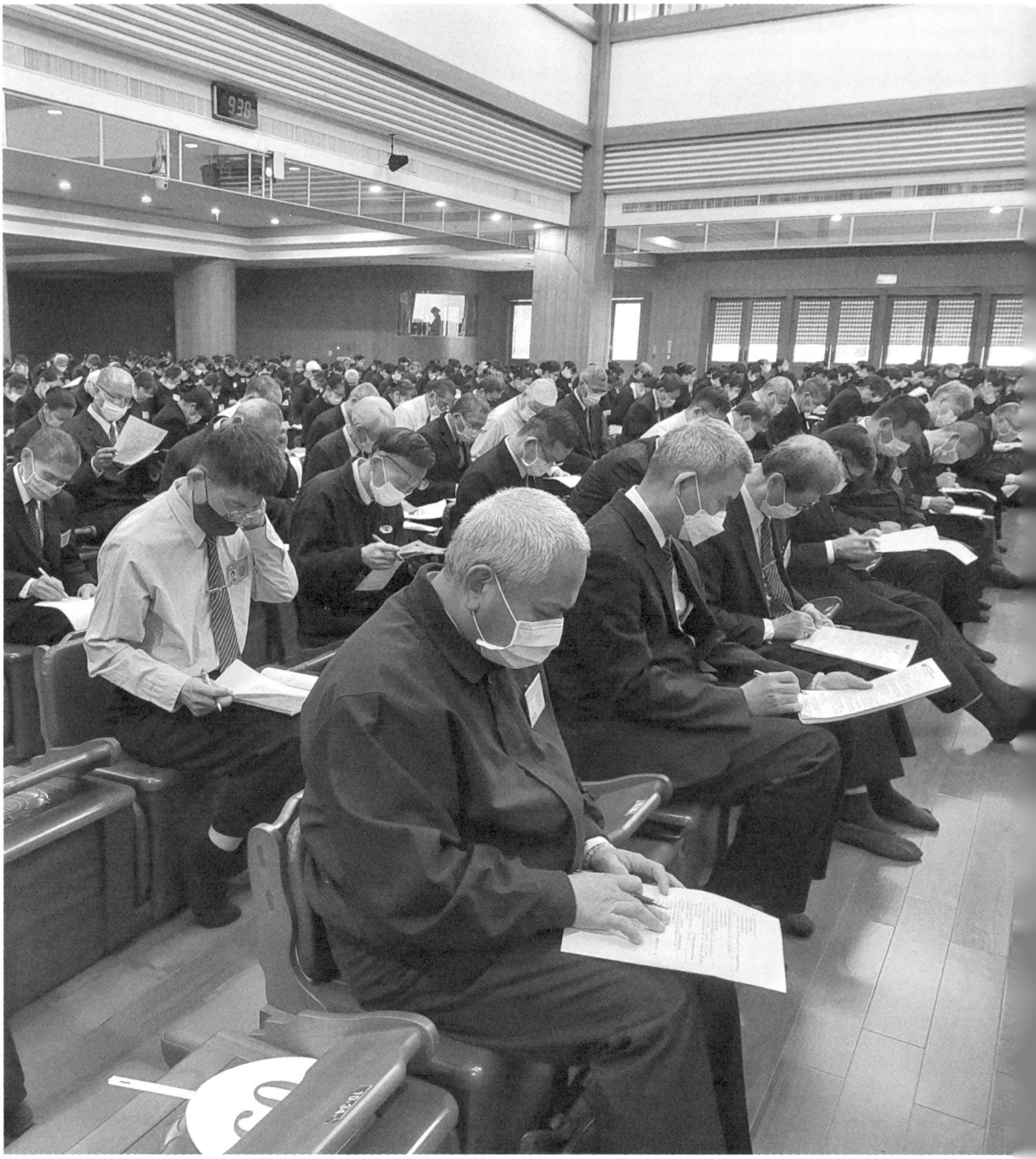

為了讓中心通過國際認證，志工年紀再大也乖乖坐在課室裡努力專注、認真作答應考。攝影／劉蓁蓁

永續慧命的泉源

林靜憪（佛教慈濟基金會副總執行長）

一九九二年一群悲天憫人、滿頭烏溜溜黑髮，充滿活力的志工菩薩們，發願追隨證嚴上人搶救血癌病患生命，不眠不休的推動著，人人害怕必須進開刀房抽髓，恐會傷身的骨髓捐贈。且願力驅使身先士卒率先捲袖驗血，轉眼竟已三十年，在黑髮換成白髮蒼蒼的分秒間，搶救六千多個病患生命，感動之餘，難忘過去一幕幕動人畫面。

憶，一九九〇年代，經常看到一對對的父母，憂慮的看著氧氣帳裡，罹患血癌的孩子，氣息奄奄無藥可治，甚至依醫囑再生一個孩子，依然無解一籌莫展。人間悲劇不斷循環，證嚴上人帶領著我們探望，心疼至極為之長嘆！

一九九二年美國溫小姐拜會證嚴上人，請求協助尋覓骨髓挽救生命，當年法規未開放非親屬間骨髓移植，所以無法協尋。當時，除了兒童病患外，青壯年病患亦急需骨髓移植救命。媒體與醫界聞訊，與立法委員們合心爭取立法。眾志成城，非親屬間骨髓捐贈，於一九九三年通過法案，可惜溫小姐已經等不及。

隨即，為搶救生命，協助在臺大醫院辦理第一次骨髓驗血活動，那一天有一千多位愛心人士捲袖抽血，但如何建立骨髓資料庫是難題。

加上HLA分型檢驗非常專業，當年沒有大型實驗室，大量的血樣於抽完血後，必須於二十四小時內送到美國檢驗，一例的費用至少新臺幣一萬元，龐大的經費及未來資料庫建置，非一般機構能支持。

再者，當年全球骨髓移植方興未艾，親屬間捐贈在全球執行已困難重重，非親屬間的捐贈，更因有危及生命的疑懼，非親非故怎肯捐。

幾經波折，轉請衛生署協助，但預算要編在哪一家醫院？由哪一家醫院執行？是大課題。

衛生署幾經考量後，邀請本會與會，筆者有幸代表出席此盛會。

會中，署長直指這不是有經費就能夠做，而是要有能力讓人相信「骨髓捐贈無損己身」的領袖人物。

署長再次強調，國際間要建立骨髓資料庫都非常困難，在臺灣難上加難。既然大家希望建立一個資料庫，為整體思考，全臺灣只能建一個資料庫，不能有二。

專家們論辯周詳後，一致推崇唯有證嚴上人，才有讓人相信的能量，而慈濟的公信力，才足以承擔建立臺灣唯一的骨髓資料庫的重任。

本會專家們聞訊，非常震驚一致表達應該婉拒；一者經費龐大，二者責任重大，因連日本骨髓資料庫，都面臨很大的困擾，何況我們呢！再者捐贈者生命如何保障？我們萬萬不可承接此事。

證嚴上人了解救病患已無他方，唯一希望在骨髓移植。幾經研究確認「骨髓捐贈無損己身」，毅然決定挑起重任。瞬間，本會成為全球血液病患活命希望的一環。

非常神奇的，是上人一呼籲，慈濟人立即熱情回應說：我們相信，我們相信，我們發願追隨上人建立資料庫，我們希望被配對成功搶救生命。旋即走入社區並背著看板，走上街頭為病患尋找那十萬分之一活命的機會。甚至有老菩薩在菜市場喊：救命啊！救命啊！引起大家的關注而參與。

在驗血現場感人事多，例如一位很怕看到血的捐髓者，為救人很勇敢的來參與，當醫生舉針時他就昏過去了，醒過來後，依然堅持要參與搶救生命之庫。雖然很多人拒絕參加，願參與的人也不少，生命之庫就在忐忑不安中，匍匐前進。

於是，在短短的一年內，資料庫已超過十萬人，參與搶救生命的行列，創骨髓捐贈界的世界紀錄。引起國際間好奇與敬佩，紛紛前來了解並簽署合作備忘錄。

憶起，每一次捐髓活動後，為時效志工們冒著風險，奔馳於高速公路，必須將一管管血樣送達機場，趕上飛往美國班機的壓力。

當資料庫傳來好消息，已配對到二位**HLA**完全吻合的捐者，可搶救魏小弟的生命時，所有參與者鼓掌歡呼，資料庫要發揮救人的良能了。立即徵詢捐者救人意願，第一位捐者幾經考慮，答應了。在感動的同時展開實質作業，第一步為病患進行殲滅治療，第三天傳來晴天霹靂的消息，捐者反悔失蹤了。這攸關病患生死大事，令筆者與主治醫師，為之緊張幾近窒息。

緊急與另一位配型成功者聯繫。這一位葉美菁同學接到電話後，立刻回答：「我沒有權利說不」，她再說：「我不能告訴媽媽，她會反對，而抽完髓次日是母親節，希望能讓我回家，為媽媽做家事。」是多麼孝順的孩子，是多麼令人感動的話語。

當我趕到病房握著她的手道感恩，並輕膚慰著問她痛不痛？怕不怕？她回答：「我原本不怕，但保險公司問我出了意外少了一隻眼睛會賠償我多少錢，少了一隻手……，那時我真的好害怕，擔心如果有意外，媽媽會心碎啊！」這是多麼令人震撼，我的心更疼啊！

隨著轉往探望魏小弟，爸爸在病房門口，說：「好神奇呀！原本奄奄一息的孩子，一袋骨髓滴到一半時，就開口說肚子好餓啊！他想要吃麵……」。

如此天大好消息，令人振奮。果然日日欣聞好轉，終於出院了。之後傳來魏小弟一直想見救命的姊姊，而據說葉小姐也經常跑到學校遠遠的偷看魏小弟健康否？終於盼來依規則捐受雙方可見面的時刻，於是在花蓮慈濟醫院舉行相見歡。

那一天葉媽媽陪著女兒也來了，媽媽一再表達感佩女兒的愛心，心疼不知她做了好事，沒能及時為她進補等等，母女情深是如此的溫馨。

隨即啟動相見歡活動，當捐受雙方見面的那一剎那，雙方如至親般，緊緊擁抱在一起。一時包括記者們個個熱淚盈眶，甚至哭出聲。

記者問是什麼動機願意捐？葉小姐輕輕的回答：「落地為兄弟，何必骨肉親。」就這樣，開啟骨髓移植的里程碑。

神奇的是第二個捐者原本多病，捐贈骨髓後，健康又健壯。緊接著又有捐者，結婚十年不孕已領養孩子，捐髓後，奇妙的懷孕生了雙胞胎，這妙事是科學或是佛菩薩的加持？

因此捐髓者樂意現身分享，捐髓不僅搶救病患生命，也助益自己強身，剎時捐贈者，也是勸捐的一股力量。

回顧有捐贈者，或因家人反對，或因自己的因素而遲遲不捐，為搶救生命，志工們，鍥而不捨到配對成功捐者門口等候請命，經常被其家屬追趕出來，志工們卻也甘之如飴。或有志工為捐者帶小孩，或為捐者顧店，或為之僕，這一切都是為搶救生命而義無反顧。

某次一位捐者，因為媽媽反對，必須在上班日搭飛機到花蓮抽髓，並必須要在傍晚準時回到家，避免媽媽不悅。

那一天，到了機場才知飛機客滿，且旅客已經登機了，怎麼辦呢？一時志工為搶救生命，立刻在大廳跪下來，哭求旅客讓機位……。

隨著科技進步，開展更加安全的周邊血幹細胞捐贈，讓捐贈者免於進開刀房需全身麻醉抽取骨髓的風險與苦痛。

憶起，陪伴捐贈者在開刀房看著他們被粗大的針，一針針的抽取骨髓的經過，至今還非常的心疼猶有餘悸，謹在此向歷經開刀房抽取骨髓的菩薩們致敬，他們真的是非常了不起的菩薩！

再者國際間對臍帶血移植的關注與認同，也促使幹細胞中心成立臍帶血庫，志工們及社會大眾聞訊非常雀躍，紛紛發願自己或兒孫懷孕，一定要捐臍帶血。想像懷孕過程日日思救人，腹中胎兒肯定受到無數祝福與正能量的胎教。在短短的時間，臍帶血庫已經儲存一萬多救命之良藥，並發揮良能。

於是乎！慈濟骨髓資料庫，完美轉身為慈濟幹細胞中心，為了確保國際品牌，感恩楊國梁主任用心推動國際認證，當美國幹細胞中心前來審查時，非常驚訝於慈濟的專業與人文，尤其是看到數百位志工們齊聚一堂專心學習的震撼，當然幹細胞中心分型的品質與效率更令人驚歎！

盤點慈濟骨髓資料庫成為世界典範因素，其一是志工們對捐者如己親的陪伴與關懷，無人可效法。

其二是精準實驗室，精確的分型檢驗，輔以完善的資訊系統，無論是精確與時效，成為國際間的領航者之一。

時間過得真快！轉眼間幹細胞中心已經三十年了，這三十年來的風風雨雨，增添筆者不少學佛歷程的資糧，也增添不少搶救生命的力量。回顧三十年的歷程，有風有雨的點滴，若非身歷其境，是無法體會如此甚深人間至情的甘甜。

感恩證嚴上人當年的信心、毅力與勇氣獨排眾議，才有幹細胞中心可搶救生命，感恩志工們戮力以赴奔十方，感恩楊國梁主任帶領同仁們用力用心，有效力的送生命之髓到三十一國家地區，搶救六千多個生命與家庭。令我們覺得奇妙的是完全不同國家與種族，完全無血緣足跡可循，卻也配對成功，如瑞典的病患移植後，至今還非常健康，見證六道輪迴隨業緣出生，捐者在臺灣，但受累生累世的「因」牽繫著，奇妙的「緣」藏在骨髓裡，從基因中現出神蹤。

感恩每一個捐贈者，每一個受贈者，捐受雙方，都有扣人心弦的故事，捐者若非有家庭的支持做最佳後盾，怎能竟其功？再者若非有病患們，示現病苦及艱難，讓我們有機會見苦知福，體會到健康的美好與搶救生命的甘美，怎能體會「頭目髓腦悉施人」的大無畏菩薩之精神現前。

無限感恩楊國梁主任，以堅毅不拔的願力，堅守上人的理念，呵護每一個血樣，如呵護無數等待救援的苦難病患與家庭，並深入研究 HLA 與罹病基因，探討幹細胞搶救血液疾病外之罕見疾病，每年發表數十篇 SCI 論文，共享國際學界，為人類探索基因之源與業緣，提供大貢獻。

感恩臨床醫師李啟誠主任，常常看到他為了病患所需，不時自掏腰包捐出新臺幣十萬、五十萬元不等醫療費用，這與他的收入相比，是非常龐大的負擔，但他以視病如親的心，默默不求回報的付出。若非菩薩乘願再來，怎能為之。

李啟誠主任樹立典範，引領慈大的孩子們，如朱崧肇、王佐輔、楊尚憲、黃威翰、吳懿峰等等主任醫師，願意走入冷門卻是守在生命門的血液腫瘤科。這成為近年來，海外的血癌病患，紛紛跨國來花蓮就醫，尋求生命最後機會的原由。

盤點骨髓捐贈無損己身，歷經三十年驚濤駭浪般的發展，如同沐浴〈無量義經偈〉所揭示：「大哉大悟大聖主，無垢無染無所著，天人象馬調御師，道風德香熏一切」、「慈悲十力無畏起，眾生善業因緣出」、「無漏無為緣覺處，無生無滅菩薩地」經文的要義。

值此，迎接三十周年慶，深刻感受到「慈悲十力無畏起，眾生善業因緣出」的意涵，感恩過去團隊們用大無畏施的精神用心付出，才有「髓」緣赴感靡不周，無漏無為緣覺處，無邊無界的輝煌成果。

未來的世代，基因、細胞、免疫加 AI 是醫療發展主軸，而我們早已經走在軌道上。祈願未來無數三十年，愛的細胞粒粒飽滿，戮力化成無量千萬億救人身心靈的細胞，更能住於如如地，永遠活化於去來人間，不生不滅的菩薩群中，永續慧命之泉源！

悅讀健康系列 HD3190

豐生髓起：慈濟骨髓幹細胞中心30年

編　　著／慈濟骨髓幹細胞中心
選　　書／林小鈴
主　　編／陳玉春
協力主編／劉蓁蓁、曾慶方、黃秋惠

行銷經理／王維君
業務經理／羅越華
總 編 輯／林小鈴
發 行 人／何飛鵬

出　　版／原水文化
台北市民生東路二段141號8樓
電話：02-2500-7008
傳真：02-2502-7676
原水部落格：http://citeh2o.pixnet.net
發　　行／英屬蓋曼群島商家庭傳媒股份有限公司城邦分公司
台北市中山區民生東路二段141號11樓
書虫客服服務專線：02-25007718；02-25007719
24小時傳真專線：02-25001990；02-25001991
服務時間：週一至週五上午09:30-12:00；下午13:30-17:00
讀者服務信箱E-mail：service@readingclub.com.tw
劃撥帳號／19863813；戶名：書虫股份有限公司
香港發行／城邦（香港）出版集團有限公司
香港灣仔駱克道193號東超商業中心1樓
電話：852-2508-6231　傳真：852-2578-9337
電郵：hkcite@biznetvigator.com
馬新發行／城邦（馬新）出版集團 Cite (M) Sdn Bhd
41, Jalan Radin Anum, Bandar Baru Sri Petaling,
57000 Kuala Lumpur, Malaysia.
Tel：(603)90563833　Fax：(603)90576622
Email：services@cite.my

城邦讀書花園
www.cite.com.tw

美術設計／張曉珍
製版印刷／科億資訊科技有限公司
初　　版／2023年9月19日
定　　價／450元
ISBN：978-626-7268-56-8（平裝）
ISBN：978-626-7268-58-2（EPUB）

國家圖書館出版品預行編目資料

豐生髓起：慈濟骨髓幹細胞中心30年／慈濟骨髓幹細胞中心編著. -- 初版. -- 臺北市：原水文化出版：英屬蓋曼群島商家庭傳媒股份有限公司城邦分公司發行, 2023.09 面；　公分. --（悅讀健康系列；HD3190） ISBN 978-626-7268-56-8（平裝） 1.CST: 骨髓移植 2.CST: 幹細胞移植 3.CST: 通俗作品	
415.654	112013542

本書特別感謝：

佛教慈濟醫療財團法人人文傳播室、花蓮慈濟醫學中心公共傳播室協助相關出版事宜。